Hans-Harald Sedlacek
Arzneimittelforschung

Hans-Harald Sedlacek
Arzneimittelforschung

Durch Innovationen zum Markterfolg

DE GRUYTER

Prof. Dr. Hans-Harald Sedlacek
Sonnenhang 3
35041 Marburg
E-Mail: prof.dr.h.h.sedlacek@gmx.de

Das Buch enthält 103 Tabellen.

ISBN 978-3-11-040299-5
e-ISBN (PDF) 978-3-11-040352-7
e-ISBN (EPUB) 978-3-11-040362-6

Library of Congress Cataloging-in-Publication data
A CIP catalog record for this book has been applied for at the Library of Congress.

Bibliografische Information der Deutschen Nationalbibliothek
Die Deutsche Nationalbibliothek verzeichnet diese Publikation in der Deutschen Nationalbibliographie; detaillierte bibliografische Daten sind im Internet über http://dnb.dnb.de abrufbar.

© 2015 Walter de Gruyter GmbH, Berlin/Boston

Der Verlag hat für die Wiedergabe aller in diesem Buch enthaltenen Informationen mit dem Autor große Mühe darauf verwandt, diese Angaben genau entsprechend dem Wissensstand bei Fertigstellung des Werkes abzudrucken. Trotz sorgfältiger Manuskripterstellung und Korrektur des Satzes können Fehler nicht ganz ausgeschlossen werden. Autor und Verlag übernehmen infolgedessen keine Verantwortung und keine daraus folgende oder sonstige Haftung, die auf irgendeine Art aus der Benutzung der in dem Werk enthaltenen Informationen oder Teilen davon entsteht.

Die Wiedergabe der Gebrauchsnamen, Handelsnamen, Warenbezeichnungen und dergleichen in diesem Buch berechtigt nicht zu der Annahme, dass solche Namen ohne weiteres von jedermann benutzt werden dürfen. Vielmehr handelt es sich häufig um gesetzlich geschützte, eingetragene Warenzeichen, auch wenn sie nicht eigens als solche gekennzeichnet sind.

Einbandabbildung: Nicolas_/iStock
Satz: Meta-Systems Publishing und Printservices GmbH, Wustermark
Druck und Bindung: CPI books GmbH, Leck
♾ Gedruckt auf säurefreiem Papier
Printed in Germany

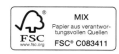

www.degruyter.com

Vorwort

Das vorliegende Buch ergab sich aus einem Erfahrungsschatz von mehr als 45 Jahren in der Pharmaforschung, im Labor, in der Leitung und in der Beratung. Orte der Tätigkeiten waren innovative mittelständische Pharmafirmen, große weltweit operierende Pharmakonzerne wie auch kleine wagniskapitalfinanzierte Firmengründungen.

In diese Erfahrungen flossen ein die Lehren und Ratschläge aus der langjährigen Zusammenarbeit mit zahlreichen Wissenschaftlern und Führungspersonen in der Forschung und Entwicklung innovativer Arzneimittel.

All diese Anregungen aus dem Fachwissen und der Erfahrung derjenigen, die meine berufliche Tätigkeit begleitet haben, sind treibende Kräfte für dieses Buch gewesen.

Ihnen allen soll mit diesem Buch gedankt werden, im Besonderen Herrn Prof. Dr. Dr. h. c. Hans Gerhard Schwick (1928–2015), welcher die Arzneimittelforschung im Bereich der Immunabwehr und Blutgerinnung mit seinem Fachwissen, seinem Ideenreichtum und seiner Führungskompetenz über viele Jahre hinweg geprägt und zum beträchtlichen klinischen und kommerziellen Erfolge geführt hat.

Die Hoffnung ist, dass die in diesem Buch aufgeführten Ansichten zur Diskussion beitragen, wie die Innovationskraft in der Arzneimittelforschung gestärkt werden könnte.

Marburg, im Juni 2015　　　　　　　　　　　　　　　　　　　　　　Hans-Harald Sedlacek

Haftungsausschluss

In diesem Buch hat der Autor seine persönliche Meinung zu Fragen der Arzneimittelforschung dargelegt. Diese Darstellung erfolgte vor dem Hintergrund des Allgemeinwissens wie auch des Standes der Wissenschaft. Trotz aller Sorgfalt können sich hierbei Fehler eingeschlichen haben. Aus diesem Grund kann keine wie immer geartete Haftung aus der Nutzung der in diesem Buche gemachten Angaben übernommen werden. Jegliche diagnostische oder therapeutische Folgerung aus medizinischen Angaben sollte der Leser überprüfen und/oder mit seinem behandelnden Arzt absprechen. Für Verbesserungsvorschläge oder für die Rückmeldung von Fehlangaben in diesem Buch an den Verlag ist der Autor dankbar.

Die Wiedergabe der Gebrauchsnamen, Handelsnamen, Warenbezeichnungen und dergleichen in diesem Buch berechtigt nicht zu der Annahme, dass solche Namen ohne weiteres von jedermann benutzt werden dürfen. Denn diese können auch gesetzlich geschützte, eingetragene Warenzeichen darstellen, auch wenn sie nicht eigens als solche gekennzeichnet sind.

Inhalt

Vorwort — V

Haftungsausschluss — VII

1 Probleme der Pharmaforschung und das Anliegen dieses Buches — 1

2 Grundlagen — 17
2.1 Was sind Arzneimittelinnovationen? — 17
2.1.1 Art, Wirkung und medizinischer Bedarf — 17
2.1.2 Akzeptanz und Marktdurchdringung — 31
2.2 Von der Idee zur explorativen Forschung — 37
2.2.1 Entstehung produktiver Ideen — 37
2.2.2 Explorative Forschungsarbeiten — 49
2.2.3 Beitrag der Grundlagenforschung — 54
2.2.4 Maßnahmen zur Stärkung der Innovationskraft — 58
2.2.5 Schädliche Einflussnahmen — 68
2.3 Die Entscheidung für eine Entwicklungssubstanz — 75
2.3.1 Bewertung der Attraktivität eines Entwicklungskandidaten — 75
2.3.2 Angebote aus Forschungsinstituten — 89
2.3.3 Beeinträchtigungen des Bewertungsprozesses — 96
2.3.4 Erkennen des glücklichen Zufalls „Serendipität" — 99

3 Zur Frage nach den Fähigkeiten und Eigenschaften — 105
3.1 Fachkompetenz — 105
3.2 Führungskompetenz — 112
3.3 Ethische Kompetenz und Verantwortung — 122
3.4 Beständigkeit — 134
3.5 Vertrauenswürdigkeit — 140
3.6 Erfahrene Inkompetenz — 149

4 Von der Verantwortung der Unternehmensleitung — 157
4.1 Aufbau und Aufrechterhaltung einer Innovationskultur — 157
4.2 Lernbereitschaft — 169
4.3 Kritikkompetenz — 177
4.4 Autorität und Gehorsam — 181

5 Die Bedeutung der Rahmenbedingungen — 189
5.1 Anmeldungen von Schutzrechten für Erfindungen — 189
5.2 Finanzierung von Forschung und Entwicklung — 201
5.2.1 In innovativen Pharmaunternehmen — 201
5.2.2 In erfindergeführten Ausgründungen — 204
5.3 Bereitschaft zum Wagnis und Risiko — 211

5.4	Vergütung von Leistung —— **216**
5.5	Staatliche Förderungen und Einflussnahmen —— **220**

6	**Der Analyse-, Bewertungs- und Entscheidungsprozess —— 229**
6.1	Wer analysiert, bewertet und entscheidet? —— **229**
6.2	Stärken und Schwächen der Forschung im Unternehmen —— **231**
6.3	Auswahl der wesentlichen Forschungsgebiete —— **238**
6.4	Festlegung von Forschungszielen und Forschungsstrategien —— **243**
6.5	Umsetzung der Entscheidungen —— **247**

7	**Die Produktentwicklung —— 253**
7.1	Von der explorativen Forschung zur präklinischen Entwicklung —— **253**
7.1.1	Suche nach einer Entwicklungssubstanz —— **253**
7.1.2	Prüfung einer Entwicklungssubstanz —— **258**
7.2	Von der explorativen zur konfirmativen klinischen Prüfung —— **261**
7.3	Die klinische Prüfung nach Markteinführung —— **268**
7.4	Die Projektleitung —— **272**

8   **Beispiele, um innovationsschädliches Verhalten zu verdeutlichen —— 279**

9   **Zusammenfassung —— 285**

Sachregister —— 287

Über den Autor —— 297

1 Probleme der Pharmaforschung und das Anliegen dieses Buches

Sinn der Arzneimittelforschung ist die Verbesserung der Vorbeuge und Behandlung von Erkrankungen der Menschen und auch der Tiere.

Vorrangiges Ziel sind dabei innovative Arzneimittel, d. h. neue Medikamente, welche einen wissenschaftlich eindeutig belegbaren zusätzlichen Nutzen im Vergleich zu den bisherigen Behandlungsmethoden erbringen.

Grundlage solcher innovativen Arzneimittel sind neue Erkenntnisse, neue Ideen und Erfindungen.

Neue Erkenntnisse, neue Ideen und Erfindungen stellen die treibenden Kräfte jeglichen Fortschritts dar, gleichgültig, welcher gesellschaftliche Bereich betrachtet wird, ob Kunst, Technik, Medizin, Biologie oder Verwaltung. Verwirklichte Ideen und Erfindungen werden unter dem Begriff „*Innovationen*" zusammengefasst.

Innovationen „*fallen nicht vom Himmel*", sondern müssen in einem stufenförmigen Prozess erarbeitet werden:
- Grundlage ist eine Entdeckung oder Erkenntnis,
- im Zuge derer eine neue Idee entsteht,
- welche zu einer Erfindung ausgearbeitet wird,
- die wiederum verwirklicht wird in einem innovativen Produkt.

Als Voraussetzungen wie auch als treibende Kräfte für diesen Innovationsprozess[1,2] gelten bekanntermaßen:[3]
- persönliche Eigenschaften, wie
  - Aufmerksamkeit, Aufgewecktheit, Neugier und Spieltrieb,
  - unternehmerischer Ehrgeiz, Wagemut, wie auch Beharrlichkeit und Beständigkeit,
  - Pflicht oder Gefühl für Verantwortung,
  - Streben nach Anerkennung, nach gesellschaftlichem Einfluss, nach Gewinn;
- das bestmögliche Wissen um das Bestehende, das
  - die Grenzen des derzeit Möglichen erfahren lässt und
  - die Lust zur Überschreitung dieser Grenzen weckt;
- die Wahrnehmung eines Bedarfs in Form
  - des Gespürs für Neuerungen,
  - des eigenen Leidensdrucks („*Not macht erfinderisch*") oder
  - des Mitleids;

---

1 Attieh R, Gagnon MP, Estabrooks CA, Légaré F, Ouimet M, Roch G, Ghandour el K, Grimshaw J. Organizational readiness for knowledge translation in chronic care: a review of theoretical components. Implement Sci 2013;28(8):138.
2 Ness RB. Commentary: Teaching creativity and innovative thinking in medicine and the health sciences. Acad Med 2011;86(10):1201–3.
3 Liang TH. Matrix analysis of the digital divide in eHealth services using awareness, want, and adoption gap. J Med Internet Res 2012;14(1):e11.

- die Fähigkeit zum Querdenken und Quervernetzen, sodass
  - Gedankensprünge möglich werden,
  - neue Ideen „*einfallen*" und
  - zukunftsträchtige Ideen „*gespürt*" werden;
- die organisatorischen Möglichkeiten
  - die den Freiraum bieten für das Denken und Prüfen neuer Ideen,
    - mit der Ausarbeitung von technisch verwertbaren Ergebnissen,
    - welche Erfindungen ergeben, die wiederum patentrechtlich durchsetzbar sind,
  - der Verwirklichung dieser Erfindungen
    - durch die Erarbeitung erfindungsgemäßer Produkte und
    - durch deren Eignungsprüfung und Vermarktung.

Tab. 1.1: Der Ursprung von Innovationen.

Treibende Kräfte	Persönliche Voraussetzungen	Ziele
Aufmerksamkeit	**Bestmögliches Wissen um das Bestehende**	
	Lernwille	Produktive Ideen
Aufgewecktheit	Erfahrung der Wissensgrenzen	
Neugier	Lust zur Grenzüberschreitung	
Spieltrieb	**Fähigkeit zum Querdenken und Quervernetzen**	
Ehrgeiz	Gedankensprünge	
	Einfallsreichtum	
	Erkenntnis des Bedarfs	
Streben nach Anerkennung	Gespür für erfolgversprechende Ideen	
Drang nach gesellschaftlichem Einfluss	**Prüfung neuer Ideen**	
	Erfindungsreichtum	Neue Erfindungen, Patente
	Experimentierfreude	
	Erkennen von patentfähigen Erfindungen	
Pflicht oder Gefühl für Verantwortung	**Verwirklichung von Erfindungen**	
	Gespür für Bedürfnisse des Marktes	Innovationen, neue Marktprodukte
Gewinnstreben	Unternehmerischer Wagemut	
	Beharrlichkeit und Beständigkeit	
	Leistungsbereitschaft, Fleiß	

Die in einem innovativen Produkt Wirklichkeit gewordenen Ideen begründen Art und Ausmaß von dessen Alleinstellungsmerkmalen. Solche Alleinstellungsmerkmale sind ent-

Tab. 1.2: Art, Ausmaß und Ziel der Wertschöpfung in den Lebenswissenschaften.

Art		Ausmaß		Ziele
Materiell		Innovationsgrad zur Bedarfserfüllung		Erhöhte Umsätze, Deckungsbeiträge, Gewinne
	Erhöhter Preis	Qualitativer Bedarf		
	Erhöhter Umsatz	▶ Quantitativer Bedarf	▶	
	Kostenersparnis	Verminderung des Aufwands für Herstellung und Vermarktung		
Ethisch		Innovationsgrad zur Bedarfserfüllung		▼
	Neue Arzneimittel	Erfüllung des ungesättigten medizinischen Bedarfs		Längeres, gesünderes Leben; Verbesserung der Lebensgrundlage
	Verbesserte/vermehrte Lebensmittel	Verringerung des Hungers auf Erden		
	Tierschutz	▶ Artgerechte Tierhaltung, Verbot der Tierquälerei	▶	
	Umweltschutz	Klimaschutz, Artenschutz		
	Arbeitsplätze	Lebensunterhalt		

scheidend für die Preisgestaltung und Vermarktung des Produktes. Die Vermarktung ermöglicht wiederum eine Wertschöpfung.[4]

Diese Wertschöpfung kann sein (siehe Tab. 1.2):

- materiell, d. h. das Endergebnis besteht in einem finanziellen Gewinn, erwirtschaftet durch einen Marktpreis, der höher ist als die Kosten für alle Aufwendungen und
  - durch einen vermehrten Umsatz und/oder
  - durch Einsparungen bei den Kosten für die Aufwendungen;
- ethisch, d. h. das Endergebnis verbessert die Lebensgrundlage der Menschen und der Umwelt, z. B. im Bereich der Lebenswissenschaften,
  - durch Innovationen in der Arzneimitteltherapie in Form von z. B.
    - neuen, innovativen Arzneimitteln zur erfolgreichen Behandlung einer bislang nicht ausreichend behandelbaren schweren Erkrankung,
    - erheblichen Kosteneinsparungen bei der Herstellung eines bekannten Arzneimittels, sodass dieses auch für weniger begüterte oder abgesicherte Kranke erschwinglich ist und/oder
    - durch ein neues, umweltschonenderes Herstellverfahren für ein bekanntes Arzneimittel,
  - durch Innovationen in der Herstellung und Verarbeitung von Lebensmitteln,

---

[4] Tiwari R, Buse S, Herstatt C. Technology and Innovation via Global Route: Proposing a Reference Model for Chances and Challenges of Global Innovation Processes. TUHH 2007;49:451–65; http://www.global-innovation.net/publications/PDF/Working_Paper_49.pdf.

- durch Innovationen, welche den Tierschutz und/oder den Umweltschutz verbessern helfen und nicht zuletzt
- durch Schaffung von Arbeitsplätzen
  - um den Lebensunterhalt zu bestreiten.

Das Ausmaß der Wertschöpfung ist dabei abhängig
- von der Höhe einer Innovation, d. h.
  - von der Größe ihres Vorteils gegenüber dem Bestehenden,
- vom Marktpotenzial, d. h.
  - vom quantitativen Bedarf des Marktes für eine Innovation,
- vom materiellen Aufwand,
  - der mit der Herstellung und Vermarktung der Innovation verbunden ist.

Die materielle Wertschöpfung einer Innovation ermöglicht die Erwirtschaftung von
- finanziellen Deckungsbeiträgen für
  - die bislang aufgelaufenen Kosten für Forschung und Entwicklung,
  - die Herstell- und Vermarktungskosten der sich aus der Innovation ergebenden Produktpalette,
  - die Kosten für die Erforschung und Entwicklung weiterer Innovationen;
- Gewinnbeträgen für
  - die Renditeerwartung der Geldgeber,
  - Rücklagen für spätere Investitionen in Ergänzungen und Erweiterungen,
  - die Finanzierung von solchen Produkten,
    - welche zwar eine ethische, jedoch keine materielle Wertschöpfung ermöglichen.

Innovationen können der Mutterboden sein für weitere Innovationen. Deren Entstehung ist jedoch abhängig
- vom weiteren Bedarf des Marktes,
  - wobei dieser Bedarf wahrgenommen oder geweckt werden muss;
- vom *„Hunger"* des Erfindergeistes,
  - wobei als Gefahr gilt: *„Erfolg verlockt zur Trägheit!"*
- von der Förderung neuer Ideen und Erfindungen
  - durch die Aufrechterhaltung einer bestmöglichen Innovationskultur und
  - durch eine angemessene finanzielle Investition in Forschung und Entwicklung und
- von einem zielorientierten Management des Forschungs- und Entwicklungsprozesses.

Somit sind Art und Häufigkeit von Innovationen durchaus zu beeinflussen. Die Erfolgsrate derartiger Einflussnahmen unterliegt wiederum weiteren zahlreichen Faktoren.

Eine stattliche Anzahl von Büchern beschreibt diese Faktoren. Fast alle diese Bücher sind aus betriebswirtschaftlicher und betriebssoziologischer Sicht und häufig von oder in Zusammenarbeit mit entsprechend orientierten und qualifizierten Beraterfirmen geschrieben worden.

Aus diesem Blickwinkel ergaben sich zahlreiche Empfehlungen zur erfolgreichen Gestaltung der Arzneimittelforschung in der Pharmaindustrie.[5,6,7,8] Über den Erfolg dieser Empfehlungen kann man streiten.

Das vorliegende Buch geht daher einen anderen Weg, versucht die „*Kehrseite der Medaille*" aus der Sicht der Arzneimittelforschung darzustellen,
- von der erwartet wird,
  - dass sie sich den Wünschen, den Vorgaben oder den Zwängen einer nichtindustriellen oder industriellen Forschungs- bzw. Unternehmensleitung oder auch nur der Geldgeber unterordnet und
  - dass sie trotzdem durch ihre Forschungsaktivitäten und mit ihrer wissenschaftlichen Kompetenz
    - verwertbare (d. h. produktive) neue Ideen generieren oder ausfindig macht,
    - Erfindungen bestmöglich patentrechtlich schützt,
    - aus den Erfindungen attraktive pharmakologisch aktive Wirkstoffe auswählt und zur Marktreife, d. h. zu neuen innovativen Arzneimitteln entwickelt,
- welche jedoch diesen Erwartungen nur dann entsprechen kann, wenn die wesentlichen Voraussetzungen für Innovationen von allen Beteiligten erfüllt werden, d. h.
  - nicht nur von den forschenden Wissenschaftlern selbst,
  - sondern auch von den Leitungsebenen,
  - wie auch von den Geldgebern
  - und von der Gesellschaft.

Dieser andere Weg hat vorrangig im Blickpunkt den stufenförmigen, recht komplexen Prozess von der Entstehung bis hin zur Marktzulassung neuer innovativer Arzneimittel (siehe Tab. 1.3). Wesentliche Abschnitte dieses Prozesses umfassen
- die medizinisch-biologische Grundlagenforschung
  - mit der Suche nach unbekannten biologischen Strukturen und physiologischen und pathophysiologischen Mechanismen und deren Aufklärung,
  - welche zum überwiegenden Teil durchgeführt wird in Forschungsinstituten der Hochschulen, der Universitäten und in außeruniversitären, nicht industriellen Forschungsinstituten, so z. B. in Deutschland in der
    - Max-Planck-Gesellschaft zur Förderung der Wissenschaften und in der
    - Helmholtz-Gemeinschaft Deutscher Forschungszentren;
- die explorative Forschung,
  - in welcher auf der Grundlage der übertragenen, der „*translatierten*" Erkenntnisse der Grundlagenforschung geprüft wird, ob und wie diese für den Aufbau von

---

[5] Eichin KH. Internationale Perspektiven der Pharma-Industrie. In: F&E Management in der Pharma-Industrie. Editio Cantor Verlag, Aulendorf 1995.
[6] Porsche R. Beurteilung der Leistung von F&D in der pharmazeutischen Industrie. In: F&E Management in der Pharma-Industrie. Editio Cantor Verlag, Aulendorf 1995.
[7] Klauber J, Schröder H, Selke GW. Innovation im Arzneimittelmarkt. Springer, Berlin 2012.
[8] Braun A, Eppinger E, Vladova G, Adelhelm S. Open Innovation in Life sciences. Gabler Verlag, Wiesbaden 2012.

Tab. 1.3: Stufenförmiger Ablauf der Forschung zur Findung und Prüfung neuer Arzneimittel.

	Hochschulen, Universitäten	Außeruniversitäre, nichtindustrielle Forschungsinstitute	Forschende Pharmaindustrie
Medizinisch-biologische Grundlagenforschung			
Suche und Aufklärung von neuen biologischen Strukturen und physiologischen/pathophysiologischen Mechanismen	geringe Aktivität	hohe Aktivität (Max-Planck-Institute, Helmholtz-Institute)	geringe Aktivität
Explorative Forschung		▼	
Verwendung der Ergebnisse der Grundlagenforschung für den Methodenaufbau, zur Findung neuer Leitstrukturen und zur Identifikation von Entwicklungskandidaten	geringe Aktivität	hohe Aktivität (Leibniz-Institute)	hohe Aktivität
Angewandte Forschung		▼	
Herstellung von Entwicklungskandidaten – Technikum	geringe Aktivität	mittlere Aktivität	hohe Aktivität
Herstellung von Entwicklungskandidaten – Produktion			hohe Aktivität + CMO
Entwicklungssubstanzen		▼	
Präklinische Prüfung auf pharmakologische Wirksamkeit, Unbedenklichkeit und Qualität	geringe Aktivität	geringe Aktivität (Fraunhofer-Institute)	hohe Aktivität + NCRO
Klinische Prüfung auf Verträglichkeit und Wirksamkeit	geringe Aktivität (Kliniken)		hohe Aktivität + CRO

CMO = Contract Manufacturing Organization
NCRO = Non-CRO
CRO = Clinical contract Research Organization

■ geringe Aktivität ■■■■■■■■■ hohe Aktivität

Methoden zur Findung und Testung von neuen Arzneimittelwirkstoffen anwendbar oder verwertbar sind, und
- in der mit diesen Methoden neue Leitstrukturen für Arzneimittelkandidaten gesucht und optimiert werden,
- sodass schlussendlich ein Entwicklungskandidat ausgewählt werden kann,
- wobei die Durchführung dieser Forschung überwiegend erfolgt in forschenden Pharmafirmen,
  • aber auch in nichtindustriellen Forschungsinstituten,
  • in Deutschland besonders in der Gottfried Wilhelm Leibniz Wissenschaftsgemeinschaft;
- die angewandte Forschung,
  - in welcher die Tauglichkeit der ausgewählten Entwicklungskandidaten stufenweise präklinisch und nachfolgend klinisch geprüft wird,
  - wobei für diese Prüfung der Kandidat in einer ausreichenden Reinheit und Stabilität hergestellt werden muss,
    • hierfür im Technikum ein praktikables Herstellverfahren ausgearbeitet wird und
    • nachfolgend die Herstellung des Entwicklungskandidaten in firmeneigenen Produktionsbetrieben oder bei Dienstleistern („*Contract Manufacturing Organization/CMO*") erfolgt;
- die präklinische Entwicklung,
  - in der die pharmakologische Wirksamkeit, Unbedenklichkeit und Qualität des Entwicklungskandidaten an Zellen und Tieren untersucht wird und welche fast ausschließlich erfolgt
    • in Pharmaunternehmen oder in Teilbereichen bei Dienstleistungsfirmen („*Non-Clinical Contract Research Organizations/NCRO*"),
    • bei speziellen Fragen auch in nichtindustriellen Forschungsinstituten,
    • in Deutschland z. B. in Instituten der Fraunhofer-Gesellschaft, zur Förderung der angewandten Forschung;
- die klinische Prüfung,
  - um die Verträglichkeit und Wirksamkeit des Entwicklungskandidaten am Menschen nachzuweisen und
  - welche weitgehend auf Initiative, in Verantwortung und auf Kosten der Pharmafirmen in Zusammenarbeit mit den prüfenden Kliniken erfolgt,
    • zuerst in explorativen klinischen Studien,
    • nachfolgend in konfirmativen klinischen Studien,
    • ggfs. unter Hilfestellung einer „*Clinical Research Organization/CRO*".

Um in diesem Stufenprozess erfolgreich tätig zu sein zu können, bedarf es seitens der Pharmaindustrie der Erfüllung grundlegender Voraussetzungen (siehe Tab. 1.4). Zu diesen gehören:
- eine innovationsfreundliche Struktur
  - für einen ungehinderten Einfallsreichtum und Erfindergeist,
  - um die Möglichkeiten für Innovationen spüren, erkennen, aufbauen und prüfen zu können,

Tab. 1.4: Die Entstehung von Innovationen bedarf einer Innovationskultur.

Forschungs-institute	Innovatives Pharmaunternehmen			
▼	Innovationskultur ▼			
Grundlagen-forschung ►		Querdenken, Ideenreichtum, Widerspruch, Wagemut, Ehrgeiz, Kritikkompetenz	► ◄	▼ Lernbereitschaft
				Fachkompetenz
				Kritikkompetenz
				Ethische Kompetenz
				Führungskompetenz
				Sachlichkeit
				Vertrauenswürdigkeit
				Beharrlichkeit; Beständigkeit
				Leistungsbereitschaft
				Verantwortungsbewusstsein
		▼		
		Explorative Forschung	►	Produktentwicklung
				Präklinisch ► Klinisch

- um in der Lage zu sein, alle Optionen, Pläne und Ergebnisse unvoreingenommen und kritisch zu bewerten,
- für die Bündelung der Kräfte aller Beteiligten,
- für eine zügige Durchführung von Produktentwicklungen;
- eine enge Zusammenarbeit mit der medizinisch-biologischen Grundlagenforschung,
  - um ohne Zeitverzug die neuesten Erkenntnisse zu erfahren und auswerten zu können,
  - um „*die Nase vorn zu haben*" beim Aufbau und bei der Anwendung von neuen Systemen zur Suche nach neuen pharmakologischen Wirkstoffen;
- ein großer Ideenreichtum
  - für die „*Translation*" der Ergebnisse aus der Grundlagenforschung in die „*explorative*" Forschung der Pharmaindustrie,
    - zur Festlegung innovativer Ziele für die eigene Forschungsarbeit,
    - zur Erarbeitung von Forschungsstrategien zum Erreichen der Ziele,
  - für den Aufbau von neuen Testsystemen und für die Erschließung von Quellen für Prüfsubstanzen;
- eine hohe Fachkompetenz und Sachlichkeit
  - für eine bestmögliche Prüfung von Wirkstoffkandidaten,
  - für eine objektive Bewertung der Prüfergebnisse,
  - für den Erwerb von zukunftsträchtigen Patentrechten;

- ein ausgeprägtes Verantwortungsbewusstsein
  - der Forschungs- und Unternehmensleitung
    - zur Aufrechterhaltung der Innovationskultur,
    - bei der Einstellung, Betreuung und Würdigung von Wissenschaftlern,
    - bei ihrer fördernden Rolle auf jeder Stufe des Prozesses der Findung und Entwicklung innovativer Arzneimittel,
  - aller Beteiligten
    - bei der Festlegung von Forschungszielen und Forschungsstrategien,
    - bei der Analyse, Erkennung und Behebung der eigenen Schwächen im Forschungs- und Entwicklungsprozess,
    - bei der Auswahl und Bewertung von Entwicklungskandidaten.

Zur Verantwortung der Unternehmensleitung gehört im Besonderen das Bewusstsein,
- dass die Erfüllung aller Voraussetzungen für Arzneimittelinnovationen ins Leere läuft,
  - wenn die über viele Jahre notwendige Beharrlichkeit und Beständigkeit aller Beteiligten fehlt;
- dass ohne Beharrlichkeit und Beständigkeit
  - kein innovatives Arzneimittel entwickelt und auf den Markt gebracht werden kann und
  - jede noch so hohe Investition in die Forschung und Entwicklung von neuen Arzneimitteln „*rausgeschmissenes*" Geld darstellt.

Denn für Arzneimittelinnovationen gelten folgende besondere Erfahrungen (siehe Tab. 1.5):
- Als Zeitspanne von der Idee eines neuen Arzneimittels bis hin zum Marktprodukt müssen mindestens 12–15 Jahren veranschlagt werden, wobei dieser Zeitbedarf grob zu unterteilen ist in
  - 3–4 Jahre für die explorative Forschung,
  - 2–3 Jahre für die präklinische Entwicklung, um die Möglichkeit einer klinischen Prüfung zu klären,
  - 4–6 Jahre für die klinische Prüfung,
  - 1–2 Jahre für die Zulassung.
- Die Erfolgswahrscheinlichkeit, dass ein Forschungsprojekt bzw. eine neue Leitstruktur auch zu einem innovativen Arzneimittel führt (die sogenannte Markteintrittswahrscheinlichkeit), ist relativ gering[9] und hat mit abnehmender Tendenz im Zeitraum der letzten 20 Jahre gelegen
  - bei etwa 5 % für Wirkstoffe, welche Neuland betreten für die Therapie bislang nicht ausreichend behandelbarer Erkrankungen,
    - wobei im Bereich der Tumortherapie die Erfolgsrate deutlich höher sein kann,
  - bei etwa 8–10 % bei klinisch bedeutsamen Verbesserungen bereits vorhandener Arzneimittel.

---

[9] Sedlacek HH, Sapienza AM, Eid V. Ways to successful strategies in drug research and development. Wiley-VCH, Weinheim/New York 1996:1–4.

Tab. 1.5: Geschätzte Kosten für Entwicklung und Vermarktung innovativer Arzneimittel.[10]

	Hoch innovativ			Gering innovativ		
	Zeitbedarf (Jahre)	Kosten (Mio. US$)	Risiko (%)	Zeitbedarf (Jahre)	Kosten (Mio. US$)	Risiko (%)
Forschung						
Explorative Forschung	3–4	150	95	1–2	50	95
Präklinische Entwicklung	2–3	150	90	2–3	150	90
Klinische Prüfung						
Phase I	1	100–200	90	1	200–400	90
Phase II	1–2		80	2–3		60
Phase III	2–4		40	3–5		30
Marktzulassung						
National	1	20–40	5	1	20–40	5–30
International (EU, USA, J)	2–3		5	3–4		5–30
Gesamt- und Zulassungsrisiko	12–18	420–520	5	12–19	420–640	5–30
Vermarktung						
Vor Ausbietung		30–50			90–150	
Nach Ausbietung		100–150			200–300	
Gesamtkosten Vermarktung		130–200			290–450	
Zunehmendes Risiko: Preisbeschränkung			5			90

- Die Kosten für Forschung und Entwicklung eines neuen Arzneimittels dürften mittlerweile den Betrag von 250 Mio. US$ (Schätzung im Jahr 1996)[11] um einen Faktor von etwa 2,5 übersteigen,[12] wobei
    - die Kostensteigerung im wesentlichen der klinischen Prüfung (Phase II und III) anzulasten ist[11] und

---

10 Geschätzt auf Basis der Daten von Weber H, Sedlacek HH in Sedlacek HH, Sapienza AM, Eid V. Ways to successful strategies in drug research and development. Wiley-VCH, Weinheim/New York 1996:74.
11 Sedlacek HH, Sapienza AM, Eid V. Ways to successful strategies in drug research and development. Wiley-VCH, Weinheim/New York 1996:20–3.
12 Hu M, Schultz K, Shen J, Tschopp D. The innovation Gap in Pharmaceutical Drug Discovery& New Models for R+D Success. HIMT 455, Kellogg School of Management, Evanston 2007; http://www.kellogg.northwestern.edu/biotech/faculty/articles/newrdmodel.pdf.

- die großen Unterschiede in den vorliegenden Kostenschätzungen[10] wahrscheinlich bedingt sind durch
  - die Kostenstruktur der jeweiligen Pharmafirma,
  - die Art des für die Kostenschätzung herangezogenen Entwicklungsproduktes (Syntheseprodukt oder biotechnisch hergestelltes Produkt),
  - den Innovationsgrad des Entwicklungsproduktes,
  - die produktspezifischen Anforderungen der Zulassungsbehörden für den Nachweis der Wirkung und der Verträglichkeit des Produktes,
- entscheidend ist, ob und welche zusätzlichen Faktoren in die Kostenberechnung aufgenommen wurden, wie z. B.
  - die aufgelaufenen Kosten für gescheiterte Projekte,
  - der entgangene Zins- oder Börsengewinn für die in die Arzneimittelforschung und -entwicklung getätigten Investitionen,
  - Umlagen aus besonderen betriebswirtschaftlichen Aktivitäten.
- Bei der weltweiten Vermarktung
  - sind Umsatz und Gewinn
    - direkt korreliert mit dem Innovationsgrad des Arzneimittels[11]
  - sind die Werbungskosten dagegen
    - geringer für hochinnovative Arzneimittel als für gering innovative Arzneimittel.
- Neue Arzneimittel ohne einen eindeutigen zusätzlichen Nutzen im Vergleich zur bestehenden Therapie (sogenannte Scheininnovationen) sind zunehmend belastet mit dem Risiko, dass sie angesichts der weltweiten Probleme bei der Finanzierung der Gesundheitssysteme
  - keine Zulassung erhalten oder
  - mit drastischen Preisabschlägen zugelassen werden und damit
  - nicht mehr die aufgelaufenen Kosten für ihre Forschung und Entwicklung erlösen können.

Obwohl in den letzten Jahren die Investitionen in die Arzneimittelforschung und Entwicklung deutlich zugenommen haben, sank die Erfolgsrate der Entwicklung innovativer Arzneimittel (siehe Tab. 1.6).

Tab. 1.6: Die Ursachen der abnehmenden Innovationskraft in der Pharmaforschung.

Zulassungen USA (FDA)				Forschungsausgaben der Pharmafirmen			
Zulassungen (FDA)	1990–2005		10. 2012–12. 2014	weltweit	2000–2007	2012	
Gesamt	502		103	In % vom Umsatz	17 %	19 %	13–27 %
Priority Review	222	44 %	4	4 %	Explorative Forschung	1,5 %	▲
					Präklinische und klinische Entwicklung	15,5 %	Die zehn umsatzstärksten Pharmafirmen

Verdeutlicht wird diese sinkende Erfolgsrate der Arzneimittelforschung an der Anzahl derjenigen Zulassungsanträge mit neuen pharmazeutischen Wirkstoffen („*New Chemical Entities/NCE*" bzw. „*New Molecular Entities/NME*"),[13] welche von der amerikanischen Zulassungsbehörde Food and Drug Administration/FDA in die Kategorie „Priority Review" eingestuft wurden wegen signifikanter Verbesserungen der therapeutischen Wirksamkeit im Vergleich zu bestehenden Arzneimitteln.

Die Anzahl dieser „Priority Reviews" der FDA betrug
- in den letzten zwei Jahren (10. 2012–12. 2014)[14]
    - nur 4 % (4 von 103) der Neuzulassungen,
- dagegen im Zeitraum von 1990–2005,
    - 44 % (222 von 502) der Neuzulassungen,[15,16]
        - hierbei allein 48 „Priority Reviews" von 68 Neuzulassungen (71 %) für Tumortherapeutika.

In Deutschland konnte für nur etwa 50 % der im Zeitraum von 2009–2013 neu zugelassenen 58 pharmazeutischen Wirkstoffe ein zusätzlicher Nutzen im Vergleich zu den bestehenden Arzneimitteln nachgewiesen werden. Alle anderen waren neue Arzneimittel ohne nennenswerten oder nachweisbaren Vorteil.[17]

Diese deutlich abnehmende Innovationsrate steht im umgekehrten Verhältnis zu der steigenden Summe, welche in die Forschung und Entwicklung von Arzneimitteln von den forschenden Arzneimittelfirmen investiert wurde:
- In den Jahren 2000–2007 beliefen sich diese Ausgaben durchschnittlich auf 17 % des jährlichen Umsatzes, wovon investiert wurden
    - etwa 1,5 % in die explorative Forschung und
    - etwa 15,5 % in die präklinische und klinische Entwicklung.[18]
- Im Jahr 2012 wurden von den zehn weltweit größten Pharmafirmen durchschnittlich
    - etwa 19 % des Umsatzes (von 13–27 %) in Forschung und Entwicklung investiert,
    - bei einem Umsatz zwischen 18,5 Mrd. US$ und 47,4 Mrd. US$.[19]
- Im Jahr 2013 investierte allein die US-amerikanische Pharmaindustrie 51,1 Mrd. US$ in Forschung und Entwicklung.[20]

---

13 http://www.fda.gov/drugs/developmentapprovalprocess/druginnovation/default.htm.
14 http://www.accessdata.fda.gov/FDATrack/track?program=cber&id=CBER-All-Number-priority-reviews.
15 Hu M, Schultz K, Shen J, Tschopp D. The innovation Gap in Pharmaceutical Drug Discovery& New Models for R+D Success. HIMT 455, Kellogg School of Management, Evanston 2007; http://www.kellogg.northwestern.edu/biotech/faculty/articles/newrdmodel.pdf.
16 DiMasi JA, Grabowski HG. Economics of New Oncology Drug Development. J Clin Oncol 2007;25(2): 209–16.
17 Neue Arzneimittel: das Ende der Mondpreise. In: Spiegel online vom 17. 05. 2015; http://www.spiegel.de/gesundheit/diagnose/amnog-dak-gesundheitsreport-zeigt-erfolg-der-arzneimittelmarktreform-a-1018703.html.
18 http://ec.europa.eu/competition/sectors/pharmaceuticals/inquiry/preliminary_report.pdf.
19 http://de.wikipedia.org/wiki/Pharmaunternehmen (Abruf 11. 12. 2014).
20 http://www.pharma.org/about.

Hinzu kommen die erheblichen Beträge der öffentlichen Hand und der Stiftungen zur Finanzierung
- der Ausbildung all derjenigen, welche im Gesundheitswesen und in der Pharmaindustrie arbeiten, wie auch
- der medizinisch-biologischen Grundlagenforschung an Universitäten, Hochschulen und nichtindustriellen Forschungsinstituten.

Für viele forschende Pharmafirmen hat sich nunmehr das drängende Problem ergeben,
- dass nicht nur, – trotz aller finanzieller Anstrengungen –, immer weniger innovative Arzneimittel das „*Licht des Marktes erblicken*", sondern
- dass auch für viele der derzeitigen großen Umsatzträger die Patente in den nächsten Jahren auslaufen,
  - das gilt für Synthetika wie auch für Biologika (siehe Tab. 1.7),
  - wobei mittlerweile Biologika die Synthetika als weltweit umsatzstärkste Arzneimittel abgelöst haben (siehe Tab. 1.7), und
- dass Nachahmerprodukte („*Generika*") die regionalen Märkte beherrschen, wobei
  - deren Marktanteile (nach Umsatz) beträchtlich sind[21] und
    - in Europa in den Bereichen liegen von < 20 % (Belgien, Finnland, Frankreich, Griechenland, Irland, Italien und Spanien), zwischen 20–40 % (Österreich, Dänemark, Deutschland, Niederlande, Portugal, Schweden, Ungarn und Großbritannien) bis hin zu über 40 % (Polen),
    - in den USA etwa 67 % der verschreibungspflichtige Arzneimittel ausmachen und
    - in den Schwellenländern bis zu 80 % des Arzneimittelmarktes einnehmen,
  - deren Entwicklungskosten sich im Wesentlichen auf Herstellung, Qualitätskontrolle und Nachweis der therapeutischen Äquivalenz („*Bioäquivalenz*") zum Markenprodukt bzw. Originalprodukt beschränken und daher
  - der Marktpreis deutlich (ca. um 60 %[22]) geringer sein kann als der des Originalproduktes.

Dieser Entwicklung versuchen viele Pharmafirmen Herr zu werden, indem sie verstärkte Anstrengungen unternehmen,
- durch Anwendungspatente den Patentschutz eines umsatzstarken Arzneimittels zu verlängern und Generikahersteller als Konkurrenten abzuhalten;
- patentgeschützte Derivate oder Analoga des eigenen Originalproduktes zeitig genug zu entwickeln, um dessen Marktanteil durch Kannibalisierung zu sichern; hierdurch kommen vermehrt in den Markt
  - Schrittinnovationen, bei denen durch klinische Studien eine bessere Wirkung und/oder Verminderung der Nebenwirkungen eindeutig nachgewiesen werden konnte, aber auch
  - Scheininnovationen, bei denen die klinischen Studien keine oder nur eine marginale Verbesserung im Vergleich zum Originalprodukt erbrachten;

---

21 http://de.wikipedia.org/wiki/Generikum.

Tab. 1.7: Die zehn weltweit umsatzstärksten Arzneimittel im Jahre 2013.[22]

	Markenname (Freiname) Struktur/Wirkung	Firma	Vermarktungspartner	Bevorzugte Indikationen	Umsatz (× 10^9 US$)	Patentlaufzeit (USA) bis
1	Humira (Adalimumab): rekombinanter humaner monoklonaler Antikörper gegen TNFα	Abbvie (Abbott)	Eisai	Rheumatoide Arthritis, Psoriasis, Crohnsche Kolitis, ulcerative Kolitis	11,0	2016
2	Enbrel (Eternacept): rekombinantes Fusionsprotein aus humanem Fc/IgG1 und TNFR2/p75	Amgen	Pfizer, Takeda	Rheumatoide Arthritis, Psoriasis	8,8	2012, durch 2. Patent bis 2029
3	Remicade (Infliximab): muriner/humaner chimärer monoklonaler Antikörper gegen TNFα	Jansen (Johnson & Johnson)	Merck, Mitsubishi	Rheumatoide Arthritis, Crohnsche Kolitis, ulcerative Kolitis, Psoriasis	8,4	2018
4	Advair/Seretide/Viani (Fluticasone und Salmeterol): Corticosteroid und Beta2-Adrenorezeptor-Agonist im Trockenpulver-Inhalationsgerät	Glaxo Smith Kline		Asthma, chronische obstruktive pulmonale Erkrankung/COPD	8,3	2010
5	Lantus (Insulin-Glargin): rekombinantes Insulin (in N21 statt Arginin Glycin, B-Kette um zwei Arginine verlängert)	Sanofi-Aventis		Diabetes	7,6	2015
6	Rituxan/MabTher (Rituximab): muriner/humaner chimärer monoklonaler Antikörper gegen CD20	Biogen/Idec	Roche	Non-Hodgkin-Lymphome/NHL; Rheumatoide Arthritis; Polyangitis	7,5	2018

[22] http://www.fiercebiotech.com/story/fda-pins-approval-once-monthly-version-blockbuster-abilify/2013-02-28.

	Markenname (Freiname) Struktur/Wirkung	Firma	Vermarktungs-partner	Bevorzugte Indikationen	Umsatz (× 10⁹ US$)	Patentlaufzeit (USA) bis
7	Avastin (Bevacizumab): humanisierter monoklonaler Antikörper gegen VEGF	Roche		Kolonkarzinom, Lungenkarzinom, Nierenkarzinom, Mammakarzinom, Ovarialkarzinom	6,8	2019
8	Herceptin (Trastuzumab): humanisierter monoklonaler Antikörper gegen HER2/neu	Roche		Mammakarzinom, Magenkarzinom	6,6	2019
9	Crestor (Rosuvastatin) Statin: Hemmer der HMG-CoA-Reduktase	AstraZeneka		Primäre Hypercholesterinämie; gemischte Dyslipidämie	6,0	2016
10	Abilify (Aripiprazol): Antagonist des 5-HT2A-Rezeptors; partieller Agonist des Dopamin-D2-Rezeptors und des 5-HT1A-Rezeptors	Otsuka	Bristol-Myers-Squibb	Schizophrenie, manische Episoden, Psychosen	5,5	2015

- Generika als eigenen Geschäftsbereich aufzubauen, durch
  - den Aufkauf bestehender meist regional aktiver, kleiner und mittelständiger Generikafirmen und
  - den Parallelvertrieb von Generikum und Originalprodukt.

Auch wenn Generika die Möglichkeiten eröffnen, zumindest die Standardarzneimittel relativ kostengünstig dem Patienten zu Verfügung zu stellen, sind alle diese Aktivitäten nur Hilfslösungen,
- welche zwar die Bilanz der Pharmafirmen vorübergehend stützen können,
- die aber nur geringe Perspektiven für das eigentliche Ziel bieten
  - mit neuen innovativen Arzneimitteln nicht oder unzulänglich behandelbare schwere Erkrankungen des Menschen heilen oder deutlich lindern zu können und
  - langfristig die Finanzierung der Forschung und Entwicklung innovativer Arzneimittel zu sichern.

Wahrscheinlich gibt es kein Patentrezept zur Lösung des Problems der Innovationsschwäche bei der Suche nach neuen innovativen Arzneimitteln.

Jedoch darf aus der bisherigen Entwicklung des Arzneimittelmarktes gefolgert werden,
- dass in Anbetracht der besonderen Wissen-Idee-Zeit-Kosten-Nutzen-Relationen in der Forschung und Entwicklung von neuen Arzneimitteln
  - betriebswirtschaftliche Betrachtungsweisen bei der Bewertung von Maßnahmen zur Förderung von Innovationen in Pharmafirmen
    - viel zu kurz greifen und daher
    - untergeordnet den fachwissenschaftlichen Analysen und Beurteilungen der Innovationsprozesse sein sollten;
- dass als Voraussetzungen für einen Erfolg in der Arzneimittelforschung die Strukturen und die Arbeitswelt des Pharmaunternehmens auf Innovationsförderung ausgerichtet sein müssen,
  - sowohl in Hinblick auf die Qualifikation, Tätigkeit und das Rollenverständnis der wissenschaftlichen Mitarbeiter,
  - als auch in Bezug auf die Wahrnehmung und Ausübung der besonderen Verantwortung der Leitungsebenen,
  - damit neue zielführende, produktive Ideen und Erfindungen entstehen und Erfindungen in innovative Arzneimittel münden können,
  - wobei die langfristige Festlegung und beharrliche Verfolgung attraktiver Ziele eine „*Conditio sine qua non*" für die Entwicklung eines jeden neuen, innovativen Arzneimittels darstellt.

Die Erfüllung dieser Art von Vorrausetzungen stellt eine Überlebensfrage für jede forschungsaktive Pharmafirma dar.

Es ist das Anliegen dieses Buches, diese wesentlichen Voraussetzungen für eine erfolgreiche Arzneimittelforschung näher zu erörtern. Hierbei sollen die formal-technischen Prozesse der Ausarbeitung von Forschungsstrategien[23] und der Findung, Entwicklung und Produktion von Arzneimitteln,[24] da sie bereits andernorts recht umfassend beschrieben wurden, nur soweit aufgeführt werden, wie sie für das Verständnis notwendig sind.

---

23 Sedlacek HH, Sapienza AM, Eid V. Ways to successful strategies in drug research and development. Wiley-VCH, Weinheim/New York 1996; http://www.worldcat.org/title/ways-to-successful-strategies-in-drug-research-and-development/oclc/232611420.
24 Fischer D, Breitenbach J (Hrsg). Die Pharmaindustrie: Einblick, Durchblick, Perspektiven. 4. Aufl., Elsevier – Spektrum Akademischer Verlag, Heidelberg/Berlin 2012.

2 Grundlagen

2.1 Was sind Arzneimittelinnovationen?

2.1.1 Art, Wirkung und medizinischer Bedarf

Innovationen stellen etwas Neues, bisher in dieser Form noch nicht Dagewesenes dar, welche als Produkte, als Prozesse oder als Dienstleistungen einen wirtschaftlichen oder sozialen Nutzen bringen.[25]

Nach dem Ausmaß dieses Nutzens werden Innovationen unterteilt in[26,27,28,29]
- Alpha-Innovationen,
  - welche einen Paradigmenwechsel, zumindest jedoch erhebliche Veränderungen des Bestehenden induzieren,
  - die selten vorkommen, wobei sich jedoch die Wahrscheinlichkeit eines Auftretens mit der Zunahme von Beta-Innovationen vergrößert,
  - welche selbst Beta-Innovationen induzieren;
- Beta-Innovationen,
  - welche kleine Fortschritte mit sich bringen,
    - daher auch *„Schrittinnovationen"* genannt werden,
  - die häufig sind und in ihrer Summe beträchtliche Veränderungen bewirken können,
  - welche als Folge von Alpha-Innovationen deren Wirkung verstärken.

Nach Ursprung und Art können Innovationen des Weiteren gegliedert werden in
- geplant und
  - erwartet wie auch gewollt,
    - weil der erkennbare Nutzen die Risiken und Gefahren deutlich überwiegt und/oder
    - weil Ängste und Vorurteile gegen diese Innovationen keine beherrschende Faktoren darstellen,
  - ungewollt wie auch abgelehnt,
    - weil die erkennbaren Risiken und Gefahren im Vergleich zu den Chancen eine Anwendung nicht rechtfertigt haben erscheinen lassen und/oder
    - weil durch Angsteinflößung Vorurteile erzeugt worden sind;

---

[25] West MA, Farr JL. Innovation at Work. In: West MA, Farr JL (Hrsg). Innovation and Creativity at Work. J. Wiley &Sons, New York 1990.
[26] Damanpour F, Szabat KA, Evan WM. The Relationship Between Types of Innovation and Organizational Performance. J Manag Stud 1989;26:587–601.
[27] Damanpour F, Evan WM. Organizational Innovation and Performance: The Problem of "Organizational Lag". Adm Sci Q 1984;29:392–409.
[28] King N, Anderson N. Innovation and Creativity in Working groups. In: West MA, Farr JL (eds). Innovation and Creativity at Work. J. Wiley &Sons, New York 1990.
[29] Rickards T. Innovation and Creativity: Woods, Trees and Pathways. R D Manag 1991;21:97.

- ungeplant,
  - jedoch erwartet,
    - weil bekannte neue Möglichkeiten, ein bekanntes dringendes Problem oder ein bekanntes Bedürfnis die treibenden Kräfte darstellen,
  - unerwartet,
    - weil der Bedarf in dem betroffenen Bereich noch nicht erkannt oder verkannt worden ist,[30]
    - gemäß der Erfahrung: *„Ein Prophet gilt nirgends weniger als in seinem Vaterland und in seinem Hause"*;[31]
- technischer Art,
  - wobei diese wiederum weitere technische Innovationen stimulieren können;
- administrativer Art,
  - welche Regeln, Prozessabläufe und Strukturen der Kommunikation und des Informationsaustausches betreffen und
  - welche häufig die Folge technischer Innovationen sind und/oder selbst technische Innovationen induzieren können.

Im Ablauf der Ideen und Erfindungen kann eine Innovation des Weiteren sein
  - der Auslöser für weitere Innovationen oder
  - das Endprodukt einer Innovationskette.

Innovationen entstehen im Ablauf [32]
- einer Zielsetzung, gegeben durch ein Problem, welches einen Bedarf bestimmt,
  - der offen vorliegt und für jedermann einsichtig ist,
  - der verborgen ist, aber vom Ideengeber erkannt wird,
  - der *„schläft"*, aber vom Ideengeber *„gespürt"* wird;
- der Überlegung, des Nachdenkens
  - in welcher das individuelle Wissen über das Problem aktiv vermehrt wird;
- der Ideenschöpfung
  - aus allen Bereichen des individuellen Wissens (siehe Kap. 2.2.1),
  - wie der Bedarf gesättigt werden, das Ziel erreicht werden könnte;
- der Ideenauswahl,
  - bei welcher der am besten geeigneten erscheinenden Idee der Vorzug gegeben wird;
- der Strategieausarbeitung
  - auf welchem Wege die ausgewählte Idee zum Ziele führen könnte und
- der technologischen Umsetzung,
  - in welcher die ausgewählte Idee gemäß der Strategie zu einer Innovation entwickelt wird.

---

[30] King N, West MA. Experiences of Innovation at Work. J Manage Psychol 1987;2:6–10.
[31] Mt 13,57.
[32] Amabile TM. The social Psychology of Creativity: A componential Conceptualization. J Pers SocPsychol 1983;45:357–76.

In der Arzneimittelforschung ist die Zielsetzung primär gegeben durch den offenen medizinischen Bedarf für die Prophylaxe oder Therapie der unterschiedlichen menschlichen oder tierischen Erkrankungen.

Innovationen in der Arzneimittelforschung werden daher eingestuft nach dem Ausmaß, mit welchem das neue Arzneimittel in der Lage ist
- die offenen medizinischen Bedürfnisse zur Vorbeuge oder Behandlung einer Erkrankung zu befriedigen und/oder
- einen Wunsch des Menschen nach Gestaltung seines Körpers oder seines Lebensstiles zu erfüllen.

Dieses Ausmaß bestimmt den Innovationsgrad eines innovativen Arzneimittels.

Der offene medizinische Bedarf wiederum ist abhängig (siehe Tab. 2.1)
- von der Schwere einer bestimmten Erkrankung, bestimmt
  - durch die Lebensbedrohung, d. h., durch deren Letalitätsrate, und
  - durch den Leidensdruck;
- von der bisherigen Behandlungsmöglichkeit einer bestimmten Erkrankung, wobei maßgeblich sind
  - der bislang erzielbare therapeutische Erfolg,
  - die Nebenwirkungen der Arzneimitteltherapie,
  - die Arzneimittelkosten,
  - der technische Behandlungsaufwand;
- von der Häufigkeit einer bestimmten Erkrankung, wobei unterschieden wird
  - die Anzahl der Neuerkrankungen
    - pro Zeiteinheit (*„Inzidenz"*) und
    - pro Bevölkerungsgruppe (*„Inzidenzrate"*),
  - die Anzahl der Erkrankten zum
    - Untersuchungszeitpunkt (*„Prävalenz"*) und
    - pro Bevölkerungsgruppe (*„Prävalenzrate"*).

Die Wünsche des Menschen nach Gestaltung seines Körpers oder seines Lebensstiles kann ein medizinisches Bedürfnis sein, d. h., einem psychischen oder körperlichen Leiden entspringen oder aber auch nur der Selbstverwirklichung dienen. Die Wünsche umfassen
- die Behebung von nicht lebensbedrohlichen, nicht schmerzhaften Veränderungen des Körpers,
  - z. B. Haarausfall/Glatze, Hautfalten, Fettpolstern, Abmagerungen, Übergewicht;
- die Steuerung des Schlafverhaltens,
  - z. B. durch Schlafmittel;
- die Beeinflussung des Seelenlebens,
  - z. B. durch Psychostimulanzien;
- die Steuerung der Familienplanung und des Sexualverhaltens,
  - z. B. durch Kontrazeptiva[33] oder durch Potenzmittel zur Behebung der erektilen Dysfunktion;

---

[33] Watkins ES. How the pill became a lifestyle drug: the pharmaceutical industry and birth control in the United States since 1960. Am J Public Health. 2012;102(8):1462–72.

Tab. 2.1: Medizinischer Bedarf für eine neue Therapie in Abhängigkeit von der Schwere der Erkrankung.

Erkrankung Mortalität	Therapie Möglichkeiten			Nebenwirkungen	Offener medizinischer Bedarf
Hoch	Keine				Hoch
		Unzulänglich		Hoch	Hoch
			Gut	Hoch	Deutlich
				Gering	Sehr gering
Mittel	Keine				Hoch
		Unzulänglich		Hoch	Hoch
			Gut	Hoch	Deutlich
				Gering	Sehr gering
Gering	Keine				Deutlich
		Unzulänglich		Hoch	Deutlich
			Gut	Hoch	Gering
				Gering	Sehr gering
Morbidität					
Hoch	Keine				Hoch
		Unzulänglich		Hoch	Hoch
			Gut	Hoch	Deutlich
				Gering	Sehr gering
Mittel	Keine				Deutlich
		Unzulänglich		Hoch	Deutlich
			Gut	Hoch	Gering
				Gering	Sehr gering

▪ Sehr gering ▪ Gering ▪ Deutlich ▪▪▪▪▪ Hoch

- die Verstärkung der Leistungskraft, z. B. durch
  - Erythropoietin zur Erhöhung der Zahl der Blutkörperchen und Verstärkung der Sauerstoffversorgung,
  - anabole Steroide zur Verstärkung des Muskelwachstums oder
  - Ephedrin, Amphetamin zur Steigerung der Wachsamkeit, der geistigen Konzentration und der motorischen Aktivität.

Arzneimittelinnovationen können in unterschiedlicher Art und Weise den medizinischen Bedarf erfüllen, wie z. B.

Tab. 2.2: Innovationsgrad einer neuen Therapie in Abhängigkeit vom medizinischen Bedarf.

Medizinischer Bedarf		Innovation		
Grad	Krankheiten	Wirksubstanzen		Innovationsgrad
Sehr hoch	Mortalität: hoch Morbidität: hoch bisherige Therapie: keine oder unzulänglich	Neu		
			Neue Synthetika/neue Biologika	
		Bekannt		
			Neue Substanzkombinationen	
			Neue Indikationen/Wirkungen	
Hoch bis mittel	Mortalität: gering Morbidität: mittel bis gering bisherige Therapie: keine oder unzulänglich	Neu		
			Neue Synthetika/neue Biologika	
		Bekannt		
			Neue Substanzkombinationen	
			Neue Indikationen/Wirkungen	
			Neue Zubereitungen (Galenik)	
Gering	Mortalität: gering Morbidität: gering bisherige Therapie: gut	Neu		
			Neue Synthetika/neue Biologika	
		Bekannt		
			Neue Indikationen/Wirkungen	
			Neue Kombinationen	
			Neue Zubereitungen (Galenik)	

■ Gering   ■■ Schwankungsbreite   ■■■■■ Sehr hoch

- durch Wirksamkeit bei Erkrankungen, die bislang nicht oder nur unzulänglich therapierbar gewesen sind. Hierbei kann die Innovation beinhalten
  - neue Arzneimittel, d. h. Alpha-Innovationen in Form neuer pharmazeutischer Wirkstoffe mit neuen Wirkmechanismen; hierzu gehören
    - neue Pharmaka: New Molecular Entities/NME,
    - neue Chemopharmaka: New Chemical Entities/NCE,
    - neue Biopharmaka: New Biological Entity/NBE,
  - chemische Derivate von bekannten pharmazeutischen Wirkstoffen in Arzneimitteln, soweit diese Analoga als Beta-Innovationen bzw. Schrittinnovationen deutliche Verbesserungen aufweisen wie
    - stärkere oder breitere Wirkung,
    - geringere Nebenwirkungen,
    - erhöhte Stabilität und/oder Wirkungsdauer;
  - bereits bekannte pharmazeutische Wirkstoffe in Arzneimitteln,
    - bei denen eine zusätzliche, neue Wirksamkeit entdeckt wurde und/oder

- welche durch eine neue pharmazeutische Zubereitung („*Galenik*") eine Verstärkung der Wirksamkeit oder eine Verringerung der Nebenwirkungen erfuhren,
- welche neu kombiniert wurden;
- durch Verminderung der Behandlungskosten im Vergleich zum Marktprodukt
  - durch Vereinfachung des Herstellverfahrens,
  - durch Verschlankung der Produktions- und Vertriebswege.

Innovationen in der Arzneimitteltherapie gelten als umso größer, je besser sie einen dringlichen medizinischen Bedarf erfüllen können. Dabei ist es grundsätzlich unerheblich, welcher Art die Innovation ist.

Doch neue pharmazeutische Wirksubstanzen bieten die Möglichkeit, durch Strukturveränderungen weitere Innovationen (Beta-Innovationen oder Schrittinnovationen) nach sich zu ziehen, wie z. B.
- Verbesserungen der bekannten Wirkung,
- neue Wirkungen und/oder
- Verminderung eventueller Nebenwirkungen.

Innovationen in der Arzneimitteltherapie entstehen im Wesentlichen durch eine Synergie aus der Kombination
- von neuen wissenschaftlichen Erkenntnissen in der Physiologie und Pathophysiologie einer Erkrankung auf zellulärer, biochemischer und molekularbiologischer Ebene
- mit neuen technischen Errungenschaften (siehe Tab. 2.3).

Zu den wissenschaftlichen Erkenntnissen gehören die zunehmenden Kenntnisse
- der Komponenten für die Regulation der Aktivierung
  - der Zellmembran, von Zellrezeptoren und von Zellorganellen,
  - der zellulären Signalübertragung von der Zellmembran zum Zellkern,
  - von Genen und der gezielten Beeinflussung der Genexpression durch regulatorische Proteine;
- der Regulation des zellulären Wachstums, der Zellfunktionen, der Zellreparatur und des Zelltodes;
- der Funktion von Zellen
  - im Gewebeverband und in den unterschiedlichen Organen des Atmungstraktes, des Urogenitaltraktes, des Magendarmtraktes, im Muskelverband, im Binde- und Stützgewebe, in der Haut, in den Sinnesorganen,
  - in Funktionseinheiten wie dem Immunsystem, dem Hormonsystem, dem Nervensystem, dem Blut- und Blutgefäßsystem, dem Bindegewebe, dem Stoffwechselsystem;
- der Beeinflussbarkeit des Menschen über seine Psyche
  - in seinem Verhalten,
  - in seinen Organfunktionen,
  - in seinen Selbstheilungskräften;

Tab. 2.3: Synergie von Erkenntnis und Technik als Grundlage für Arzneimittelinnovationen.

Wissenschaftliche Erkenntnisse	► ◄	Technische Errungenschaften
Physiologie und Pathophysiologie von Erkrankungen auf der Ebene der		Identifikation, Vermehrung, Expression und Inhibition von Gensequenzen
Molekularbiologie		DNA-Polymerase-Reaktion und die Polymerase-Kettenreaktion/PCR
DNA, RNA, regulatorische Proteine		Gezielten Transkription und Translation von isolierten oder synthetisierten Nukleotidsequenzen
Biochemie		Gezielte Inhibition der Expression von Gensequenzen, z. B. durch RNA-Sequenzen
Regulatorische Enzyme und ihre Aktivatoren und Inhibitoren		
Einzelzellen		Gezielte Herstellung von gentechnisch veränderten Organismen/GVO
Zellmembranen, Zellrezeptoren; Zellorganellen, Zellkern		Gentechnische Identifikation und Synthese von Peptiden, Proteinen und Fusionsproteinen, z. B. zur Herstellung
Zellaktivierung, Zellfunktionen, Zellwachstum und Zelltod		neuer Antikörperkonstrukte (Antibody-Engineering), mehrfach funktioneller Proteinkonstrukte (Protein-Engineering)
Zellsysteme		
Immunsystem, Nervensystem, Blutsystem; Hormonsystem, Stoffwechselsystem, Bindegewebe		Wachstumsfaktoren und Proteinwirkstoffen
		Zell- und Fermentiertechnologie zur Expression
Gewebe und Organe		
Atmungstrakt, Verdauungstrakt, Urogenitaltrakt, Muskeln, Binde- und Stützgewebe, Haut, Sinnesorgane		Von naturidentisch gefalteten Proteinen, von Glykoproteinen mit einem „menschlichen" Glykosilierungsmuster, von neuen Proteinen
Des gesamten Menschen und seiner Psyche		Herstellung von Substanzbibliotheken unterschiedlicher Substanzklassen
Steuerung des Verhaltens		Nukleotidsequenzen, Peptidsequenzen, kleinmolekulare Synthetika
Steuerung der Organfunktionen		
Ursachen der Entstehung		
Und des malignen Wachstums von Tumoren		Krankheitsspezifische Testsysteme (Target-specific Screening Systems) zur Massentestung von Nukleotid-, Peptid- und Synthetika-bibliotheken
Von Autoimmunerkrankungen		
Von neurodegenerativen Erkrankungen		Herstellung von transgenen Tieren, in denen Gene ausgeschaltet oder eingeführt worden sind, zur Nachahmung menschlicher Erkrankungen
Beeinflussbarkeit von Infektionen mit Bakterien, Viren, Pilzen und Parasiten		

- der Ursachen bei der Entstehung von
  - Tumoren und deren bösartigem Wachstum,
  - von Autoimmunerkrankungen,
  - von neurodegenerativen Erkrankungen,
  - von chronischen Erkrankungen;
- der Beeinflussbarkeit von Infektionen mit Bakterien, Viren, Pilzen, Parasiten.

Die neuen technischen Errungenschaften umfassen z. B.
- Methoden der gezielten Identifikation, Vermehrung, Expression und Inhibition von Gensequenzen, so z. B.
  - die Identifikation und Synthese von DNA- und/oder RNA-Sequenzen,
  - die DNA-Polymerase-Reaktion und die Polymerase-Kettenreaktion (*Polymerase Chain Reaction*/PCR),
  - die rekombinante DNA-Technologie zur gezielten Transkription und Translation von isolierten oder synthetisierten Nukleotidsequenzen,
  - die gezielte Inhibition der Expression von Gensequenzen, z. B. durch RNA-Sequenzen,
  - die gezielte Herstellung von gentechnisch veränderten Organismen („GVO");
- gentechnische Identifikation und gezielte Synthese von Peptiden, Proteinen und Fusionsproteinen, z. B. zur Herstellung
  - neuer Antikörperkonstrukte („*Antibody-Engineering*") oder
  - mehrfach funktioneller Proteinkonstrukte („*Protein-Engineering*");
- Zell- und Fermentertechnologie zur Expression von
  - naturidentisch gefalteten Proteinen,
  - Glykoproteinen mit einem „*menschlichen*" Glykosilierungsmuster,
  - neuen Proteinen;
- Herstellung von Substanzbibliotheken unterschiedlicher Substanzklassen, wie z. B.
  - Nukleotidsequenzen,
  - Peptidsequenzen,
  - kleinmolekulare Synthetika;
- Aufbau von neuen krankheitsspezifischen Testsystemen („*Target-specific Screening Systems*") zur Massentestung von Nukleotid-, Peptid- und Synthetikabibliotheken,
  - molekularbiologische Testsysteme,
  - biochemische Testsysteme,
  - Testsysteme unter Verwendung von Zellorganellen,
  - zelluläre Testsysteme;
- Herstellung von transgenen Tieren, in denen Gene ausgeschaltet oder eingeführt worden sind, sodass
  - die Tiere eine Erkrankung zeigen, deren Pathophysiologie derjenige des Menschen weitgehend ähnelt,
  - der genetische Hintergrund einer Erkrankung experimentell nachvollzogen werden kann,
  - Testsubstanzen gezielt auf ihre Wirkung überprüft werden können.

Diese Synergien stellen den Mutterboden dar für Alpha-Innovationen. Alpha-Innovationen ziehen wiederum eine Vielzahl von Beta-Innovationen nach sich.
Dieser Amplifikationseffekt ist in den letzten Jahren besonders deutlich geworden bei innovativen Arzneimitteln, welche ihren Ursprung in der Entwicklung neuer molekularbiologischer Techniken haben, wie der
- „*rekombinanten DNA-Technologie*" (siehe Tab. 2.4) zur Herstellung z. B. von
  - hämatopoietischen Wachstumsfaktoren,
  - Interferonen (IFN-α, IFN-ß),
  - Interleukinen (IL-2),
  - Hormonen und Enzymen;
- „*monoklonalen Antikörpertechnologie*" (siehe Tab. 2.5) zur Herstellung von
  - Antikörpern und Antikörperkonstrukten gegen Tumorantigene und Antigene des Immunsystems;
- der Expression von „*zellulären Phosphokinasen*" (siehe Tab. 2.6)
  - für die Findung von spezifischen kleinmolekularen Inhibitoren zur selektiven personenbezogenen Tumortherapie.

Im Gefolge von Beta-Innovationen treten meist auch zahlreiche „*Scheininnovationen*" auf, sogenannte „*me-too drugs*". Hierbei handelt es sich um Arzneimittel, die
- chemische Derivate eines Originalproduktes darstellen, die aber
  - eine weitgehend gleiche Wirkung und Verträglichkeit wie das Originalprodukt aufweisen und daher
  - meist das mangelhafte Ergebnis der Suche nach Schrittinnovationen darstellen;
- nachfolgend zu dem Originalprodukt in den Markt eingeführt werden mit dem Ziel
  - bei drohendem Ablauf der Patente für das eigene Originalprodukt dessen Rolle im Markt durch patentgeschützte minimale oder scheinbare Verbesserungen abzulösen und dadurch
    - den mit dem Originalprodukt erwirtschafteten Umsatz für die eigene Firma zu sichern,[34]
    - Firmen von der Markteinführung kostengünstiger Nachahmerprodukte (Generika) abzuhalten, oder
  - in Konkurrenz zum Originalprodukt dessen Marktanteil zu erobern.

Nachahmerprodukte („Generika") stellen im Gegensatz zu Scheininnovationen identische Kopien des pharmazeutischen Wirkstoffes eines innovativen Arzneimittels dar,
- wobei der Wirkstoff ggfs. verpackt ist in einer alternativen galenischen Formulierung;
- welche in den Handel kommen, sobald der Patentschutz eines innovativen Originalpräparates abgelaufen ist,
  - entweder unter Angabe des internationalen Freinamens („*International Nonproprietary Name/INN*", vergeben von der Weltgesundheitsorganisation/WHO für einen pharmazeutischen Wirkstoff) und des Herstellernamens,

---

[34] Giacotto C, Santerre RE, Vernon JA. Drug prices and Research and Development Investment Behavior in the Pharmaceutical Industry, J Law Econ 2005;48:1–306.

Tab. 2.4: Innovative Arzneimittel auf der Basis der rekombinanten DNA-Technologie.

Alpha-Innovation		Beta-Innovationen	
Primäre Technologie	**Primäre Produkte**	**Sekundäre Produkte**	**Sekundäre Technologien**
Rekombinante DNA-Technologie zur Herstellung genetisch veränderter Organismen/ GVO, welche ein vom Fremdgen kodiertes Protein oder Glykoprotein exprimieren	Insulin[35,36] (1980/1982)	Hormone	Transfektions- und Expressionssysteme in
		Somatotropin, follikelstimulierendes Hormon/FSH, Insulinanaloga	Bakterien/E. coli (für Proteine, jedoch ohne Glykosylierung, Gefahr durch Endotoxine), Hefen (für Glykoproteine; keine Endotoxine, Glykosylierung fremd für Menschen), Insektenzellen (keine Endotoxine, Glykosylierung ähnlich dem Menschen; Expressionssystem instabil), Säugerzellen (Glykosylierung identisch dem Menschen; Expressionssystem instabil und teuer)
		Enzyme	
		DNase, Glucocerebrosidase	
		Impfstoffe	
		Gegen Viren wie HBV, HAV, HPV, Influenza (Hämaglutinin)	
		Gegen Bakterien, wie Meningokokken B	
		Fibrinolytika/ Antikoagulantien	
		Plasminogenaktivator	
		Pro-Urokinase	Fermentersysteme
		Hirudin	Rührwerk-Bioreaktoren (Bakterien), luftbegaste Bioreaktoren (Säugerzellen), Membran-Bioreaktoren (Säugerzellen)
		Blutgerinnungsfaktoren	
		Faktor VIII, Faktor VII	
		Zytokine	Konjugate und Fusionsproteine
		Erythropoietin	Polyethylenglykol/PEG (zur Verlängerung der Blutverweilzeit), PEG-Somatotropin, PEG-EPO, PEG-Interferone
		Interferone α, Interferon ß	
		Interleukin 2, G-CSF; GM-CSF	
		IL–1RA	Kombinationsimpfstoffe

---

35 Sures I, Goeddel DV, Gray A, Ullrich A. Nucleotide sequence of human preproinsulin complementary DNA. Science 1980;208(4439):57–9.
36 Ullrich A, Dull TJ, Gray A, Brosius J, Sures I. Genetic variation in the human insulin gene. Science. 1980;209(4456):612–5.

Tab. 2.5: Innovative Arzneimittel auf der Basis der monoklonalen Antikörpertechnologie.[37]

Alpha-Innovation		Beta-Innovationen		
Primäre Technologie	**Primäres Produkt**	**Sekundäre Produkte**		**Sekundäre Technologien**
Monoklonale Antikörper-/ MAB-)Technologie (zur Herstellung von identischen Antikörpern einer gewünschten Spezifität)	Anti-T-Lymphozyten (CD3) MAB[38,39] (murin) zur Immunsuppression bei Organtransplantationen (1986)	Organtransplantation		Humane Zellhybridome in vitro/ aus transgenen Mäusen
			Immunsuppressive MAB	Antibody-Engineering zur Herstellung humaner MAB mithilfe der rekombinanten DNA-Technologie
		Autoimmunerkrankungen		Chimäre MAB Maus/Mensch
			Entzündungshemmende MAB	Humanisierte MAB
			Allergiehemmende MAB	MAB-Fragmente (Fab, Fv)
			Angiogenesehemmende MAB	Bispezifische MAB
		Leukämien		Bispezifische MAB-Fragment-Konjugate
			Leukämiezellenhemmende MAB	MAB-Toxin-Konjugate
		Tumoren		MAB-Zytokin-Konjugate
			Onkogenproduktehemmende MAB	Antikörperbibliotheken für die biotechnische Herstellung von MAB
			Immunstimulierende MAB	Phagenexpressionssysteme
			Angiogenesehemmende MAB	Ribosomenexpressionssysteme

- oder als Markengenerika („*Branded Generics*") unter einem neuen Handelsnamen;
■ deren Entwicklungskosten sich im Wesentlichen auf Herstellung, Qualitätskontrolle und Nachweis der therapeutische Äquivalenz (Bioäquivalenz) zum Markenprodukt bzw. Originalprodukt beschränken,

---

37 Sedlacek HH. Onkologie: Die Tumorerkrankungen des Menschen. De Gruyter, Berlin/Boston 2013:533–44.
38 Kung P, Goldstein G, Reinherz EL, Schlossman SF. Monoclonal antibodies defining distinctive human T cell surface antigens. Science 1979;206(4416):347–9.
39 Van Wauwe JP, Goossens J, Van Nyen G. Inhibition of lymphocyte proliferation by monoclonal antibody directed against the T3 antigen on human T cells. Cell Immunol. 1984;86(2):525–34.

Tab. 2.6: Innovative Arzneimittel auf der Basis der zellulären Phosphokinaseinhibitoren.[40]

α-Innovation		β-Innovationen	
Primäre Technologie	Primäre Produkte	Sekundäre Produkte	Beleg der Wirksamkeit bei
Charakterisierung von zellulären Phosphokinasen als Onkogenprodukte von Tumorzellen	Trastuzumab:[41,42,43] humanisierter monoklonaler Antikörper/MAB) inhibiert über die spezifische Hemmung des EGF-Rezeptors Her2/neu das Metastasenwachstum von Her2/neu positiven Tumoren, z. B. Brustkarzinomen (1990/1998)	MAB gegen Onkogenprodukte/tumorassoziierte Antigene, wie z. B	
		Phosphokinasen	Tumoren
		Her2/neu/EGFR2	Karzinome (Mamma, Ovar, Endometrium, Magen)
		Her1/EGFR1	Karzinome (Lunge/NSCLC, Kolon/Rektum, Kopf/Hals) Astrozytome
		Bp25 (CD20)	Leukämien (NHL, CLL)
		FcεRII/CD23	Leukämien (CLL)
		CD4 des T-Lymphozyten-Rezeptors/TCR	T-Zell-Lymphome
	Flavopiridol[44]/Alvocidib: Inhibitor von Cyclin abhängigen Kinasen/CDKs, EGF-Rezeptor, Transkription- Elongation-Faktors P-TEFb) hemmt das Wachstum von Humantumoren im Tiermodell (1991) Imatinibmesilat:[45] Inhibitor der BCR-ABL-Kinase	Kleinmolekulare Inhibitoren von Onkogenen/zellulären Phosphokinasen	
		Phosphokinasen	Tumoren
		bcr-abl, c-Kit, PDGFR	Leukämien (CML), Mastozytose, Sarkome
		Her1/EGFR1 + JAK	Karzinome (Lunge/NSCLC, Pankreas)
		Her2/neu	Karzinome (Mamma, Ovar)

---

40 Sedlacek HH. Onkologie: Die Tumorerkrankungen des Menschen. De Gruyter, Berlin/Boston 2013:524–31.
41 Tandon AK, Clark GM, Chamness GC, Ullrich A, McGuire WL. HER–2/neu oncogene protein and prognosis in breast cancer. J Clin Oncol 1989;7(8):1120–8.
42 Fendly BM, Winget M, Hudziak RM, Lipari MT, Napier MA, Ullrich A. Characterization of murine monoclonal antibodies reactive to either the human epidermal growth factor receptor or HER2/neu gene product. Cancer Res 1990;50(5):1550–8.
43 Shepard HM, Lewis GD, Sarup JC, Fendly BM, Maneval D, Mordenti J, Figari I, Kotts CE, Palladino MA Jr, Ullrich A et al. Monoclonal antibody therapy of human cancer: taking the HER2 protooncogene to the clinic. J Clin Immunol 1991;11(3):117–27.
44 Sedlacek HH, Hoffmann D, Czech J, Kolar C, Seemann G, Güssow D, Bosslet K. The Change in Research for the Therapy of Tumors. Chimia 1991;45:311–316; Sedlacek HH. Mechanisms of action of flavopiridol. Crit Rev Oncol Hematol 2001;38:139–70.
45 Buchdunger E, Zimmermann J, Mett H, Meyer T, Müller M, Druker BJ, Lydon NB. Inhibition of the Abl protein-tyrosine kinase in vitro and in vivo by a 2-phenylaminopyrimidine derivative. Cancer Res. 1996;56(1):100–4.

α-Innovation		β-Innovationen	
Primäre Technologie	Primäre Produkte	Sekundäre Produkte	Beleg der Wirksamkeit bei
	(1996), hemmt das Wachstum von CML-Zellen Therapeutikum für CML[46]	VEGFR, PDGFR, cKit; RET, G-CSFR; STK1	Karzinome (Niere, Pankreas) Sarkome
		Raf, PDGFR, c-Kit, VEGFR	Nierenkarzinome, Leberkarzinome
		mTOR	Karzinome (Niere, Pankreas); Astrozytome

- was einen Marktpreis deutlich (ca. um 60 %[47]) geringer als der des Originalprodukt ermöglicht,
- wobei durch eine Zunahme der Anbieter der Preisverfall für Generika mit durchschnittlich 10 % des Ursprungspreises pro Jahr[48] beträchtlich sein kann.

Da Generika als preisgünstigere Alternative den Umsatz und Ertrag des Originalproduktes schmälern,[49] versuchen viele Pharmafirmen, den Erfindungsreichtum ihrer Wissenschaftler in die Abwehr des Marktzuganges und des Markterfolges von Generika konkurrierender Firmen zu investieren, durch
- die Anmeldung von Anwendungspatenten für das eigene Originalprodukt,
  - um dessen Patenschutz zu erweitern und hierdurch zu verlängern und
  - um Hersteller von Generika durch Androhung von Patentverletzungsklagen als Konkurrenten abzuhalten;
    - das geht so weit, dass bis zu 1.300 EU-Patentanmeldungen für ein Arzneimittel eingereicht und über 700 Patentverletzungsklagen gegen Nachahmer geführt wurden;[50]
- die zeitige Entwicklung von Derivaten des Originalpräparates, welche den Marktanteil des Originalpräparates kannibalisieren und dadurch sichern sollen (siehe Kap. 1), wobei diese je nach Ausgang der klinischen Prüfung
  - Schrittinnovationen darstellen können, die eine eindeutig nachgewiesene bessere Wirkung und/oder geringere Nebenwirkung als das Originalpräparat aufweisen, oder
  - als Scheininnovationen gelten ohne oder bestenfalls mit einem geringfügigen Vorteil im Vergleich zum Originalprodukt;
- den Aufbau eines eigenen Geschäftsbereiches für Generika.

---

46 Druker BJ, Talpaz M, Resta DJ, Peng B, Buchdunger E, Ford JM, Lydon NB, Kantarjian H, Capdeville R, Ohno-Jones S, Sawyers CL. Efficacy and safety of a specific inhibitor of the BCR-ABL tyrosine kinase in chronic myeloid leukemia. N Engl J Med 2001;344(14):1031–7.
47 http://de.wikipedia.org/wiki/Generikum (Abruf 12.12.2014).
48 http://theincidentaleconomist.com/wordpress/chart-of-the-day-brand-vs-generic-drug-price-growth.
49 Watkins ES. How the pill became a lifestyle drug: the pharmaceutical industry and birth control in the United States since 1960. Am J Public Health 2012;102(8):1462–72.
50 http://ec.europa.eu/competition/sectors/pharmaceuticals/inquiry/preliminary_report.pdf.

Insgesamt gesehen stellen weder Scheininnovationen noch Generika Innovationen dar, sie führen im Regelfall auch nicht zu Innovationen, sondern besonders Scheininnovationen verbrauchen Kapazitäten, welche der Forschung und Entwicklung von innovativen Arzneimitteln entgehen.

Wird dieser Weg beschritten, droht der forschenden Pharmafirma wegen mangelnder Innovationen eine Entwicklung hin zu einer Pharmavertriebsgesellschaft,
- weil sich durch die zunehmenden Preisbeschränkungen bei Scheininnovationen und durch den Preisverfall bei Generika die Erwirtschaftung von Deckungsbeiträgen und die Gewinnspanne verringern und
- die finanziellen Möglichkeiten für die Suche, Findung, Entwicklung und Prüfung von innovativen Arzneimitteln geschmälert werden.

Wie groß diese Gefahr ist, wird deutlich durch den Anteil von etwa 11 % des Arzneimittelmarktes, den teure Scheininnovationen allein in Deutschland einnehmen.[51]

Das Überleben derartiger Pharmafirmen ist dann nicht mehr so sehr abhängig von der wissenschaftlichen Fachkompetenz und dem Erfindergeist ihrer Mitarbeiter, sondern von der betriebswirtschaftlich-kaufmännischen Optimierung der Preisgestaltung und der Marktplatzierung des Produktangebotes, ähnlich wie bei Discounterkonzernen im Lebensmittelhandel.

Je weiter dieser Prozess fortschreitet, umso schwieriger gestaltet sich der Weg zurück zu einer innovativen Pharmafirma. Schließlich entwickelt sich ein Stadium, in welchem
- aus eigener Kraft, d. h. durch eine eigene Forschung und Entwicklung eine Umkehr kaum noch möglich erscheint, weil
    - die notwendige Fachkompetenz und Kapazität mit hohen Kosten erst wiederhergestellt werden muss
        - wozu mindestens 1–2 Jahre notwendig sind und
        - danach ein Zeitraum von mehr als zwölf Jahren nötig ist, um erfolgreich ein innovatives Arzneimittel zu finden, zu entwickeln und auf den Markt zu bringen,
    - in der Unternehmensleitung die Personalstruktur, das Denken und die Zielsetzung weitgehend ausgerichtet ist
        - auf einen möglichst kurzfristig erreichbaren, risikoarmen betriebswirtschaftlichen Gewinn und
        - weniger auf die Chancen und Risiken, verbunden mit der Forschung und Entwicklung innovativer Arzneimittel;
- der Weg zurück meist nur noch durch den Erwerb von Ideen, Erfindungen und Innovationen zu verwirklichen ist, wie z. B. durch
    - den Kauf einer innovativen Pharmafirma, meist in Form einer Erfinder-geführten Ausgründung und/oder
    - den Erwerb von Lizenzen und/oder Vertriebsrechten für innovative Arzneimittel aus der nichtindustriellen und industriellen Forschung.

---

[51] http://www.pharmazeutische-zeitung.de/index.php?id=52402.

2.1.2 Akzeptanz und Marktdurchdringung

Innovationen benötigen eine erfolgreiche Anwendung im Markt. Eine wesentliche Voraussetzung für die Marktanwendung einer Innovation ist deren Akzeptanz, d. h. die zustimmende Einstellung zu der Entwicklung oder Verbreitung einer neuen Technik oder eines neuen Produktes.
Die Akzeptanz ist wiederum Voraussetzung der Marktdurchdringung, der *„Diffusion"* einer Innovation,[52] und das Ausmaß der Marktdurchdringung ist wiederum ein wesentlicher Faktor für den Markterfolg.
Bei Arzneimitteln sind grundsätzlich zu unterscheiden
- die wissenschaftlich begründete Akzeptanz
    - der Arzneimittelbehörde in Gestalt der Marktzulassung des Arzneimittels,
    - der Ärzte, welche das Arzneimittel verschreiben, anwenden oder empfehlen,
    - der Krankenkassen, welche die Kosten für das Arzneimittel erstatten;
- die ethisch begründete Akzeptanz,
    - welche sich ergibt aus einer Abwägung zwischen
        - der prophylaktischen und/oder therapeutischen Wirkung in Bezug zur Höhe des medizinischen Bedarfs,
        - der therapeutischen Wirkung im Vergleich zum Risiko einer Nebenwirkung,
        - der Frage nach Verletzung der Menschenwürde und der Menschenrechte bei der Herstellung, dem Verkauf und/oder der Anwendung,
        - dem Marktpreis, dem Produktionsaufwand und der Zwangslage des zu behandelnden Patienten,
    - wobei ein Herstellverfahren vorausgesetzt wird, welches weder Mensch noch Umwelt schädigt;
- die emotional begründete Akzeptanz
    - des Patienten, welcher sich von dem Arzneimittel therapeutische Vorteile erhofft, und
    - der Gesellschaft, welche die neue Technik und/oder das neue Arzneimittel
        - vorwiegend nach dem erhofften Nutzen und den Vorteilen beurteilt und dem Neuen gefühlsmäßig zustimmt,
        - überwiegend als Gefahr ansieht und das Neue gefühlsbetont ablehnt oder
        - nicht beachtet, verdrängt oder dem Neuen resignierend zustimmt.

Gleichwie die Akzeptanz einer Innovation begründet wird, sie verläuft im Regelfall stufenförmig ab[53,54]
- mit den ersten Wagemutigen, schnell Überzeugten, besonders Neugierigen,
    - den *„Innovatoren"*;

---

[52] Rickards T. Innovation and Creativity in Woods, Trees and Pathways. R D Manag 1991;21:97.
[53] Hayward G, Everett C. Adapters and Innovators: Data from the Kirton Adaptation – Innovation Inventory in a Local Authority Setting. Occup Psychol 1983;4:339–42.
[54] Rickards T. Innovation and Creativity in Woods, Trees and Pathways. R D Manag 1991;21:97.

- dann denjenigen, welche im Kielwasser der Ersten folgen und für die breite Marktdurchdringung der Innovation sorgen,
  - den *Adaptoren*;
- und zum Schluss mit den Zögerlichen, welche die Marktdurchdringung ergänzen,
  - den *Komplementoren*.

Wie schnell diese Stufen durchlaufen werden, dürfte abhängen von
- dem Nutzen und Vorteil, welche die Benutzung der Innovation mit sich bringt,
- der Schnelligkeit und dem Ausmaß der Informationsverbreitung und
- der verstärkenden oder hemmenden Wirksamkeit der wissenschaftlichen und/oder der öffentlichen Meinung.

Im Gefolge der Akzeptanz durchdringt die Innovation mehr oder weniger schnell zuerst den lokalen Markt, dann die regionalen Märkte und zum Schluss den globalen Markt. Grundsätzlich darf die wissenschaftliche wie auch die ethische und emotionale Akzeptanz als hoch bis sehr hoch eingestuft werden (siehe Tab. 2.7) bei
- neuen Arzneimitteln für bislang nicht oder nur unzureichend behandelbare Erkrankungen mit hoher Mortalität und/oder hoher Morbidität (siehe Tab. 2.8);
  - je besser das neue Arzneimittel diesen medizinischen Bedarf erfüllen kann und je dringender dieser medizinische Bedarf ist, umso größer ist auch die Akzeptanz des neuen Arzneimittels,
  - im Fahrwasser dieser Akzeptanz werden dann eher auch vermutete oder bestehende Risiken neuer Technologien für die Herstellung dieser Arzneimittel oder hohe Preise für das neue Arzneimittel gesellschaftlich ertragen;

Tab. 2.7: Das Marktpotenzial in Abhängigkeit von der Innovation, dem Bedarf und der Akzeptanz.

		Generika (Nachahmerprodukte)	Scheininnovationen	"Neue" Arzneimittelwirkstoffe, neue" Galenik, "neue" Kombinationen		
Innovation		Geringerer Preis	Keine bzw. fraglich	Geringere Nebenwirkungen	Deutlich verbesserte Wirkung	Neue Wirkung
Bedarf						
	Medizinisch					
	Gesellschaftlich					
Akzeptanz						
	Wissenschaftlich					
	Ethisch					
	Emotional					
Marktpotenzial						

□ Fehlend   ▪ Sehr gering   ▪▪▪ Schwankungsbreite   ■■■■■ Sehr hoch

Tab. 2.8: Bedarf an Innovationen zur Therapie bislang nicht oder nur unzureichend behandelbarer Erkrankungen mit hoher Mortalität und/oder Morbidität.

Tumorerkrankungen	
	• Karzinome (Mamma, Magen-Darm, Lunge, Kopf und Hals, Prostata, Ovar, Pankreas, Leber) • Melanome, Sarkome, neuroepitheliale Tumoren
Leukämien	
	• Akute Leukämien, aggressive Lymphome
Herz- und Kreislauferkrankungen	
	• Arteriosklerose • Gefäßverschlusserkrankungen (Herzinfarkte, Schlaganfälle, Thrombosen) • Chronische Blutungserkrankungen (Thrombozytopenien)
Neurologische und neurodegenerative Erkrankungen	
	• Demenz, Multiple Sklerose, Parkinson • Depression • Folgen von ZNS-Traumata
Infektionserkrankungen	
	• Viren (z. B. Influenza, HIV, Hantan-Virus, Dengue-Virus, EBV, CMV, Cocksackie-Virus, VTV, HSV, RSV, HCV, HDV, Ebola-Virus) • Bakterien (z. B. multiresistente Escherichia coli, Klebsiella pneumoniae, Staphylococcus aureus, Mycobakteria tuberculosis, Enterokokken, Pseudomonaden, Pneumokokken, Salmonellen, Campylobacter) • Parasiten (z. B. Malaria/Plasmodien)
Stoffwechselerkrankungen	
	• Pankreatitis, Hepatitis, Magen-Darm-Erkrankungen • Osteoporose
Lungenerkrankungen	
	• Asthma, • Chronisch-obstruktive pneumologische Erkrankungen/COPD
Immunologische Erkrankungen	
	• Autoimmunerkrankungen, Rheuma, rheumatoide Arthritis • Aseptischer Schock/systemisches immunreaktives Schocksyndrom/SIRS • Primäre und sekundäre Immundefizienzen

- Derivaten bestehender Arzneimittelwirkstoffe mit erheblichen, eindeutigen Verbesserungen der Wirkung und/oder der Nebenwirkungen;
- kostengünstigen Kopien, den Generika bzw. den Nachahmerprodukten von bekannten teuren Originalarzneimitteln,
  - welche den eigenen Geldbeutel schonen und die Kostensteigerungen im Gesundheitswesen eindämmen und/oder

- welche das eigene Verantwortungsgefühl befriedigen, weil sie die Möglichkeit der preisgünstigen Versorgung von bedürftigen Kranken in den „*ärmeren*" Ländern bieten,
    - immerhin nehmen Generika bis zu 80 % des Arzneimittelmarktes in den Entwicklungs- und Schwellenländern ein,[55]
- wobei die Darstellung der Gründe für die Kostenminderung die Akzeptanz noch erhöhen kann, wie z. B.
    - vereinfachte, kostengünstigere Syntheseverfahren,
    - verkürzte Vertriebswege und/oder
    - Verminderung der Gewinnspanne;

- neuen oder verbesserten Arzneimitteln, welche der individuellen Gestaltung des eigenen Lebens dienen,
    - zur Förderung des eigenen Wohlbefindens,
    - für die Planung des Kinderwunsches und des Sexualverhaltens, z. B. durch
        - sicher wirkende, nebenwirkungsarme Kontrazeptiva und durch
        - risikoarme Potenzmittel zur Behandlung der erektilen Dysfunktionen.

Bei jedem innovativen Arzneimittel kann eine Akzeptanz schnell in Ablehnung umschlagen, wenn

- ein neues Arzneimittel als Konkurrent auf den Markt kommt
    - mit vergleichsweise deutlich besserer Wirkung und/oder
    - bei welchem das Risiko deutlich geringer ist
        - Nebenwirkungen bei prophylaktischer oder therapeutischer Anwendung zu erzeugen und/oder
        - Menschen oder Umwelt durch die Herstellungsmethode zu schädigen;
- Ängste gegen die Herstelltechnologie oder gegen die Sicherheit des Arzneimittels entstehen,
    - die sachlich berechtigt sein können oder
    - die wissenschaftlich nicht begründbar sind,
        - aber geschürt werden z. B. von ideologisch ausgerichteten Parteien oder Interessensgruppen;
- der Preis für das neue Arzneimittel derart hoch ist, dass die Behandlungskosten pro Patient
- im Vergleich zum therapeutischen Nutzen unverhältnismäßig hoch sind und/oder
- zu einer drastischen Diskriminierung der Patienten je nach ihrer Zahlungsfähigkeit bzw. der Krankenkassenerstattung führen.

Wie stark die Akzeptanz von Arzneimitteln nicht nur durch wissenschaftliche und ethische, sondern gerade auch durch emotionale Gründe beeinflussbar ist, zeigen die Zulassungsdaten beispielsweise in den USA:[56]

- Nur etwa 23 % aller Arzneimittel weisen einen therapeutischen Fortschritt auf,

---

[55] http://de.wikipedia.org/wiki/Generikum.
[56] http://www.medico.de/datei/arzneimittelforschung.pdf (Aufruf 17. 08. 2014).

- dagegen wirken 77 % aller dort zugelassenen Arzneimittel nicht besser als das jeweilige primäre, innovative Originalpräparat und
- nur 4 % der in den letzten zwei Jahren (10. 2012–12. 2014) zugelassenen Arzneimittel mit neuen Wirkstoffen (New Chemical Entities/NCE)[57] waren wegen signifikanter Verbesserungen der therapeutischen Wirksamkeit im Vergleich zu bestehenden Arzneimitteln in die Kategorie „Priority Review" eingestuft worden.[58]

In Deutschland wiesen von den im Zeitraum 2009–2013 zugelassenen 58 neuen pharmazeutischen Wirkstoffen
- nur etwa 50 % einen nachweisbaren Nutzen im Vergleich zu den bereits im Markt befindlichen Arzneimitteln auf,[59] wobei gemäß einer vorangegangenen Untersuchung[60] die Neuzulassungen einzustufen waren in
  - ca. 20 % mit einem bedeutenden klinischen Zusatznutzen,
  - ca. 31 % mit einem geringen klinischen Zusatznutzen und
  - ca. 49 % mit keinem klinisch nachgewiesenen Zusatznutzen.

Die Vermarktung von solchen mehr oder weniger eindeutigen Scheininnovationen dürfte wohl kaum wissenschaftlich oder ethisch begründbar sein, als doch mehr auf emotionaler Ebene stattfinden.
Zu den treibenden Kräften auf dieser emotionalen Ebene gehören
- die direkte Beeinflussung des Verschreibungsverhaltens von praktizierenden Ärzten
  - weniger durch wissenschaftliche als mehr durch scheinwissenschaftliche Informationen,
  - durch Werbungsdruck, um eine positive Stimmung für das Arzneimittel im Arzt zu erzeugen, aufrechtzuerhalten oder zu verstärken,
  - durch Verführung im Sinne eines *„Kult-Marketings"*,[61] bei welchem der Name des Arzneimittels und/oder des Herstellers beim Arzt eine Lebensphilosophie vermittelt,[62] welche er ggfs. auf die Patienten überträgt,
  - durch eine direkte Befriedigung des Gewinnstrebens durch Gewährung von *„Honoraren"* und/oder geldwerten Vorteilen;
- die Manipulation des Wunschverhaltens des Patienten über die Medien
  - durch das Wecken von Hoffnungen, z. B. durch verführerische Darstellung vermeintlicher deutlicher Vorteile,

---

[57] http://www.fda.gov/drugs/developmentapprovalprocess/druginnovation/default.htm.
[58] http://www.accessdata.fda.gov/FDATrack/track?program=cber&id=CBER-All-Number-priority-reviews.
[59] Neue Arzneimittel: das Ende der Mondpreise. In: Spiegel online vom 17. 02. 2015; http://www.spiegel.de/gesundheit/diagnose/amnog-dak-gesundheitsreport-zeigt-erfolg-der-arzneimittelmarktreform-a-1018703.html.
[60] G-BA-Bilanz: nur jedes fünfte neue Medikament bringt mehr Nutzen. In: Spiegel online vom 22. 05. 2014; http://www.spiegel.de/gesundheit/diagnose/amnog-bilanz-g-ba-bescheinigt-nur-wenigen-medikamenten-zusatznutzen-a-970976.html.
[61] http://de.wikipedia.org/wiki/Kultmarke.
[62] Schramm S, Wüstenhagen C. Die tägliche Verführung, die Religion des Konsumismus. In: Zeit Wissen 2012;3:4; http://www.zeit.de/zeit-wissen/2012/03/Werbung-Manipulation-Kaufrausch/seite-4.

- durch gefühlsorientierte Stimmungsbilder, welche kritische wissenschaftlich orientierte Bewertungen überdecken oder in den Hintergrund drängen,
- durch die Erzeugung von Ängsten, z. B.
  - vor Therapieentscheidungen nach medizinischer Vordringlichkeit, als „*Priorisierung*" medizinischer Leistungen bezeichnet,[63]
- durch die Unterstützung der Selbstbestimmung z. B. durch Werbung
  - für Therapieentscheidungen nach Verlangen des Patienten, „*Posteriorisierung*" der medizinischen Leistungen genannt.

Beeindruckend ist, welchen großen Erfolg solcherart treibende Kräfte auf den Verkauf gerade auch von Scheininnovationen haben.

Da die Entwicklung von Derivaten von Originalprodukten keine aufwendige explorative Forschung benötigt und zielgerichtet geplant und relativ zügig durchgeführt werden kann, mag es verführerisch sein,
- die eigene Forschung auf die Entwicklung von derartigen Derivaten zu konzentrieren,
- um vermeintlich relativ sicher planbare Umsatzsteigerungen zu erzielen.

Doch Derivate von Originalprodukten sind in zunehmendem Maße belastet mit dem Risiko,
- dass bei der Zulassung klinische Studien gefordert werden, welche den Vorteil des Derivates gegenüber dem Originalprodukt eindeutig belegen, wobei
  - bei nur geringen Unterschieden diese Studien aufgrund des besonderen Aufwandes (große Zahl an Probanden, lange Prüfdauer) recht kostspielig werden können und
  - häufig genug kein Vorteil nachweisbar ist, sich somit das Derivat nicht als Schrittinnovation erweist, was zur Folge hat,
- dass von Seiten der Arzneimittelbehörde die Zulassung als Scheininnovation nicht oder nur unter erheblichen Preisabschlägen erfolgt.

Werden Scheininnovationen in den Markt eingeführt, können erhebliche Glaubwürdigkeitsprobleme erzeugt werden, die wiederum die gesellschaftliche Akzeptanz der Pharmaindustrie beeinträchtigen, besonders dann, wenn
- in den Werbemaßnahmen eine Schrittinnovation beansprucht wird, welche sich bei näherer Prüfung als nicht ausreichend belegt herausstellt, und/oder
- trotz mangelhaft belegtem Innovationgrad und trotz geringerem Forschungs- und Entwicklungsaufwand der Marktpreis für das Derivat gleich hoch oder höher gehalten wird als beim Originalprodukt.

---

[63] Staehle HJ. Priorisierung und Posteriorisierung in Zahnmedizin und Medizin, Dtsch Zahnarztl Z 2010;02:106–12.

2.2 Von der Idee zur explorativen Forschung

2.2.1 Entstehung produktiver Ideen

Ausgangspunkt jeglicher Innovation ist eine neue produktive d. h. schöpferische Idee und die aus ihr ggfs. entwickelte Erfindung.

Als Quelle der produktiven Ideen dienen all jene Informationen,[64,65,66,67] welche wir im Laufe des Lebens als Erfahrungsschatz gesammelt haben und

- der als *„implizites Wissen"* unbewusst in uns schlummert,
  - welches dann besonders abgerufen wird, wenn wir nicht zielgerichtet denken, wenn wir ruhen, im Müßiggang,
    - da bewusstes Denken meist nur auf bereits gebahnten Wegen und nach geprägten Mustern erfolgt,
- den wir als *„stilles Wissen"* in unserem Kopf tragen,
  - das jederzeit von uns abrufbar, formulierbar ist,
  - das aber bei anderen nicht, in geringerem oder in anderer Weise gespeichert ist, und
- der als *„explizites Wissen"*
  - in uns nach bewusstem Lernen gespeichert wird oder
  - nicht personengebunden
    - auf einem Datenträger (Buch, CD etc.) vorliegt und
    - bewusst abgerufen, vermittelt und reproduziert werden kann.

Dieses gesamte Wissen und das erfahrene, auf dem Wissen beruhende und problemorientierte, angemessene Verhalten stellen die Grundlage der Kompetenz dar.[65] Die Kompetenz begründet ein Urteilsvermögen mit dem *„gesunden Menschenverstand"* bis hin zum *„Fachverstand"*.
Eine produktive Idee

- entsteht meist abseits der gewohnten Denkstrukturen als *„Einfall"*, als *„Geistesblitz"*
  - mit einem gedanklich gefassten Ziel, welches erstmals oder in neuer Weise erreicht werden soll, oder
  - als Gedankengang, eine Sache anders zu machen als wie bisher, oder
  - um einen Istzustand zu verändern,
  - wobei zwar alle Wissensarten zu dem Geistesblitz, dem Einfall beitragen, dem impliziten Wissen jedoch eine besondere Bedeutung zukommt, und

---

[64] Kimble C. Kowledge management, codification and tacit knowledge. IR 2013;18(2):577; http://www.informationr.net/ir/18-2/paper577.html.
[65] Frost J. Wissensmanagement. In: Springer Gabler Verlag (Hrsg). Gabler Wirtschaftslexikon, Stichwort: Wissensmanagement. http://wirtschaftslexikon.gabler.de/Definition/wissensmanagement.html.
[66] Lischka, A. Einteilung der Wissensarten. https://www.fbi.fh-koeln.de/institut/personen/.../Skript Arten von WM.
[67] Holton G. Michael Polanyi and the History of Science. Springer, 1992; http://link.springer.com/chapter/10.1007%2F978-94-017-2658-0_11

- stellt den Ausgangspunkt einer schöpferischen Tätigkeit, der Kreativität, dar,
  - welche hilft, Probleme zu lösen.

Eine produktive Idee ist damit grundsätzlich verschieden von der Idee gemäß der Ideenlehre Platons,[68] welche verstanden wird als das unveränderliche, unvergängliche Urbild oder Prinzip einer über die Sinne wahrnehmbaren, vergänglichen und veränderlichen Sache.

Für die Entstehung neuer produktiver Ideen in einem Menschen gelten als wesentliche Voraussetzungen,[69,70]

- das Wissen, d. h. die besondere Fachkenntnis in einem bestimmten Tätigkeitsfeld,
- die Beweggründe für neue Ideen,
  - die Erkenntnis eines zu lösenden Problems,
  - ein offensichtlicher oder ein gespürter Bedarf;
- der Einfallsreichtum auf der Grundlage
  - des Wunsches, Dinge anders und/oder besser zu machen,
  - Mut zu haben d. h.
    - persönliche Risiken und/oder die Verletzung gesellschaftlicher Normen nicht zu scheuen; wie auch
- günstige oder förderliche Umfeldbedingungen.

Die Fachkenntnis ermöglicht in dem betreffenden Tätigkeitsfeld (siehe Tab. 2.9)

- das Verstehen von einfachen bis hin zu komplizierten, vielschichtigen Sachverhalten,
- die professionelle oder auch spielerische Beschäftigung mit Sachfragen,
- das Erkennen eines Problems,
- die Entwicklung von Ideen zur Lösung des Problems,
- wobei die Ideen im Zuge analytischer, assoziativer und/oder analoger Denkprozesse entstehen,
  - individuell aus der fachlichen Einsicht, der Vorstellungswelt und dem Einfallsreichtum eines Einzelnen,
    - auf der Grundlage des persönlichen impliziten, stillen und expliziten Wissens,
  - kooperativ, indem
    - das Problem aus der Perspektive unterschiedlicher Fachkompetenzen erkannt und geprüft wird,
    - gegensätzliche Ansichten zur Geltung kommen und
    - der persönliche Einfallsreichtum jedes Einzelnen zu Ideen für einen gemeinsamen Lösungsansatz führt.

---

[68] Müsse HG. Platon und die Ideenlehre. http://platon-heute.de/ideenlehre.html.
[69] Hage J, Dewar R. Elite Values Versus Organizational Structure in Predicting Innovation. Admin Sci Q 1973;18:279–90.
[70] Roth S. New for whom? Initial images from the social dimension of innovation'. Int J Innov Sustain Dev 2009;41:231–52.

Tab. 2.9: Produktive Ideen entstehen individuell entweder alleine oder in der Gruppe.

Einzelne(r) mit inneren Beweggründen	Fachkenntnis		Ideenentwicklung		Gruppe mit gemeinsamer Zielsetzung
	Verstehen von Sachverhalten		Denken		
		Einfach, versteckt, vielschichtig		Analytisch, assoziativ, analog	
▶			▶ ◀		◀
	Beschäftigung mit Sachverhalten		Einsicht, Vorstellungswelt		
		Professionell, spielerisch	Einfallsreichtum		
		▶ ◀			

Für die Ideenfindung dienen unterschiedliche Kreativitätstechniken, welche je nach Art individuell oder auch kooperativ angewandt werden können, wie z. B. (siehe Tab. 2.10):

- Denkrunden: „*Brainstorming*",[71,72,73]
  - welche wegen des grundsätzlichen Verbots von Kritik zwar viele spontane Ideen liefern können,
  - wobei die Qualität der Ideen meist fraglich ist, da
    - die Vorschläge in der Runde spontan und wenig überlegt erfolgen und
    - die besten Vorschläge häufig (wegen des Problems des Nachweises der Urheberschaft) zurückgehalten werden;
- Schreibrunden: „*Brainwriting*",[74] bei denen
  - überlegte Ideen ohne Einschränkungen schriftlich vorgetragen und gesammelt werden und
  - nachfolgend eine kritische Prüfung und Bewertung dieser Ideen auf Eignung erfolgt;
- Sammeln von Analogien aus anderen Wissensgebieten: „*Synektik*",[75,76,77] bei welcher
  - das Problem in seine Bestandteile zerlegt wird und für jedes Bestandteil persönliche, direkte, symbolische und/oder fantastische Analogien aus anderen Wissensgebieten gesucht werden,

---

71 Osborne AE. Applied Imagination, Principles and Procedures of Creative Problem Solving. Charles Scriber's Sons, New York 1966.
72 Stroebe W, Nijstadt, BA. Warum Brainstorming in Gruppen Kreativität vermindert. Psychol Rundscz, 2004;55(1):2–10.
73 Schulz M. Brainstorming ist Bullshit. In: Zeit Campus 2012;6. http://www.zeit.de/campus/2012/06/kreativitaet-ideen-tipps.
74 http://www.orghandbuch.de/OHB/DE/Organisationshandbuch/6_MethodenTechniken/64_Kreativtechniken/642_Brainwriting/brainwriting-node.html.
75 http://www.uni-duesseldorf.de/muendlichkeit/Projekt-Netz/synektik.htm.
76 http://www.wirtschaftslexikon24.com/d/synektik/synektik.htm.
77 http://www.sdi-research.at/lexikon/synektik.html.

Tab. 2.10: Kooperativ durchführbare Methoden der Ideenfindung zur Problemlösung.

	Vorwissen, Fachkompetenz ▼	Menge der Ideen ▼	Qualität der Ideen ▼	Einfluss auf Ergebnisse ▼
Denkrunde (Brainstorming)				
Mündliche, kritiklose, spontane Sammlung, danach Zuordnung, Prüfung und Auswahl von Ideen	Extern durchführbar	Unter vielen neuen Ideen kann sich auch eine gute Idee befinden	Urheberschaft nicht nachweisbar	Moderator, Hierarchie, Gruppendynamik
Schreibrunde (Brainwriting)				
Schriftliche, eher überlegte Sammlung, danach Zuordnung, Prüfung und Auswahl von Ideen	Extern durchführbar	Unter vielen neuen Ideen kann sich auch eine gute Idee befinden	Urheberschaft ist nachweisbar	Schreibtalent
Analogiemethode (Synektik)				
Assoziationen und Analogien aus anderen Wissensgebieten werden verbunden	Extern durchführbar			Moderator
Bionik-Methode (spezielle Analogiemethode)				
Übertragen von Phänomen aus der Evolution der Natur für die Ideenfindung	Interne/individuelle Problemlösung			Biologieexperten
Morphologische Analyse				
Zerlegung des Problems in seine Eigenschaften und deren Neukombinationen	Interne/individuelle Problemlösung			Qualität/Quantität der Informationen zum Problem

■ Gering ■■■■■ Hoch

- jegliche Kritik vermieden wird und
- durch Assoziationen aus diesen Analogien Ideen zur Problemlösung erarbeitet werden;
- Übertragen von Naturphänomenen: „*Bionik*",[78] welche beinhaltet
  - eine Definition des anstehenden Problems, die Suche nach analogen Problemen in physiologischen Abläufen in der Natur und die Analyse der Problemlösung der Natur und
  - die Lösung des Problems durch Ideen gewonnen auf der Grundlage der Ergebnisse der Analysen von analogen Problemlösungen in der Natur;
- Neukombinationen der Bestandteile eines Problems: „*morphologische Analyse*",[79] welche in folgenden Schritten abläuft:
  - durch eingehende Analyse des Problems werden die einzelnen Bestandteile offenbar und können entsprechend ihrer Charakteristika unterschiedlichen Gruppen zugeordnet werden,
  - durch freie Kombination einer definierten Zahl von Bestandteilen aus jeder Gruppe mit den Bestandteilen der verschiedenen Gruppen können neue Ideenvorlagen geschaffen werden,
  - diese Ideenvorlagen müssen nachfolgend auf ihre Eignung zur Lösung des Problems geprüft und bewertet werden

Zur optischen Zuordnung und Darstellung der Ergebnisse der Zergliederung des Problems und der Suche nach Ideen zur Lösung von Problemen eignen sich Gedächtnislandkarten: „*Mindmapping*":[80,81]

- Im Zentrum enthalten diese die Problemstellung als möglichst knapp formuliertes Schlüsselwort oder als Bild.
- Nach außen hin verzweigen sich verschiedene Hauptäste mit weiteren Unterästen, die die dazugehörenden Informationen oder Lösungsvorschläge hierarchisch strukturiert in Wort, Bild, Zahl, Logik, Rhythmus und/oder Farbe darstellen.
- Aus dem so entstandenen optischen Netzwerk können relativ leicht neue Kombinationen und damit neue Ideen zur Lösung von Problemen entwickelt, zugeordnet, veranschaulicht und bewertet werden.

---

[78] Guenther T, Lovell NH, Suaning GJ. Bionic vision: system architectures: a review. Expert Rev Med Devices 2012;9(1):33–48.
[79] Ritchey T. General Morphological Analysis, A general method for non-quantified modeling Adapted from the paper "Fritz Zwicky, Morphologie and Policy Analysis", presented at the 16th EURO Conference on Operational Analysis, Brussels, 1998. http://www.swemorph.com/pdf/gma.pdf.
[80] Farrand P, Hussain F, Hennessy E. The efficacy of the 'mind map' study technique. Med Educ 2002; 36(5):426–31.
[81] http://www.orghandbuch.de/OHB/DE/Organisationshandbuch/6_MethodenTechniken/ 64_Kreativtechniken/643_MindMapping/mindmapping-node.html; jsessionid=114E66706890E74C6C282F03F19DBCD9F.2_cid387.

Gleich mit welcher Kreativitätstechnik eine Idee entstanden ist,[82,83] grundsätzlich gilt:
- Der Ursprung jeglicher Idee liegt immer in der schöpferischen Tätigkeit des Einzelnen, welche abhängig ist von
  - seinen persönlichen Eigenschaften, im Besonderen von
    - seinen hervorstechenden Begabungen,
    - dem Ausmaß seines impliziten, stillen und expliziten Wissens und
    - seinen Fertigkeiten, seinem Können,
  - seinen inneren Beweggründen,
  - den äußeren, den Einfallsreichtum des Einzelnen begünstigenden und unterstützenden Faktoren.
- Das Überleben jeglicher Idee bedarf ihrer Verwirklichung,
  - entweder alleine durch den Ideengeber oder
  - durch eine Gruppe mit dem gemeinsamen Ziel der Verwirklichung,
  - denn ohne Verwirklichung gehen Ideen verloren und verflüchtigen sich.

Zu den persönlichen Eigenschaften für die individuelle schöpferische Tätigkeit, für die individuelle Kreativität zählen (siehe Tab. 2.11)[84,85,86,87,88,89]
- Lernfähigkeit, Lernfreude und Wissensdurst
  - als Grundlage und steter Ansporn für das aktive Lernen,
  - um das notwendige Fachwissen auf dem aktuellen Stand zu halten,
  - um eigene Erfahrung und die Erfahrung anderer aktiv nutzen zu können;
- kritisches Denken,
  - um wissenschaftliche Denkmuster, Meinungskartelle, Lehrmeinungen und Dogmen hinterfragen zu können,
  - um sich von einer Autoritätsgläubigkeit loszulösen,
  - um kognitive Dissonanzen zu erkennen und
  - um auf dem Boden der erkannten Tatsachen zu bleiben;

---

82 Amabile TM. The Social Psychology of Creativity: A Componential Conceptualization. J Pers Soc Psychol 1983;45:357–76.
83 Ekvall G, Andersson YT. Working Climate and Creativity: A study of an Innovative Newspaper Office. J Creat Behav, 1986;20:215–25.
84 Amabile TM. The Social Psychology of Creativity: A componential Conceptualization. J PersSoc Psychol1983;45:357–76.
85 Barron F, Harrington D.M. Creativity, Intelligence and Personality. Ann Rev Psychol 1981:439–476.
86 Goldsmith RE. Personality Characteristics: Association with Adaption Innovation. J f Psychol 1984; 117:159–65.
87 Binnewies C, Gromer M. Creativity and innovation at work: the role of work characteristics and personal initiative. Psicothema 2012;24(1):100–5.
88 Morgan B, D'Mello S, Abbott R, Radvansky G, Haass M, Tamplin A. Individual differences in multitasking ability and adaptability. Hum Factors 2013;55(4):776–88.
89 Johnstone C, Pairaudeau G, Pettersson JA. Creativity, innovation and lean sigma: a controversial combination? Drug Discov Today 2011;16(1–2):50–7.

Tab. 2.11: Förderliche oder hemmende Eigenschaften für die schöpferische Tätigkeit des Einzelnen (individuelle Kreativität).

Notwendige Eigenschaften	Förderliche Eigenschaften	Hemmende Eigenschaften
Bestmögliches Wissen	Lernfähigkeit, Wissensdurst, tiefgründige Ausbildung	Lernschwäche, geistige Trägheit
Problemerkennung	Intelligenz, analytisches Denken, kritisches Denken	Dummheit, Wissenschaftsgläubigkeit, Verhaftung in Vorurteilen, Denkmustern, Meinungskartellen, Duldung kognitiver Dissonanzen, Autoritätsgläubigkeit, Unterwürfigkeit, Angst
Überschreitung von Wissensgrenzen	Neugier, Lust, Pioniergeist	
	Selbstbewusstsein, Mut zum Widerspruch, zur Grenzüberschreitung, zum Neuanfang	
Querdenken und Quervernetzen	Geistige Beweglichkeit, Unabhängigkeit, Gedankenfreiheit, Muße	Gedankenfaulheit, Selbstzweifel, festgefügte Prägungen und Vorurteile
Gedankensprung zu neuen Ideen	Einfallsreichtum, Selbstvertrauen	
Abgleich neuer Ideen mit dem zu lösenden Problem	Problembewusstsein, Einfallsreichtum/Ideenfluss, Realismus	Wirklichkeitsfremdheit, Unterwürfigkeit
Zielbewusste Prüfung von neuen Ideen	Kritikfähigkeit, Beständigkeit, Ausdauer, Selbstbeherrschung, Anpassungsfähigkeit, hohe Enttäuschungstoleranz	Selbstüberschätzung, Wankelmut, Opportunismus, ideologische Verblendung, geringe Enttäuschungstoleranz

- analytisches Denken,
    - um Wahrnehmungen, Eindrücke und Ansichten in ihre Bestandteile zu zergliedern,
    - um wissenschaftlichen Theorien und Hypothesen auf den Grund gehen zu können und
    - um ein bestehendes, aufkommendes, oder mögliches Problem zu erkennen;
- geistige Beweglichkeit für Assoziationen und Analogien,
    - um unterschiedliche Wissensbereiche zu vernetzen,
    - um Bekanntes neu zu kombinieren,
    - um neue Sichtweisen zu entwickeln,
    - um flexibel überraschende Ergebnisse aufzunehmen und zu verwerten und
    - um neue Wege zur Lösung eines Problems zu denken;
- Neugier,
    - um hinter die „Fassade" zu schauen und
    - um neue Wege zu prüfen;
- Einfallsreichtum,
    - um neue Ideen zu denken,

- um aus dem Ideenfluss geeignete Ideen zur Lösung eines Problems auszuwählen und
- um wirklichkeitstreue Modelle zur Prüfung geeigneter Ideen zu entwickeln;
- Selbstvertrauen,
  - um eigenständig zu denken und zu handeln,
  - um neue Lösungsmöglichkeiten zu wagen und
  - um Widerstände zu überwinden;
- Mut,
  - um bestehende Grenzen (gegeben durch wissenschaftliche Festlegungen, Meinungskartelle, Lehrmeinungen oder Dogmen) zu überschreiten,
  - um unabhängig vom Druck der Meinungen und Vorurteile sich ein eigenes Urteil zu bilden und
  - um Risiken einzugehen;
- Beständigkeit und Ausdauer,
  - um trotz aller Widrigkeiten eine Idee auch in die „Tat" umzusetzen und
  - um trotz Enttäuschungen am Ziel festzuhalten;
- Leistungswillen und Selbstbeherrschung,
  - um die eigene Arbeitskraft auf das Ziel zu konzentrieren,
  - um Arbeitshürden zu überwinden und
  - um Enttäuschungen und Rückschläge zu verkraften.

Als Voraussetzungen für die Entfaltung der individuellen Kreativität innerhalb einer Organisation gelten (siehe Tab. 2.12)[90,91,92,93,94,95]
- die Gewährung von „*fruchtbaren*" Arbeitsbedingungen:
  - klare, für jeden nachvollziehbare Zielvorgaben,
  - unbeschränkte Zugangsmöglichkeiten zum gesamten Wissen im jeweiligen Tätigkeitsfeld,
  - notwendige Freiräume, im Besonderen Zeit, Ruhe, Muße, um neue Ideen denken und entwickeln zu können,
  - unterschiedliche, die gesamte Breite der Anforderungen abdeckende Fachkompetenzen,
  - optimale Größe der Arbeitsgruppen,
    - wobei die Größe sich ergibt aus der Breite der Fachkompetenz, welche benötigt wird,

---

[90] Damanpour F, Szabat KA, Evan WM. The Relationship between Types of Innovation and Organizational Performance. J Manag Stud 1989;26:587–601.
[91] West MA, Farr L. Innovation at Work, Psychological Perspectives. Soc Behav 1989;4:15–30.
[92] Johnstone C, Pairaudeau G, Pettersson JA. Creativity, innovation and lean sigma: a controversial combination? Drug Discov Today 2011;16(1–2):50–7.
[93] Walker SM, Davies BJ. Deploying continuous improvement across the drug discovery value chain. Drug Discov Today. 2011;16(11–12):467–71.
[94] Hoever IJ, van Knippenberg D, van Ginkel WP, Barkema HG. Fostering team creativity: perspective taking as key to unlocking diversity's potential. J Appl Psychol. 2012;97(5):982–96.
[95] Cooper A. Without time to think, the fire of innovation dies out. Nurs Times 2012;108(11). 3–9.

Tab. 2.12: Äußere förderliche oder hemmende Faktoren für die individuelle Kreativität.

Parameter	Förderliche Faktoren	Hemmende Faktoren
Entscheidungsgewalt	Im Besitz von Personen mit maximaler Fachkompetenz	Zentralistische Entscheidungsstrukturen, Abwälzung der Verantwortung auf Beraterfirmen
Lernmöglichkeit	Offener Zugang zu allen wissenschaftlichen Medien, freier Austausch von Wissen und Erfahrungen	Willkürliche Einschränkung des Wissensaustausches, Angst vor Wissensabfluss
Zielvorgaben	Problembewusstsein, Entscheidungen im Konsens, Beständigkeit von Entscheidungen	Fachinkompetenz, Unentschiedenheit, Launen, willkürliche Entscheidungen
Einfallsreichtum	Zeit und Ruhe zum Denken, Förderung des Widerspruchs, des Querdenkens, der Grenzüberschreitung	Hektik, Routine, Verwaltungsdruck, Forderung von Gehorsam, Unterordnung
Prüfung der Ideen	Finanzielle, technische und fachliche Unterstützung	Aufbau von Organisationshürden, finanzielle Unterversorgung
Prüfung der Ergebnisse	Kritische Fachdiskussion, konstruktive Streitkultur	Unsachliche Einflussnahmen, unsachliche Wertungen, mangelhafte Streitkultur
Patentanmeldung von Erfindungen	Zügige patentrechtliche Unterstützung, Würdigung der Erfinder	Ungerechtfertigte Ansprüche auf Erfinder- und Autorenrechte, Blockade von Patentanmeldungen
Auswahl von Leitstrukturen	Kritische Fachdiskussion, konstruktive Streitkultur	Unsachliche Einflussnahmen, unsachliche Wertungen, mangelhafte Streitkultur

- ausreichende technische Möglichkeiten zur Eignungsprüfung einer Idee,
- Schutz der Urheberschaft von Ideen und Erfindungen und
- Beständigkeit in den Arbeitsbedingungen;
- die Motivation zur Ideenentwicklung durch
  - Förderung
    - des Widerspruchs, des Querdenkens und Quervernetzens,
    - der kritischen, objektiven Prüfung von Planungen und Ergebnissen,
    - von Sachentscheidungen auf der Ebene der höchsten Fachkompetenz,
  - Duldung
    - von Grenzüberschreitungen,
    - von Misserfolgen,
  - Würdigung
    - von Leistungsbereitschaft und fachgerechter Arbeit und
    - von Ergebnissen, gerade auch dann, wenn diese die Zielsetzung nicht bestätigen sollten;

- eine gelebte Fehlerkultur durch[96,97,98]
  - eine proaktiv betriebene, bestrafungsfreie Akzeptanz von Fehlerberichten,
  - eine sachbezogene Analyse der Fehler,
  - eine zügige Behebung der erkannten Fehlerquellen,
  - eine Verminderung der Fehlerrisiken und Fehlerfolgen im Sinne von: *„Aus Fehlern wird man klug."*
  - Würdigung jeder Fehlererkennung und Fehlerbehebung und
  - eine Fehlervermeidung durch Weitergabe der Fehlererfahrung in Form einer Fehlerschulung.

Das Ergebnis solcherart kreativer Tätigkeit kann führen zu
- neuen außergewöhnlichen Zielvorstellungen,
- neuen Strategien, um die neu gesetzten Ziele technisch zu erreichen,
- neuen Technologien und Methoden, welche ermöglichen
  - neue Experimente mit neuen Ergebnissen und Einsichten, welche begründen
  - neue Ideen für neue Strategien, welche wiederum begründen
  - neue Technologien und Methoden, welche führen können zu
- neuen Erkenntnissen, welche die bestehende wissenschaftliche Ansicht
  - ergänzen, verbreitern und korrigieren oder
  - umstürzen und eine andere, neue wissenschaftliche Wissensgrundlage schaffen,
    - den sogenannten *„Paradigmenwechsel"* bewirken, welcher führt zu
- neuen, überarbeiteten Zielvorstellungen auf der Grundlage der neuen Erkenntnisse.

Die kreative Tätigkeit des Einzelnen ist somit ein sich selbst amplifizierender Prozess, der gefördert wird durch das *„Arbeitsklima"*,[99,100] bestimmt durch die Innovationskultur (siehe Kap. 4.1),[101,102] die sich wiederum ergibt aus der Summe aller proinnovativen Kräfte, die in jedem einzelnen Mitglied der Organisation gleich welcher Hierarchiestufe vorliegen, gefördert werden und zur Wirkung kommen, wie z. B.
- Lernfähigkeit, Lernwilligkeit und Leistungsbereitschaft:
  „Wer aufhört, besser zu werden, hat aufgehört, gut zu sein!"[103]

---

[96] http://www.harvardbusinessmanager.de/fotostrecke/kommunikation-eine-moderne-fehlerkultur-fotostrecke-84999.html.
[97] Edmondson AC. Learning from failure in health care: frequent opportunities, pervasive barriers. Qual Saf Health Care 2004;13(2):3–9.
[98] Nichols P, Copeland TS, Craib IA, Hopkins P, Bruce DG. Learning from error: identifying contributory causes of medication errors in an Australian hospital. Med J Aust 2008;188(5):276–9.
[99] Amabile TM. The Social Psychology of Creativity: A Componential Conceptualization. J Pers Soc Psychol 1983;45:357–76.
[100] Ekvall G, Andersson YT. Working Climate and Creativity: A study of an Innovative Newspaper Office. J Creat Behav 1986;20:215–25.
[101] Magyari-Beck I. New Concepts about personal Creativity. Creat Innov Yearb 1988;1:121–26.
[102] Rickards T. Innovation and Creativity, Wood, Trees and Pathways. R D Manag 1991,21:97–9.
[103] http://www.nur-zitate.com/autor/Philip_Rosenthal.

- Fachkompetenz, und Kritikkompetenz:
  „Denn Wissen selbst ist Macht."[104]
- Motivation
  - durch den Erfolgswillen:
    „Wenn der Mensch sich etwas vornimmt, so ist ihm mehr möglich, als er glaubt."[105]
  - durch die Zuversicht:
    „Tu erst das Notwendige, dann das Mögliche, und plötzlich schaffst Du das Unmögliche."[106]
  - durch die Priorität gesetzt von der Unternehmensleitung:
    - *„Innovationen sind wichtiger als Kostenreduktionen."*
  - durch die Bereitschaft zum Wagnis und Risiko:
    - *„Wer nicht wagt, der nicht gewinnt!"*
- Ideenreichtum
  - durch den Einfallsreichtum jedes Einzelnen,
  - durch den *„gleichberechtigten Freiraum"* für alle Ideen,
- Sachbezug bei allen Sachentscheidungen und auf allen Entscheidungsebenen und
- unternehmerische Fähigkeiten mit der beständigen Entscheidung,
  - die Finanzierung von Innovationsprozessen langfristig zu sichern und
  - auf kurzfristige *„Strohfeuer"* zugunsten langfristiger Erfolge zu verzichten.

Äußere gesellschaftliche und politische Einflussnahmen können die kreative Tätigkeit in erheblicher Weise fördern, aber auch hemmen.

Gesellschaftliche Förderungen von Innovationen sind besonders in der Arzneimittelforschung gegeben durch

- die Hoffnungen auf Verbesserungen bestehender oder erwarteter Bedrohungen oder Beeinträchtigungen der Gesundheit des einzelnen und der Gesellschaft,
- den Drang nach Erleichterung der Lebensumstände,
- eine grundsätzlich positive Erwartungshaltung
  - bedingt durch eine gute Ausbildung und ein hohes Maß an Bildung und Lern- und Denkvermögen,
  - als Ergebnis einer nüchternen Abwägung der Vorteile und der Nachteile innovativer Arzneimittel.

Gehemmt werden Innovationen jedoch durch vielfältige Einflussnahme, im Besonderen
- durch *„scheinkluges Unwissen "*, was z. B. führt zu
  - der Ablehnung wissenschaftlicher Beweisverfahren und Erkenntnisse,
  - gefühlsmäßiger und/oder ideologisch eingeschränkter Erfassung und Erklärung
    - von natürlichen Gegebenheiten,
    - von Erkrankungen,
    - von wirklichen und vermeintlichen Gefahren,

---

[104] http://archive.org/stream/franciscibaconi01mayegoog#page/n4/mode/2up.
[105] http://www.nur-zitate.com/autor/Johann_Heinrich_Pestalozzi.
[106] http://www.nur-zitate.com/autor/Franz_von_Assisi.

- Übersprungreaktionen in die Alternativmedizin bis hinein in die Scharlatanerie und Kurpfuscherei,
- der Verweigerung eindeutig wirksamer Vorbeuge- und Behandlungsverfahren, wie z. B.
    - Schutzimpfungen gegen hochpathogene Viren und Bakterieninfektionen bei Kindern und Erwachsenen,[107,108]
    - Infektionstherapie mit Antibiotika bei schweren bakteriellen Infektionen,[109,110]
- der Ablehnung von vermeintlich gesundheitsschädlichen tierischen Lebensmitteln und der Befürwortung einer rein pflanzlichen Kost
    - mit Verweigerung der Kenntnisnahme der Folgen des hierdurch bedingten Vitamin-B12-Mangels, wie Schäden des zentralen Nervensystems (Gedächtnisverlust; Lähmungen), des Kreislaufsystems (Arteriosklerose) und des Knochensystems (Osteoporose);[111,112,113,114,115]

- durch übersteigerte Ängste vor dem Neuen und seinen Risiken, bedingt durch
    - mangelhafte Bildung, mangelndes Lernvermögen, mangelndes Wissen als Ergebnis
        - des Abbaus der Qualität und Quantität der schulischen und universitären Ausbildung,
        - ideologisch begründeter Lernblockaden, Denkblockaden und Vorurteile,
    - Wahlkampfstrategien politischer Parteien
        - Ängste zu säen und zu verstärken, um sich als „*Heilsbringer*" den Wählern anbieten zu können,
    - Verlust des Vertrauens in Pharmafirmen, verursacht durch
        - deren Versagen, Fehlverhalten, Täuschungen und/oder Betrugsmanöver,
        - durch Nebenwirkungen von Arzneimitteln, welche erst nach Marktausbietung erkennbar und/oder nur verzögert eingestanden wurden.

---

[107] http://www.spiegel.de/politik/deutschland/masern-impfung-achtung-impf-mobber-fleischhauer-kolumne-a-1021465.html.
[108] Luthy KE, Beckstrand RL, Callister LC, Cahoon S. Reasons parents exempt children from receiving immunizations. J Sch Nurs 2012;28(2):153–60.
[109] http://www.phytodoc.de/artikel/borreliose-kraeuter-versus-antibiotika.
[110] Varelius J. Autonomy, wellbeing, and the case of the refusing patient. Med Health Care Philos. 2006;9(1):117–25.
[111] Woo KS, Kwok TC, Celermajer DS. Vegan diet, subnormal vitamin B-12 status and cardiovascular health. Nutrients 2014;6(8):3259–73.
[112] Tucker KL. Vegetarian diets and bone status. Am J Clin Nutr 2014;100(1):329S–35S.
[113] Zeuschner CL, Hokin BD, Marsh KA, Saunders AV, Reid MA, Ramsay MR. Vitamin B_{12} and vegetarian diets. Med J Aust 2013;199(4):S27–32.
[114] Brocadello F, Levedianos G, Piccione F, Manara R, Pesenti FF. Irreversible subacute sclerotic combined degeneration of the spinal cord in a vegan subject. Nutrition 2007;23(7–8):622–4.
[115] Gilsing AM, Crowe FL, Lloyd-Wright Z, Sanders TA, Appleby PN, Allen NE, Key TJ. Serum concentrations of vitamin B12 and folate in British male omnivores, vegetarians and vegans: results from a cross-sectional analysis of the EPIC-Oxford cohort study. Eur J Clin Nutr 2010;64(9):933–9.

Innovationen, im Besonderen Arzneimittelinnovationen, benötigen somit
- den einzelnen Forscher
  - mit seiner schöpferischen Tätigkeit, seinen produktiven Ideen, der Schaffensfreude, dem Zielbewusstsein, der Hartnäckigkeit;
- die forschende und produktentwickelnde Gruppe
  - mit ihrer Fachkompetenz, Kritikkompetenz, Leistungsfähigkeit und Zielorientierung;
- die Organisation, das Unternehmen
  - mit der Förderung von Innovationen als vorrangiges Ziel;
- die Gesellschaft
  - mit einer kritischen und sachbezogenen, aber wohlwollenden Einstellung.

2.2.2 Explorative Forschungsarbeiten

In der industriellen Arzneimittelforschung verläuft der Innovationsprozess von einer auslösenden Idee bis hin zum Arzneimittel über mehrere Stufen:
Erwerb einer Bewertungs- und Entscheidungskompetenz
- als zwingend notwendige, aber nicht hinreichende Voraussetzung;
- durch Aufbau einer Gruppe mit wissenschaftlicher Fachkompetenz
  - von ausreichender Verschiedenheit, Größe und bestmöglichem Tiefgang und
  - mit einer angemessene Kritikkompetenz;
- durch Strukturen, welche
  - Freiraum bieten für das Denken von schöpferischen Ideen und deren Überprüfung,
  - den Beteiligten die notwendige Unabhängigkeit und Freiheit zum Bewerten und Entscheidungen gewähren und
  - Bewertungen und Entscheidungen von den dem Sachproblem am nächsten stehenden Mitarbeitern einfordern und berücksichtigen;
- wobei ein hautnahes Wissen um den aktuellen Stand der Wissenschaft gewährleistet sein muss mithilfe
  - eines intensiven, ständigen Literaturstudiums,
  - einer eigenen Grundlagenforschung auf dem jeweiligen Fachgebiet,
  - einer dauerhaften engen Zusammenarbeit mit nichtindustriellen und industriellen einschlägig aktiven Forschungsinstituten und -organisationen;
- durch Vernetzung der wissenschaftlichen Fachkompetenz mit den Expertisen der Vermarktung und der Finanzkontrolle, welche zur Verfügung stellen müssen
  - eine kompetente, d. h. wissenschaftlich qualifizierte Marktforschung, welche belastbare Daten zu Aktivitäten der Konkurrenz und zu Marktpotenzialen liefert,
  - arbeitssparende Techniken zur Verwaltung des Forschungsbudgets und
  - Berechnungen von Produktergebnissen aus den Schätzwerten von Kosten, Umsatzpotenzialen und Zeitbedarf.

Analyse der eigenen Stärken, Schwächen, Gefahren und Möglichkeiten,
- für den Bereich Forschung und Entwicklung,
- für das gesamte Pharmaunternehmen.

Festlegung des Forschungszieles
- auf Grundlage der neuesten wissenschaftlichen Erkenntnisse in der Grundlagenforschung, erworben
    - durch die Lernfähigkeit und den Wissensdurst der eigenen Wissenschaftler,
    - durch den Lernprozess bei den eigenen Forschungsarbeiten,
    - durch Translation aus der Grundlagenforschung nichtindustrieller Forschungsinstitute;
- durch eigene Ideen, welche z. B. die „*smart*"-Bedingungen[116] erfüllen, d. h., sie sollten sein
    - **s**ituationsspezifisch und **m**essbar,
    - **a**ttraktiv und **r**ealistisch und
    - **t**erminmäßig überschaubar;
- unter Berücksichtigung der Ideen und Forschungsziele von Konkurrenten;
- nach Abschätzung
    - der Risiken und Chancen der unterschiedlichen Möglichkeiten und
    - der eigenen Stärken und Schwächen;
- mit Auswahl des attraktivsten Zieles.

Ausarbeitung von Forschungsstrategien zum Erreichen des Zieles
- unter Berücksichtigung
    - der eigenen Stärken in Form von Ideen, Erfindungen, Schutzrechten, Technologien und Kapazitäten,
    - der eigenen Schwächen und der Möglichkeit ihrer Behebung,
    - des technischen Bedarfs, der Patentsituation, des Zeitbedarfes und der Gesamtkosten;
- durch Gegenüberstellung der verschiedenen strategischen Möglichkeiten und des Zeitbedarfs und der Kosten zur Umsetzung der Strategie
    - aus eigener Kraft oder mithilfe Dritter,
    - durch Zusammenarbeit mit nichtindustriellen Forschungsinstituten,
    - durch Lizenznahmen hindernder oder ergänzender Schutzrechte wie Patentanmeldungen bzw. Patente,
    - durch Kauf von Erfinder geführten Ausgründungen,
    - durch Kooperation mit Pharmafirmen;
- mit Bewertung der verschiedenen strategischen Möglichkeiten und
- mit Auswahl und Festlegung der bestmöglichen Strategie und
- mit Aufstellung eines Maßnahmenkatalogs.

Die explorativen Forschungsarbeiten, welche umfassen
- die Suche nach neuen pharmakologisch aktiven Wirkstoffen gemäß der festgelegten Zielsetzung und Strategie,
    - auf der Grundlage der translatierten neuesten Ergebnisse der Grundlagenforschung,

---

[116] Schulz M. Brainstorming ist Bullshit. http://www.zeit.de/campus/2012/06/kreativitaet-ideen-tipps.

- in geeigneten azellulären (molekularbiologische oder biochemische) Prüfmodellen und/oder unter Verwendung von Zellorganellen oder Zellen,
- durch Prüfung von Substanzbibliotheken und/oder von chemisch oder biotechnisch/molekularbiologisch hergestellten Prüfsubstanzen;
- die Auswahl von Treffern und deren Optimierung durch
  - chemische oder biochemische/molekularbiologische Variation der Moleküle;
- die Findung einer Leitstruktur für einen neuen Wirkstoff durch
  - Optimierung des Wirkprofils der Leitstruktur durch deren chemische oder biochemische/molekularbiologische Variation und
  - Prüfung ausgewählter Variationen in geeigneten Tiermodellen auf Wirksamkeit und Verträglichkeit;
- die patentrechtliche Absicherung der entstandenen Erfindung durch
  - Prüfung von Vorveröffentlichungen,
  - Suche nach erfindungsschädlichen Patenten/Patentanmeldungen,
  - Einreichung einer Patentanmeldung;
- die abschließende sachlich-nüchterne Bewertung der Ergebnisse in Hinblick auf
  - Auswahl eines Entwicklungskandidaten und
  - Entscheidung für dessen Entwicklung
    - als Entwicklungssubstanz oder
  - Modifikation der Forschungsstrategie oder
  - Beendigung des Projektes.

Die angewandten Forschungsarbeiten zur Prüfung einer Entwicklungssubstanz auf Eignung als Arzneimittel durch
- die präklinische Entwicklung (siehe Kap. 7.1.2),
  - Ausarbeitung eines geeigneten Herstellungsverfahrens für die Entwicklungssubstanz,
  - Festlegung einer geeigneten pharmazeutischen Zubereitung und
  - zelluläre und tierexperimentelle Prüfung der Entwicklungssubstanz auf Wirksamkeit und Unbedenklichkeit;
- die klinische Entwicklung (siehe Kap. 7.2) mit
  - den *„explorativen"* klinischen Studien (Phase I und II) zur Prüfung der Verträglichkeit und Wirksamkeit,
  - den *„konfirmativen"* klinischen Studien (Phase III) zum Beweis der Wirksamkeit und
  - den klinischen Studien nach Marktzulassung (Phase IV), um durch klinische Anwendungsbeobachtungen oder auch durch zusätzliche prospektiv geplante Studien Auskunft über seltene Formen von Nebenwirkungen oder über Wirkungen unter Praxisbedingungen zu erhalten.

Eine zentrale Aufgabe der explorativen Forschung stellt die Ausarbeitung, Bewertung und Festlegung der Forschungsziele und Forschungsstrategien dar.

Tab. 2.13: Bewertungs- und Entscheidungsweg in der innovativen Arzneimittelforschung.

Vorbereitung		
Aufbau einer Bewertungs- und Entscheidungskompetenz	▶	• Wissenschaftliche Fachkompetenz • Eigenes Literaturstudium • Eigene Grundlagenforschung • Zusammenarbeit mit nichtindustriellen Forschungsinstituten
		• Vernetzung der Forschung mit Vermarktung und Finanzkontrolle
Stärken-Schwächen-Analyse		

Beurteilung der Position der eigenen Firma	▶	• Stärken, Schwächen, Gefahren und Möglichkeiten
		  o der eigenen Forschung und Entwicklung,
		  o der gesamten Firma

Festlegung der Forschungsziele		
Auf der Grundlage der Stärken-Schwächen-Analyse	▶	• Erarbeitung der unterschiedlichen Möglichkeiten, welche situationsspezifisch, messbar, attraktiv, realistisch und terminmäßig überschaubar (SMART) sind • Vergleichender Abschätzung der Risiken und Chancen • Auswahl des attraktivsten Zieles
Ausarbeitung der Forschungsstrategien		
Auf der Grundlage der Stärken-Schwächen-Analyse	▶	• Ausarbeitung unterschiedlicher Wege zum Ziel • Vergleich des technischen Bedarf, der Kosten und des Zeitbedarfs • Auswahl der bestmöglichen Strategien • Festlegung eines Maßnahmenkatalogs
Translationale/explorative Forschungsarbeiten		
Suche nach Treffern und Auswahl einer Leitstruktur	▶	• Aufbau von geeigneten molekularbiologischen oder biochemischen Prüfmodellen oder unter Verwendung von Zellorganellen oder Zellen • Prüfung von Substanzbibliotheken und/oder von neuen Prüfsubstanzen durch chemische oder biotechnische/molekularbiologisch Synthese • Optimierung der Treffer durch chemische/molekularbiologische Variation • Auswahl einer Leitstruktur; chemische/molekularbiologische Optimierung der Leitstruktur
Prüfung der Leitstruktur	▶	• Prüfung auf Wirksamkeit und akute Verträglichkeit in geeigneten Tiermodellen, prädiktiv für menschliche Erkrankungen • Prüfung der Erfindungshöhe (Vorveröffentlichungen) und möglicher Abhängigkeiten (erfindungsschädliche Patentanmeldungen), Anmeldung eines Patentes
Auswahl eines Entwicklungskandidaten	▶	• Prüfung und Bewertung aller bisherigen Ergebnisse für die optimierte Leitstruktur auf mögliche Eignung als Arzneimittel gemäß dem festgelegten Forschungsziel
Festlegung einer Entwicklungssubstanz	▶	• Abwägung der Chancen des Entwicklungskandidaten mit den Risiken, dem Zeitbedarf und Kosten eine Entwicklung zum Arzneimittel • Festlegung der Abbruch-Kriterien und Entscheidung

Angewandte Forschungsarbeiten		
Präklinische Entwicklung	▶	• Experimentelle und tierexperimentelle Prüfung des Entwicklungskandidaten auf Wirksamkeit und Unbedenklichkeit • Entwicklung eines geeigneten und kostengünstigen Herstellverfahrens • Entwicklung einer geeigneten pharmazeutischen Zubereitung
Klinische Entwicklung	▶	• Explorative klinische Studien (Phase I und II) zur Prüfung der Verträglichkeit und Wirksamkeit • Konfirmative klinische Studien (Phase III) zum Beweis der Wirksamkeit
Antrag auf und Marktzulassung		

Klinische Studien nach Marktzulassung	▶	• Klinische Studien (Phase IV), um Auskunft über seltene Formen von Nebenwirkungen oder über Wirkungen unter Praxisbedingungen zu erhalten
		• Studien in Form von
		  ◦ klinischen Anwendungsbeobachtungen oder
		  ◦ prospektiv geplanten Studien

Tab. 2.14: Das Netzwerk in der explorativen Forschung.

Grundlagenforschung: neue Ideen, neue Erkenntnisse, neue Sichtweisen, neue Technologien							
Explorative Forschung				▶	**Neue Arzneimittel**	▶	**Patient**
Lernfähigkeit	▶	Erkenntnisse	▶	Gespür für Neuerungen, Ideen	Forschungsstrategien	▶◀ Forschungsziele	◀ Krankheit
Fachkompetenz	▶						
Kritikkompetenz							
Urteilsfähigkeit	▶	Projektauswahl	▶	Bewertungen	▶ Entscheidungen		◀ **Markt**

Ziele und Strategien der Forschungsaktivitäten bilden die Grundlage, auf welcher alle weiteren Tätigkeiten und Entscheidungen bei der Suche und Findung neuer Arzneimittel aufbauen und die damit maßgeblich den Erfolg der Arzneimittelforschung bestimmen.

Die Entscheidungen für Forschungsziele wie auch für Forschungsstrategien fußen auf dem Stand des Wissens und der Erkenntnis und sind daher umso erfolgversprechender
- je mehr die an der Entscheidung Beteiligten
  - die notwendige Fachkompetenz besitzen,

- kritisch bewerten können und
- über das Gespür für zukünftige Neuerungen verfügen;
- je besser der Austausch stattfindet, je mehr „*translatiert*" wird
  - aus dem Wissen und der Erkenntnis der Grundlagenforschung in die explorative Arzneimittelforschung und
  - zwischen den unterschiedlichen Bereichen der explorativen Forschung und der Produktentwicklung.

2.2.3 Beitrag der Grundlagenforschung

Zentren der Grundlagenforschung sind die universitären und nichtindustriellen Forschungsinstitute.

Diese verfügen über ein Spektrum an innovationsfreundlichen Strukturen, welche
- den Wissensaustausch fördern,
- das Wahrnehmen und Lernen erleichtern,
- wissensdurstige, einfallsreiche Menschen anziehen, die wiederum
  - neue Ideen entwickeln,
  - neue Forschungsziele und ungewöhnliche Forschungsstrategien erdenken,
  - neue Erkenntnisse, neue Technologien und Erfindungen erarbeiten.

Pharmaunternehmen sind dagegen besser aufgestellt,
- explorativ zu forschen, indem sie
  - neue Ideen, neue Erkenntnisse und neue Technologien aus der Grundlagenforschung „*translatierend*" übernehmen und verwenden für
    - die Erarbeitung eigenständiger Forschungsziele für innovative Arzneimittel und
    - die Ausarbeitung ideenreicher und firmenspezifischer Forschungsstrategien zum Erreichen der Ziele und
  - neue pharmakologisch aktive Wirkstoffe suchen, finden, charakterisieren und optimieren mit dem Ziel,
    - über die Optimierung von Treffern und Leitstrukturen Entwicklungskandidaten zu identifizieren und
    - für die Entwicklungskandidaten Schutzrechte durch Patentanmeldungen im weltweiten Maßstab zu sichern,
  - wobei schlussendlich
    - ein Entwicklungskandidat bewertet wird auf der Grundlage seiner Attraktivität in Bezug auf neue therapeutische Chancen und Umsatzpotenziale im Verhältnis zu den Risiken, Kosten und des Zeitbedarfs seiner Entwicklung und
    - anhand der Bewertung entschieden wird, ob der Entwicklungskandidat als Entwicklungssubstanz entwickelt werden soll zu einem Arzneimittel;
- angewandt zu forschen,
  - indem eine Entwicklungssubstanz stufenförmig zu einem Arzneimittel entwickelt wird durch

- die Ausarbeitung eines Herstellverfahrens,
- die präklinische Prüfung in Zellen und am Tier auf Wirksamkeit, Unbedenklichkeit und Nebenwirkungen und
- die klinische Prüfung am Menschen auf Wirksamkeit und Verträglichkeit;
- nach erfolgreichem Abschluss der Forschung und Entwicklung für das neue Arzneimittel
  - in den unterschiedlichen Ländern eine Marktzulassung zu erreichen und
  - Markteinführung, Werbung, Vertrieb und Verkauf zu organisieren.

Die Grundlagenforschung in nichtindustriellen Forschungsinstituten und die explorative und angewandte Forschung in Pharmafirmen ergänzen sich somit in idealer Weise bei der Suche nach innovativen Arzneimitteln (siehe Tab. 2.15).[117,118]

Synergien können besonders geschöpft werden
- aus der Verbreiterung der Fachkompetenz, der Ideenvielfalt und der Kritikkompetenz,
  - wodurch die Erfolgschancen erhöht und die Risiken von vermeidbaren Fehlentscheidungen gemindert werden;
- unter der Voraussetzung, dass die Zusammenarbeit
  - gesehen wird als eine langfristige Grundlage für die Suche nach neuen Testsystemen, Treffern, Leitstrukturen und Kandidaten für die Entwicklung zu innovativen Arzneimitteln und
  - nicht ein einmaliges Ereignis darstellt in Form des Einkaufs einer Lizenz für eine attraktiv erscheinende Erfindung.

Ein verbindendes Glied innerhalb dieser Zusammenarbeit könnten Firmen sein, welche von Erfindern aus nichtindustriellen Forschungsinstituten gegründet worden sind (*„erfindergeführte Ausgründungen"*) mit dem Ziel, Erfindungen der nichtindustrielle Forschungsinstitute zur Marktreife zu bringen (siehe Tab. 2.15), da diese Neugründungen
- die vielfältigen Ideen und Ergebnissen entstanden in und translatiert aus der Grundlagenforschung bereits in *„Spreu und Weizen"* getrennt haben;
- explorativ forschen und damit in unterschiedlichem Ausmaß vorliegen haben
  - Testsysteme, Treffer, Leitstrukturen und ggfs. sogar die Entwicklungskandidaten, nach denen die große Pharmafirmen suchen,
  - zumindest einen Teil der Antworten, welche große Pharmafirmen für eine Bewertung von Leitstrukturen und Entwicklungskandidaten benötigen;
- aufgrund ihrer überschaubaren Größe kostengünstiger forschen können als große Pharmafirmen.

---

[117] Schultz Kirkegaard H, Valentin F. Academic drug discovery centres: the economic and organisational sustainability of an emerging model. Drug Discov Today 2014;19(11):1699–710.
[118] Schuurman J, Graus YF, Labrijn AF, Ruuls S, Parren PW. Opening the door to innovation. MAbs 2014;6(4):812–9.

Tab. 2.15: Kooperationsmöglichkeiten zwischen Forschungsinstituten und Pharmaunternehmen.

Nichtindustrielle Forschungsinstitute		◄	Projektfinanzierung	◄	Innovative Pharmaunternehmen	
Grundlagenforschung			• Wissenstransfer • Technologietransfer • Wissenschaftliche Beratung und Bewertung		Translationale Forschung	
	Neue Erkenntnisse					Explorative Forschung
	Neue Technologien				Angewandte Forschung	
	Neue Zielstrukturen					Produktentwicklung
	Neue Testverfahren	►		►		Präklinische Entwicklung
	Neue Herstellverfahren					Klinische Entwicklung
	Neue Materialien und Substanzen					
					▼	
					Erfindungen	
▼					▼	
Erfindungen		►	Lizenzen	►	• Patentanmeldungen • Schutzrechte/Patente	
		◄	Lizenzgebühren	◄		
▼					▼	
Erfindergeführte Ausgründungen					• Geschäftsentwicklung • Kauf von Innovationen und Entwicklungsprodukten	
	Patentanmeldungen/Patente	►	Lizenzen	►		
		◄	Lizenzgebühren	◄		
	Explorative Forschung				▼	
	Produktentwicklung	►	Kooperation	◄	Produktentwicklung	
Territorial begrenzte Vermarktung					Weltweite Vermarktung	
					▼	
Gewinnmaximierung (Investoren)		◄	Kauf der Ausgründung	◄	Akquisitionsstrategie	

Welche bedeutende Rolle die Synergie in der Zusammenarbeit zwischen der nichtindustriellen Grundlagenforschung und der industriellen Arzneimittelforschung spielt, zeigt sich an folgenden Zahlen (siehe Tab. 2.16):

- Die jährlichen weltweiten Forschungsinvestitionen im Gesundheitsbereich belaufen sich auf deutlich mehr als 100 Mrd. US$ (im Jahr 2001 etwa 106 Mrd. US$), von denen geschätzt[119] bislang aufbrachten
    - 48 % Pharmaunternehmen,
    - 44 % staatliche Institutionen/die öffentliche Hand und
    - 8 % private Geldgeber wie Stiftungen.

---

[119] http://www.medico.de/datei/arzneimittelforschung.pdf (Aufruf 17. 07. 2014).

Tab. 2.16: Aufwand, Risiko und Ergebnis der Arzneimittelforschung in Zahlen.

Forschungsinvestitionen weltweit (2001)		Neue Leitstrukturen	Neue Arzneimittel
> 110 × 10⁹ US$/Jahr	48 % Pharmaindustrie	▶ 40 %	▶ 90 %
	44 % staatliche Institute	▶ 60 %	▶ 10 %
	8 % Stiftungen		

Aufteilung der Forschungsinvestition in der Pharmaindustrie (2000–2006)		▶ 1,5 % explorative Forschung	▶ 15,5 % Entwicklung
Alpha-Innovationen bei Arzneimitteln innerhalb der letzten 50 Jahre			▶ ~45
Innovative Arzneimittel (Risiko und klinische Prüfdauer)	Markteintrittswahrscheinlichkeit (ab präklinischer Entwicklung)	Entwicklungsdauer (in Jahren)	
		Klinisch	Gesamt
Tumortherapeutika	13 %	7–8	12–13
Biopharmaka	11 %	6–7	12
Neue chemische Substanzen	4 %	7–8	15
Anteil neuer Zulassungen in der Kategorie „Priority Review" der US-Zulassungsbehörde FDA			
Zeitraum 1990–2005	44 %		
Zeitraum 10. 2012–12. 2014	4 %		

- Diese Forschungsinvestitionen führten zu[120]
  - neuen Leitstrukturen für pharmazeutische Wirkstoffe, gefunden
    - zu etwa 60 % in akademischen und anderen nichtindustriellen Forschungsinstituten,
    - zu etwa 40 % in der industriellen Forschung;
  - der chemischen bzw. biotechnischen Optimierung neuer Leitstrukturen hin zu Wirkstoffen für Arzneimittel, welche durchgeführt wurde
    - zu etwa 90 % in der industriellen Forschung,
    - zu etwa 10 % in der akademischen Forschung.
- Von den innerhalb der letzten 40 Jahre bei der US-amerikanischen Arzneimittelbehörde FDA zugelassenen neuen Arzneimittel[121] waren nicht weniger als 153 in nichtindustriellen öffentlichen Forschungseinrichtungen entdeckt worden,
  - unterteilt in
    - 61 % neue chemisch-synthetische Verbindungen („Chemopharmaka"),
    - 24 % neue biotechnisch hergestellte therapeutische Moleküle (*„Biopharmaka"*),

---

[120] Maxwell RA, Echhardt SB. Drug Discovery. Humana Press, Clifton 1990.
[121] Stevens AJ, Jensen JJ, Wyller K, Kilgore PC, Chatterjee S, Rohrbaugh ML. The Role of Public-Sector Research in the Discovery of Drugs and Vaccines. N Engl J Med 2011;364:535–41.

- 10 % Vakzinen und
- 5 % In-vivo-Diagnostika.
- Nur ein Arzneimittel ist nicht verschreibungspflichtig (*„Over-the-counter Drug/ OTC"*) gewesen,
- die Mehrzahl hat eine überdurchschnittlich hohe therapeutische Wirksamkeit gezeigt, im Besonderen
  - die Tumortherapeutika (26 % der 153 Arzneimittel) und
  - die Antiinfektiva (24 % der 153 Arzneimittel).

2.2.4 Maßnahmen zur Stärkung der Innovationskraft

Trotz dieser Erfolge in der Zusammenarbeit mangelt es seit einigen Jahren an neuen Arzneimitteln mit einem deutlichen Nutzen im Vergleich zur bisherigen Therapie.

Denn blickt man auf die letzten 40–50 Jahre der Arzneimittelforschung zurück, dann fallen folgende Probleme auf:

- Neue Arzneimittel, denen der Charakter von Alpha-Innovationen zukommt
  - belaufen sich auf etwa 45 Produkte im Zeitraum der letzten 50 Jahre,[23]
  - wurden aber in den letzten Jahren nicht häufiger entdeckt,[122,123] obwohl die Forschungsinvestitionen der pharmazeutischen Industrie deutlich zunahmen.
- Die Forschung in innovative Arzneimittel mit hohem medizinischen Bedarf war mit einem hohen, je nach Produkttyp unterschiedlichem Risiko behaftet.
  - So lag im Stadium von präklinischen Entwicklungssubstanzen die Markteintrittswahrscheinlichkeit in einer Größenordnung von
    - 13 % bei Tumortherapeutika,[124]
    - 11 % bei Biopharmaka und
    - 4 % bei Chemopharmaka (*„New Chemical Entities/NCE"*).[125]
  - Die Gesamtzeit von der Forschung bis zur Zulassung betrug
    - ≈ 12 Jahre bei Biopharmaka,
    - ≥ 15 Jahre bei Chemopharmaka.[79]
  - Die klinische Entwicklungszeit lag alleine schon zwischen
    - 7–8 Jahren bei Tumortherapeutika[126] und
    - 6–7 Jahren bei Biopharmaka und Chemopharmaka.[79]

---

122 CohenFJ. Opinion: Macro trends in pharmaceutical innovation. Nat Rev Drug Discov 2005:78–84 und eigene Erhebungen,
123 Graves SB, Langowitz NS. Innovative productivity and returns to scale in the pharmaceutical industry. 2006; DOI:10.1002/smj.4250140803.
124 DiMasi JA, Reichert JM, Feldman L, Malins A. Clinical approval success rates for investigational cancer drugs. Clin Pharmacol Ther 2013;94(3):329–35.
125 Sedlacek HH, Sapienza AM, Eid V. Ways to successful Strategies in Drug Research and Development. Wiley-VCH, Weinheim/New York 1969:91–5.
126 Kaitin KI, DiMasi JA. Pharmaceutical innovation in the 21st century: new drug approvals in the first decade, 2000–2009. Clin Pharmacol Ther 2011;89(2):183–8.

- Kleine forschungsintensive Pharmafirmen waren deutlich erfolgreicher in ihrer Forschung als die großen global aktiven Pharmafirmen.[127]
- In den letzten Jahren hat die Zahl der Zulassungen von Arzneimitteln mit signifikantem therapeutischen Zusatznutzen (Kategorie „Priority Review" der US-amerikanischen Zulassungsbehörde FDA) deutlich abgenommen. So betrug der Anteil der FDA-Zulassungen in dieser Kategorie
  - 44 % im Zeitraum von 1990–2005,[128]
  - 4 % im Zeitraum vom 10. 2012–12. 2014.[129,130]
- In den Jahren 2000–2007 investierten forschende Pharmafirmen vom jährlichen Umsatz durchschnittlich
  - ca. 1,5 % in die explorative Forschung, dagegen
  - ca. 15,5 % in die präklinische und klinische Entwicklung.[131]

Aufgrund dieser Daten kann vermutet werden, dass der derzeitige Mangel an neu zugelassenen innovativen Arzneimitteln seine Ursache hat
- in einer zu geringen Investition der großen Pharmaindustrie in die explorative Forschung,
  - diese stellt den industriellen Brückenkopf dar zu den Ergebnissen der Grundlagenforschung in nichtindustriellen Forschungsinstituten,
  - sodass zu wenig neue Ideen aus der Grundlagenforschung von den Pharmafirmen aufgegriffen werden konnten;
- in überproportional hohen Investitionen der Pharmaindustrie in die Entwicklung,
  - gerade auch von solchen Arzneimitteln, welche schlussendlich keinen oder nur einen geringen Zusatznutzen und damit Innovationsgrad bieten;
  - bezeichnend ist, dass die in den vergangenen 20 Jahren beobachtete ca. 2,5-fache Steigerung der Kosten für die Forschung und Entwicklung eines Arzneimittels vorwiegend durch die Zunahme von klinischen Prüfungen Phase II und Phase III bedingt gewesen ist.[132]

Für forschende Pharmaunternehmen wäre daher die Stärkung der eigenen explorativen Forschung der erste Schritt, um die Chancen für die Entwicklung innovativer Arzneimittel zu erhöhen.

Ziel muss es sein, die Fachkompetenz, Kapazität und Verantwortung der explorativen Forschung in einem Maße zu stärken, dass sie qualitativ und quantitativ in der Lage ist,

---

[127] DiMasi JA. Pharmaceutical R&D performance by firm size: approval success rates and economic returns. Am J Ther 2014;21(1):26–34.
[128] DiMasi JA, Grabowski HG. Economics of New Oncology Drug Development. J Clin Oncol 2007;25(2):209–16.
[129] http://www.fda.gov/drugs/developmentapprovalprocess/druginnovation/default.htm.
[130] http://www.accessdata.fda.gov/FDATrack/track?program=cber&id=CBER-All-Number-priority-reviews.
[131] http://ec.europa.eu/competition/sectors/pharmaceuticals/inquiry/preliminary_report.pdf.
[132] Hu M, Schultz K, Shen J, Tschopp D. The innovation Gap in Pharmaceutical Drug Discovery & New Models for R+D Success. HIMT 455, Kellogg School of Management, Evanston 2007; http://www.kellogg.northwestern.edu/biotech/faculty/articles/newrdmodel.pdf.

- ständig über den Stand der relevanten Grundlagenforschung im medizinisch-biologischen Bereich informiert zu sein und neue Erkenntnisse zügig wahrzunehmen,
  - durch den freien, unbegrenzten Zugang zu allen einschlägigen wissenschaftlichen Informationsquellen,
  - durch enge Zusammenarbeiten mit Forschungsinstituten, welche auf dem Indikationsgebiet entsprechend den Forschungszielen und der Forschungsstrategien besonders qualifiziert sind;
- eigenständig bewerten, die Attraktivität prüfen und die Entscheidung treffen zu können
  - von Ideen, Ergebnissen und Patentanmeldungen angeboten von der Grundlagenforschung der nichtindustriellen Forschungsinstitute,
  - von Lizenzangeboten aus der industriellen Pharmaforschung einschließlich denjenigen aus erfindergeführten Ausgründungen,
  - von Kooperationen mit nichtindustriellen und/oder industriellen Forschungsinstituten.

Denn wer anders als die forschenden Wissenschaftler ist fachlich im Stande, bei einem Forschungsinstitut beurteilen zu können (siehe Tab. 2.17),
- die bisherige wissenschaftliche Leistung, im besonderen
  - ob neue Ideen entworfen und geprüft wurden?
  - ob die veröffentlichten Technologien und Ergebnisse von Dritten reproduziert werden konnten?
  - ob die abgeleiteten Theorien und Hypothesen experimentell ausreichend untermauert waren?
- die Vertrauenswürdigkeit der Wissenschaftler, im Besonderen
  - ob es Hinweise gibt auf Verletzungen der *„guten wissenschaftlichen Praxis"*[133]
    - im Verhältnis der Institutsleitung zu wissenschaftlichen Mitarbeitern und Doktoranden?
    - im Verhältnis der wissenschaftlichen Mitarbeiter zu Doktoranden?
    - bei Durchführung der wissenschaftlichen Arbeiten und der Abfassung von Veröffentlichungen?
  - ob die Attraktivität der angebotenen Forschungsprojekte in einem ausgewogenen Verhältnis steht zu den Kosten/den Zahlungswünschen für eine Zusammenarbeit?
  - ob die angebotenen Erfindungen und Patentanmeldungen
    - bereits vorveröffentlicht sind,
    - nur dem Stand der Wissenschaft entsprechen oder
    - ohne jeglichen experimentellen Hintergrund, mit anderen Worten, *„aus der Luft gegriffen"* sind?
- die Bedeutung der Zusammenarbeit für die eigene Forschung, im Besonderen
  - welchen konkreten Nutzen die Zusammenarbeit bietet?
    - ob die Schwächen der eigenen Forschung gemindert oder Stärken gestärkt werden?

---

[133] http://www.dfg.de/foerderung/grundlagen_rahmenbedingungen/gwp.

Tab. 2.17: Prüfung einer Zusammenarbeit mit einem nichtindustriellen Forschungsinstitut.

Fragen an das Forschungsinstitut		Fragen an die Pharmafirma
Wissenschaftliche Leistung		Nutzen der Zusammenarbeit
	Wurden neue Ideen entworfen und geprüft?	Werden Schwächen gemindert und Stärken verstärkt?
	Wurden die abgeleiteten Theorien und Hypothesen experimentell untermauert?	Sind Synergien zu erwarten?
	Wurden die veröffentlichten Technologien und Ergebnisse durch Dritte bestätigt?	Kurzfristiger Nutzen (neue Prüfmodelle, neue Leitstrukturen)?
Vertrauenswürdigkeit		Langfristiger Nutzen (Verbreiterung der Fachkompetenz und der Kritikkompetenz, Förderung der Schöpfung neuer Ideen)?
	Gibt es Hinweise auf Verletzungen der guten wissenschaftlichen Praxis?	
	Steht die Attraktivität der Forschungsprojekte in einem angemessenen Verhältnis zum Preis der Kooperation?	
	Sind die angebotenen Erfindungen bereits vorveröffentlicht, sind sie Stand der Wissenschaft oder ohne experimentelle Basis?	Bleiben Forschungsziele und Forschungsstrategien bestehen oder müssen sie angepasst werden?

- ob aus einer Zusammenarbeit Synergien erwartet werden können, und falls ja, in welchen Bereichen?
- ob die Zusammenarbeit kurzfristige Vorteile, z. B. in Form von neuen Technologien, Prüfmodellen und/oder Leitstrukturen bietet?
- ob die Zusammenarbeit in die eigenen Forschungsziele einmündet und Forschungsstrategien ergänzt oder ob beide überarbeitet werden müssen?
- welches langfristige Potenzial die Zusammenarbeit für die eigene Ideenfindung zur Entwicklung von Modellen und Testsystemen aufweist?

Es versteht sich dabei von selbst, dass Auswahl, Bewertung und Entscheidung über eine Kooperation oder eine Lizenznahme
- auf keinen Fall von einer einzelnen Person getroffen werden kann, gleich welcher Hierarchiestufe sie angehört, sondern
- von all denjenigen Wissenschaftlern des Pharmaunternehmens durchgeführt werden muss, welche fachlich dem Entscheidungsinhalt am nächsten stehen,
  - um eine bestmögliche Entscheidungsplattform zu bieten und
  - um das Risiko einer Fehlentscheidung zu minimieren.

Der Forschungsleitung obliegt es dabei,
- Bewertungen und Entscheidungen einzufordern und

- den Auswahl-, Bewertungs- und Entscheidungsprozess der Forschung so zu moderieren oder moderieren zu lassen, dass
  - Ideen, Vorschläge, kritische Einwände und befürwortende Stellungnahmen allen Beteiligten zur Kenntnis gelangen,
  - Entscheidungen getroffen werden, welche
    - auf einer breiten fachlichen Grundlage beruhen,
    - entweder mit den Forschungszielen übereinstimmen oder aber mit ihnen harmonisiert werden können,
    - finanzierbar sind, d. h. deren Kosten mit dem Budget im Einklang stehen oder gebracht werden können,
    - zu einem Maßnahmenkatalog führen, der dann auch zügig umgesetzt werden kann,
- die Entscheidungen der Forschung der Unternehmensleitung so zu vermitteln, dass diese
  - die Entscheidung in die Unternehmensstrategie einfügen kann oder
  - das Unternehmensziel der Entscheidung anpasst.

Grundfalsch wäre es, wenn sich die Forschungsleitung dabei verstehen würde
- als Dirigent eines Orchesters, welches nach vorgegebenen Noten spielt oder
- als einzige oder letztlich ausschlaggebende Entscheidungsinstanz.

Solcherart Ansprüche übergehen die durch Fachkompetenz, Ideenvielfalt, Kritikfähigkeit und mentaler Unabhängigkeit gewährleistete Entscheidungskraft der unterschiedlichen wissenschaftlichen Mitarbeiter und wirken zerstörerisch auf deren Motivation, sodass letztlich drastisch beeinträchtigt sind die Bewertungen
- von Ergebnissen aus der eigenen Forschung wie auch
- von Vorschlägen und Angeboten aus externer Forschung für die eigene Forschungsarbeit.

Gleichermaßen innovationsschädlich wäre es, wenn gleichsam „über die Köpfe hinweg" eine Unternehmensleitung die Auswahl und Entscheidung über wissenschaftliche Kooperationsangebote und/oder Lizenznahmen maßgeblich beeinflussen oder sogar eigenmächtig festlegen wollte, weil
- im Regelfall deren Fachkompetenz für eine wissenschaftliche Urteilsfindung nicht ausreicht; denn die Unternehmensleitung dürfte kaum in der Lage sein, in allen Einzelheiten zu ermitteln, ob ein Kooperationsangebot eines nichtindustriellen Forschungsinstituts oder eines Pharmaunternehmens
  - eine seriös überprüfte experimentelle Grundlage hat,
  - neue Ideen liefert,
  - von der eigenen explorativen Forschung technisch-methodisch aufgegriffen werden kann,
  - die eigene Forschungsstrategie zum Erreichen des Forschungszieles unterstützen könnte;

Tab. 2.18: Kooperation zwischen Forschungsinstituten und Pharmaunternehmen.

Nichtindustrielles Forschungsinstitut		Innovatives Pharmaunternehmen
Grundlagenforschung	• Veröffentlichungen • Forschungsberichte • Fachgespräche	• Literaturstudium/Wertung • Prüfung von Passform • Prüfung von Synergiepotenzialen • Prüfung von Wiederholbarkeit/Nacharbeitbarkeit der Versuche und Ergebnisse
Neue Erkenntnisse		
Neue Technologien		
Neue Zielstrukturen		
Neue Testverfahren		
Neue Herstellverfahren	Geheimhaltungsvereinbarung	
Neue Materialien und Substanzen		
Erfindungen, Patentanmeldungen	• Projektvorschlag • Finanzierungsvorschlag	• Prüfung der Zielsetzung • Prüfung der Synergiepotenziale • Prüfung der Erfindungshöhe, Attraktivität • Prüfung der Preiswürdigkeit
▼	▼	▼
	Kooperationsvertrag ▼ Forschungsziele Forschungsstrategie Laborbücher Berichtspflichten Patentanmeldungen, Patentrechte, Lizenzen Zeitbedarf und Meilensteine Voraussetzung und Fristen für Zahlungen K.-o.-Kriterien	
• Motivation • Vertrauen • Fachkompetenz • Ideenreichtum • Kontrolle		• Motivation • Vertrauen • Fachkompetenz • Ideenreichtum • Kontrolle
▶	Kooperation	◀

- das Risiko für Fehlentscheidungen zulasten der Pharmafirma zu groß wäre. Die Ursachen für derartige Fehlentscheidungen sind mannigfaltig. Zu diesen Ursachen gehören beispielsweise
    - Selbstüberschätzung und Geltungsbedürfnis,
    - persönliche Beziehungen der Unternehmensleitung mit der Leitung des Forschungsinstitutes,

– der Wunsch, die Kooperation vorrangig für persönliche Vorteile zu nutzen, so z. B.
  • für den Erwerb eines akademischen Titels wie z. B. Promotion oder Honorarprofessur oder
  • für die Förderung eigener politischer oder unternehmerischer Ambitionen,
– Überredungskünste der Leitung des Forschungsinstituts, um „günstig" Finanzmittel, Honorare oder andere geldwerte Leistungen zu erhalten.

Vor diesem Hintergrund sind innovative Pharmaunternehmen gut beraten,
- den eigenen Wissenschaftlern die Verantwortung zu übertragen für alle Bewertungen und Entscheidungen in der Forschung und Entwicklung,
- der Forschungsleitung aufzuerlegen, diese Bewertungs- und Entscheidungsprozesse regelmäßig einzufordern, zu strukturieren und zu moderieren (siehe Tab. 2.18) und
- den Mitgliedern der Unternehmensleitung zu empfehlen,
  – sich nicht in diese Prozesse der Forschung und Entwicklung einzumischen,
  – sondern deren Ergebnisse abzuwarten und einzubauen in die Unternehmensziele und Unternehmensstrategien.

Es ist naheliegend, dass die Zusammenarbeit mit einem nichtindustriellen Forschungsinstitut nur dann die Innovationskraft eines Pharmaunternehmens fördern kann, wenn dessen eigene explorative Forschung personell, technisch und strukturell so ausgerüstet ist (siehe Tab. 2.19),[134,135] dass
- die Fachkompetenzen die notwendige Verschiedenheit aufweist und
- eine ausreichende Kapazität gewährleistet ist,
  – um nicht nur die internen sondern auch die externen Forschungsprojekte und Entwicklungskandidaten auswählen, bearbeiten, prüfen und bewerten zu können;
- ihr die Entscheidungsfreiheit gegeben ist,
  – nicht- oder geringinnovative Projekte und Entwicklungskandidaten gleich welchen Ursprungs auszusortieren und
  – die Kapazitäten auf attraktive, innovative Entwicklungssubstanzen zu konzentrieren,
    • um die Chancen für die Markteinführung von innovativen Arzneimitteln zu erhöhen,
    • was wiederum Motivation, Leistungsfähigkeit und Erfindungsreichtum der wissenschaftlichen Mitarbeiter stimuliert.

Ergibt sich so eine fruchtbare Kooperation, wird auch der Ruf der Pharmafirma als forschungsintensives Unternehmen gestärkt, wodurch
- die Attraktivität des Unternehmens für gute und sehr gute Wissenschaftler zunimmt,

---

[134] Binnewies C, Gromer M. Creativity and innovation at work: the role of work characteristics and personal initiative. Psicothema 2012;24(1):100–5.
[135] Wisdom TN, Goldstone RL. Innovation, imitation, and problem-solving in a networked group. Nonlinear Dynamics Psychol Life Sci 2011;15(2):229–52.

Tab. 2.19: Die explorative Forschung entscheidet über die Auswahl von Entwicklungssubstanzen.

Nichtindustrielles Forschungsinstitut		Innovatives Pharmaunternehmen	
Grundlagenforschung		**Explorative Forschung**	
Neue Forschungsziele	• Wissenschaftliche Kongresse • Fachliteratur • Persönliche Kontakte • Berichte	Erarbeitung des Stands der Forschung, Wahrnehmung der neuen Erkenntnisse und Technologien	
Neue Erkenntnisse			
Neue Technologien			
Neue zelluläre Strukturen			
Neue Methoden			
Neue Herstellverfahren	Veröffentlichungen, Fachgespräche	Prüfung der Beweise, der Wiederholbarkeit und/oder Nacharbeitbarkeit der Ergebnisse	
Neue Materialien und Substanzen			
		◄ Vertrauen	
		Entwurf von neuen Forschungszielen und/oder Forschungsstrategien	
		Ziele: • neue Klasse von Wirkstoffen, • mit neuer Art von Wirkung, • neue innovative Arzneimittel	
Erfindungen, Patentanmeldungen	Zusammenarbeit	▼	Neue Zielstrukturen für die Suche nach Wirkstoffen
		▼	Neue Substanzklassen oder Substanzbibliotheken
		▼	Neues Schnellverfahren für Massenteste
		▼	Neue krankheitsprädiktive Tiermodelle für die Wirksamkeitsprüfung
		▼	Auswahl, Prüfung und Optimierung von Treffern
		▼	Auswahl, Prüfung und Optimierung einer Leitstruktur
		Festlegung eines Entwicklungskandidaten	
	Lizenzvereinbarungen	▼	Eigene Patentanmeldungen
		▼	Bewertung
		Festlegung einer Entwicklungssubstanz	

- erhöhte Preise für neue innovative Arzneimittel gegenüber der Gesellschaft nachvollziehbar begründet werden können,
- der Markenname des Unternehmens gestärkt wird und dadurch sich erhöhen
  - dessen gesellschaftliche Akzeptanz (siehe Kap. 2.2.2) und
  - dessen Wettbewerbsposition und Arzneimittelumsatz.

Das Ausmaß der direkten und indirekten Stärkung der explorativen Forschung entscheidet somit,
- ob fortlaufend neue innovative Arzneimittel entwickelt und in den Markt gebracht werden können und dadurch
  - die langfristige Wettbewerbsfähigkeit der Pharmafirma durch Innovationen gesichert ist oder
- ob ein ehemals innovatives Pharmaunternehmen sich hin entwickelt zu einer Vertriebsgesellschaft für Nachahmerprodukte.

Um es nochmals zu betonen: Zu dieser Stärkung der explorativen Forschung gehören zwei wesentliche Maßnahmen:
- strukturell
  - die Verlagerung der Verantwortung für die Entscheidung über Forschungsziele, Forschungsstrategien, Forschungsprojekte und über die präklinische und klinische Entwicklung von pharmakologisch aktiven Wirkstoffen auf die Ebene der bestmöglichen Fachkompetenz, d. h., in die explorative Forschung,
- finanziell
  - eine dauerhafte Ausstattung der explorativen Forschung mit Finanzmitteln zur Aufrechterhaltung einer angemessenen personellen und technischen Kapazität mit bestmöglicher Qualität für die explorativen Forschungsarbeiten, wobei
    - Innovationen Vorrang haben sollten vor Kosteneinsparungen und andererseits
    - eventuelle Mehrkosten leicht gedeckt werden könnten durch erhebliche Einsparungen bei den Kosten im Besonderen für die klinische Prüfung von Wirkstoffen ohne oder mit geringem Innovationsgrad.

Konkret würde dieses beispielhaft bedeuten:
- Derzeit investiert die forschende Pharmaindustrie durchschnittlich etwa 17 % ihres jährlichen Umsatzes in die Forschung und Entwicklung.[136]
- Dieser Betrag wäre mit dem Ziel einer Innovationsförderung neu aufzuteilen z. B. in
  - 7 % (statt derzeit 1,5 %) in die explorative Forschung,
  - 10 % (statt derzeit 15,5 %) in die präklinische und klinische Entwicklung.

Solch eine Investition in die explorative Forschung macht jedoch nur dann Sinn, wenn in der gesamten Pharmafirma eine Innovationskultur herrscht, deren höchstes Ziel es ist

---

[136] http://ec.europa.eu/competition/sectors/pharmaceuticals/inquiry/preliminary_report.pdf.

Tab. 2.20: Fachkompetenzen für die Arzneimittelfindung.

		Benötigte Fachkompetenz
Explorative Forschung		
Erarbeitung von Forschungszielen		
	Therapeutisches Ziel (medizinischer Bedarf)	Experimentelle und klinische Pharmakologie Klinische Medizin
	Pharmakologisches Ziel, Forschungsstrategie	Experimentelle und klinische Pathophysiologie und Pharmakologie
		Pharmazeutische Chemie, Biochemie, Molekularbiologie
Ideenfindung, Erarbeitung von Forschungsstrategien, experimentelle Umsetzung		
	Chemische Synthese, biotechnische Synthese	Pharmazeutische Chemie, Biochemie, Molekularbiologie
	Modellaufbau und experimentelle Prüfung	Experimentelle Pharmakologie, Molekularbiologie
	Identifikation einer Leitstruktur	Experimentelle Pharmakologie Molekularbiologie Biochemie Pharmazeutische Chemie Patentwesen
	Optimierung der Leitstruktur	
	Patentanmeldung	
	Auswahl eines Entwicklungskandidaten	
Prüfung des Entwicklungskandidaten		
	Synthese von Prüfmengen (im technischen Maßstab)	Pharmazeutische Chemie, Molekularbiologie, Biochemie
	Erweiterte Wirksamkeitsprüfung	Experimentelle Pharmakologie
	Akute toxikologische Prüfungen	Experimentelle Toxikologie
Angewandte Forschung		
Präklinische Prüfung einer Entwicklungssubstanz		
	Wahl der galenischen Zubereitung	Pharmazeutische Technologie
	Präklinische toxikologische und pharmakokinetische Prüfung	Experimentelle Toxikologie (Untersuchung nach Vorschrift)
Entscheidung über klinische Prüfung		
	Indikationsgebiete; Applikationsform, Dosisbereich	Klinische Pharmakologie, experimentelle Pharmakologie
Klinische Prüfung einer Entwicklungssubstanz = Prüfsubstanz		
	Explorative klinische Prüfung	Klinische Pharmakologie; Biostatistik
	Konfirmative klinische Prüfung	Facharzt für die jeweilige Indikation; Biostatistik
Entscheidung über Vermarktung		
	Indikationsgebiete; Applikationsformen, Dosierungen; klinische Studien nach Ausbietung	Klinische Pharmakologie; Pharmaverkauf

		Benötigte Fachkompetenz
Vermarktung		
	Verkaufsstrategie (Preisgestaltung, Verpackungsgröße, Werbung, Territorien)	Pharmaverkauf, Finanzen

- Ideen zu wecken,
- Innovationen zu fördern und
- über Innovationen einen dauerhaften Markterfolg zu erreichen.

Im Zentrum solch einer Innovationskultur muss der wissenschaftliche Mitarbeiter stehen, im Besonderen
- dessen Fachwissen,
- dessen Ideenreichtum und
- dessen Leistungsbereitschaft.

Diese Eigenschaften stellen wesentliche Voraussetzungen dar für die Innovationskraft einer Pharmafirma, denn
- nur durch ein breites und verschiedenes Fachwissen (siehe Tab. 2.20)
    - kann das Risiko von Fehlentscheidungen gemindert und dadurch die Erfolgsrate der finanziellen Investitionen in Forschung und Entwicklung erhöht werden, wie z. B. bei
        - der Festlegungen von innovativen Forschungszielen,
        - der Erarbeitung und fortlaufende Anpassung von kreativen Forschungsstrategien und Lizenzstrategien zum Erreichen des Ziels,
        - der Bewertung von Prüfmodellen, Leitstrukturen, Entwicklungskandidaten, gleich aus welcher Quelle diese stammen;
- nur durch Leistungsbereitschaft und Ideenreichtum können die eigenen Forschungsstrategien verwirklicht und Forschungsziele erreicht werden.

2.2.5 Schädliche Einflussnahmen

All jene Faktoren, welche die Fachkompetenz, den Ideenreichtum und die Leistungsbereitschaft der wissenschaftlichen Mitarbeiter beeinträchtigen, zerstören über kurz oder lang auch die Zukunftsfähigkeit eines innovativen Pharmaunternehmens. Zu diesen Faktoren gehören:
- Einschränkungen von Lernmöglichkeiten und des Wissensaustausches, z. B. durch
    - willkürliche Beschränkungen der Teilnahme an Seminaren und wissenschaftlichen Kongressen,
    - unbegründete Einschränkungen der wissenschaftlichen Zusammenarbeit untereinander und mit Dritten,
    - überdurchschnittliche Belastung mit Routine- und Verwaltungsaufgaben oder anderen nicht zielführenden Arbeiten;

- übermäßige Beschränkungen von Freiräumen und Zeit zum Denken von Ideen und zum Prüfen von Erfindungen, z. B. durch
  - Routine- und Verwaltungsaufgaben,
  - nicht zielorientierte anderweitige Pflichten (z. B. Dienstleistungen zur Erfüllung persönlicher Wünsche von Vorgesetzten);
- mangelhafte Kapazitäten, im Besonderen
  - finanzielle und personelle Unterversorgung,
  - mangelhafte technische Ausstattungen,
  - qualitativ und/oder quantitativ mangelhafte Betreuung der Patentanmeldungen;
- mangelhafte Delegationen von Verantwortung für
  - die Ausarbeitung von Forschungszielen und Forschungsstrategien,
  - die Bewertung der Versuchsergebnisse,
  - die Festlegung von Entwicklungskandidaten und Entwicklungssubstanzen,
  - Planung und Ausgaben des Forschungsbudgets;
- Einflussnahmen auf die Ergebnisse z. B. durch
  - Einschüchterung,
    - sodass Ergebnisse gemäß der Erwartungshaltung des Vorgesetzten getrimmt, gefälscht oder erfunden werden,
  - direkte (finanzielle) oder indirekte Benachteiligung von Mitarbeitern,
    - deren Versuche nicht das erwartete Ergebnis gebracht haben,
    - die einen Fehler in ihrem Versuch entdeckt haben;
- mangelhafte Fehlerkultur, sodass
  - Fehler nicht entdeckt oder berichtet werden,
  - eine Fehleranalyse und Fehlerbehebung unterbleibt,
  - eine vorausschauende Fehlervermeidung nicht möglich ist und
  - Fehlentscheidungen auf der Grundlage fehlerhafter Ergebnisse vorprogrammiert werden;
- Verletzungen der Urheber- und Erfinderrechte durch
  - Behinderungen oder Verhinderung von Patentanmeldungen
    - aus persönlichen oder firmenpolitischen Gründen,
    - durch mangelnde Kapazität oder durch „*Dienst nach Vorschrift*" der zuarbeitenden Patentabteilungen,
  - willkürliche Einflussnahmen in Folge nicht sachlich begründeter
    - Ansprüche der Vorgesetzten als Mitautoren oder Miterfinder oder
    - Nutzung von Ideen und Forschungsergebnissen zum Vorteil Dritter;
- mangelhafte Würdigung der erfinderischen Leistung;
- mangelhafte Toleranz von kreativen Wissenschaftlern mit ihren besonderen Merkmalen,
  - Bestehendes grundsätzlich in Frage zu stellen und hierdurch
    - neue Sichtweisen für das Bestehende zu entwickeln,
    - Lücken und Fehler im Bestehenden zu erkennen und auf sie aufmerksam zu machen,
  - Veränderungen einer Lage schnell zu erkennen und auf sie
    - aufmerksam zu machen und
    - mit außergewöhnlichen Ideen zu reagieren;

Tab. 2.21: Innovationsschädliche Einflussnahmen der Unternehmensleitung.

Einschränkungen des Lernens und des Wissensaustauschs
Willkürliche Beschränkungen der Teilnahme an wissenschaftlichen Kongressen
Unbegründete Einschränkungen der wissenschaftlichen Zusammenarbeit untereinander und mit Dritten
Überdurchschnittliche Belastung mit Routine- und Verwaltungsaufgaben oder anderen, nicht zielführenden Arbeiten
Übermäßige Beschränkungen von Freiräumen und Zeit zum Denken von Ideen
Durch Routine- und Verwaltungsaufgaben
Durch nicht zielorientierte anderweitige Pflichten und Dienstleistungen
Mangelhafte Kapazitäten
Finanzielle und personelle Unterversorgung
Mangelhafte technische Ausstattungen
Qualitativ und quantitativ mangelhafte Betreuung der Patentanmeldungen
Mangelhafte Delegationen von Verantwortung
Für die Ausarbeitung von Forschungszielen und Forschungsstrategien
Für die Bewertung der Versuchsergebnissen, Leitstrukturen, Entwicklungskandidaten
Bei der Auswahl von Entwicklungssubstanzen
Für das Forschungsbudget
Mangelhafte Fehlerkultur
Bestrafung oder Benachteiligung von Wissenschaftlern, die Fehler eingestanden haben
Mangelhafte Analyse und Behebung von Fehlerquellen
Einflussnahmen auf die Ergebnisse
Durch Einschüchterung, sodass Ergebnisse im Sinne oder gemäß der Zielvorstellung des Vorgesetzten getrimmt, gefälscht oder erfunden werden
Durch direkte (finanzielle) oder indirekte (öffentliche) Benachteiligung von Mitarbeitern mit Ergebnissen, die nicht den Erwartungen entsprechen
Verletzungen der Urheber- und Erfinderrechte
Durch Behinderungen oder Verhinderung von Patentanmeldungen
Durch willkürlichen Anspruch als Mitautor oder Miterfinder
Durch willkürliche Nutzung von Ideen und Erfindungen zum Nutzen Dritter
Mangelhafte Toleranz von kreativen Wissenschaftlern mit ihren besonderen Merkmalen
Bestehendes grundsätzlich in Frage zu stellen
Veränderungen einer Lage schnell zu erkennen und auf sie aufmerksam zu machen
Zu mehr- oder vielschichtigen Tatbeständen keine voreilige Antworten zu liefern
Selbstbewusst den als richtig erkannten Weg zu gehen und Widerspruch auszulösen

Unsachgemäße Festlegung von Forschungszielen
Durch Überforderung der Forschungsleitung bei der Moderation
Durch nicht objektive Stärken-Schwächen-Analyse
Durch willkürliche Einflussnahmen der Unternehmensleitung

- mehr- oder vielschichtige Tatbestände wahrzunehmen und zu versuchen
  - Problemkreise zu zergliedern, zu charakterisieren und schrittweise zu lösen,
  - keine übereilten, vorschnellen Antworten zu liefern,
- selbstbewusst den als richtig erkannten Weg zu gehen und hierdurch
  - bestehende Vorurteile, Denkgewohnheiten und Handlungsweisen aufzubrechen,
  - im Umfeld „anzuecken" und Widerspruch auszulösen;
- unsachgemäße Festlegungen von Forschungszielen, z. B. weil
  - die Forschungsleitung mit Moderation des Prozesses überfordert ist, mit der Folge, dass
    - sich die beteiligten unterschiedlichen Fachkompetenzen nicht auf eine gemeinsame Entscheidung einigen können,
    - sich nicht alle Fachbereiche der explorativen Forschung Geltung verschaffen können,
    - Vorurteile und/oder persönliche Interessen von einigen Mitgliedern der Forschung oder der Forschungsleitung die Entscheidung beeinflussen,
  - eine objektive Stärken-Schwächen-Analyse des Pharmaunternehmens als Grundlage fehlt,
  - fachfremde Personen den Entscheidungsprozess beeinflussen, wie z. B.
    - willkürliche Einflussnahmen der Unternehmensleitung,
    - Eingriffe in den Bewertungsprozess durch entsprechend beauftragte Beraterfirmen,
    - politische Einflussnahme.

Es reichen bereits nur wenige dieser Faktoren, beispielsweise durch die Berufung von entsprechend handelnden Führungspersonen, um die Innovationskraft eines Pharmaunternehmen kurzfristig, d. h. innerhalb weniger Monate, zu zerstören.

Auf wissenschaftliche Mitarbeiter kann eine innovationsschädliche Einflussnahme oder Systemveränderung vier grundsätzlich unterschiedliche Reaktionen auslösen (siehe Tab. 2.22).

Reaktion: Nutzung (Typ 1):
Das kreativitätsfeindliche System wird für den eigenen Vorteil genutzt mit den Folgen, dass
- die Chance der eigenen Karriere im System steigt,
  - indem man den Wünschen des Vorgesetzten entspricht und/oder dessen Fehlverhalten trotz besseren Wissens würdigt,
  - weil die eigene Karriere planbarer wird, da das System so lange wie möglich aufrecht erhalten wird durch

Tab. 2.22: Auswirkungen der Reaktion auf kreativitätsfeindliche Systeme.

Mitarbeiter in der Forschung		Betroffene Pharmafirma/Institute	
Art der Reaktion	Folgen	Innovationskraft	Zukunftsaussicht
Typ 1: Nutzung	Innerbetriebliche Karriere	Gering	Gering
Typ 2: Ertragen	Innere Kündigung	Mittel	Mittel
Typ 3: Verändern	Systemänderung	Mittel	Hoch
	Ablehnung/Isolierung	Gering	Mittel
Typ 4: Verlassen	Neubeginn woanders	Gering	Gering

■ Gering bzw. schlecht   ■■■■■■■ Hoch bzw. gut

- den Mangel an Kritik,
- die Täuschung und Selbsttäuschung der Vorgesetzten,
  - weil der eigene Beitrag zum Erhalt des Systems
    - von der Umgebung als Leistung angesehen wird und
    - zu weiteren Karrieresprüngen verhilft;
- Innovationen in der Forschung und Entwicklung verhindert werden, weil
  - der Ideenvielfalt in der explorativen Forschung der Boden entzogen wird,
  - Fehlentscheidungen in der Forschung durch das System vorprogrammiert werden, da
    - eine sachkundige, objektive Arbeit beeinträchtigt ist bei der Auswahl und Bewertung von Forschungszielen, Forschungsstrategien und Entwicklungskandidaten,
    - die fachkompetenten, kritischen, eigenständigen und kreativen Mitarbeiter über kurz oder lang dieses System verlassen.

Reaktion: Ertragen (Typ 2):
Das kreativitätsfeindliche System wird ertragen mit den Folgen, dass
- die Lebensdauer des Systems verlängert wird und hierdurch
  - der eigene Arbeitsplatz solange gesichert ist, wie das System bestehen bleibt;
- Innovationen in der Forschung und Entwicklung beeinträchtigt werden, weil
  - eine kritische Bewertung von Verfahren und Projekten vermieden wird,
  - die innere Kündigung der angepassten Mitarbeiter ihre Kreativität lähmt,
  - fachkompetente, kritische, eigenständige und kreative Mitarbeiter dieses System verlassen.

Reaktion: Verändern (Typ 3):
Das kreativitätsfeindliche System wird abgelehnt, aber es wird versucht, es zu verändern mit den Folgen, dass

- das persönliche Risiko des unmittelbaren Arbeitsplatzverlustes steigt,
  - durch den Widerspruch und die Unduldsamkeit des Vorgesetzten,
  - weil Kritik unerwünscht ist;
- aber die Chance für Innovationen steigt, wenn
  - die Unternehmensführung sich als lernfähig und einsichtig erweisen sollte und damit
    - die Wahrscheinlichkeit für Strukturveränderungen zur Verbesserung der Innovationskultur steigt,
    - kritische, eigenständige und kreative Mitarbeiter im veränderten System eine Zukunftsperspektive sehen,
    - durch Kritik das Risiko von Fehlentscheidungen in der Forschung vermindert wird;
- die Chance zur Stärkung der Wettbewerbsfähigkeit des Unternehmens steigt,
  - was den eigenen Arbeitsplatz in der Forschung sichern hilft.

Reaktion: Verlassen (Typ 4):
Das kreativitätsfeindliche System wird verlassen mit den Folgen, dass
- zumindest die explorative Forschung im Unternehmen quantitativ und qualitativ beschädigt wird,
- die treibenden Kräfte für eine Veränderung des Systems sich verringern, sodass
  - dieses System bis zu seinem Zusammenbruch erhalten bleibt,
  - die Wettbewerbsfähigkeit des Unternehmens mittel- bis langfristig vernichtet wird, weil
    - weitere fachkompetente, kritische, eigenständige und kreative Mitarbeiter dieses System verlassen,
    - Fehlentscheidungen in der Forschung vorprogrammiert werden.

Ein wissenschaftlicher Mitarbeiter, welcher sich zwischen den Reaktionen Typ 1–4 entscheiden muss, sollte selbstkritisch die Fragen beantworten[137,138] (siehe Tab. 2.23) nach
- seiner charakterlichen Veranlagung,
  - seinen eigenen Stärken und Schwächen;
- den eigenen Zielvorstellungen,
- den sich bietenden Möglichkeiten und
  - den damit verbundenen Risiken und Gefahren.

Um eine Entwicklung zu verhindern, die Mitarbeiter zu einer Entscheidung dieser Art zwingt, ist es die Pflicht der Unternehmensleitung, wahrgenommene Probleme, welche Strukturen und/oder Systeme des Unternehmens betreffen, gemeinsam mit den Mitarbeitern, im Besonderen mit den Betroffenen,

---

[137] http://www.zeitzuleben.de/1004-leave-it-love-it-or-change-it.
[138] http://www.focus.de/finanzen/karriere/bewerbung/selbstmarketing/potenziale/epilog_aid_26361.html.

Tab. 2.23: Fragen zu den Chancen und Risiken der Reaktion auf innovationsfeindliche Einflussnahme.[137, 138]

Persönliche Reaktionen	Fragen, die die Betroffenen sich selbst beantworten sollten
Typ 1: Nutzung	• Welche Möglichkeiten bieten sich mir? • Was ist neben dem Schlechten das Gute dieses Systems? • Entsprechen opportunistische Verhaltensweisen meinem Charakter? • Welche Folgen hat die Aufrechterhaltung dieses Systems für meinen Arbeitsplatz? • Welche Lernerfahrung bietet das System?
Typ 2: Ertragen	• Wie kann ich das System für mich erträglich machen? • Kann ich die Probleme des Systems „auf die leichte Schulter" nehmen? • Kann mir die Arbeit trotz des Systems noch gefallen? • Wird sich meine Leistungsfähigkeit wegen des Systems verringern? • Können die wirtschaftlichen Folgen des Systems meinen Arbeitsplatz in absehbarer Zeit vernichten?
Typ 3: Verändern	• Was muss an dem System geändert werden? • Was davon kann ich an dem System ändern? • Was muss ich unternehmen, um in der Lage zu sein, Einfluss auf das System auszuüben um es zu verändern? • Bis wann muss ich/will ich die Veränderung des Systems erreicht haben?
Typ 4: Verlassen	• Warum will ich das System verlassen? • Warum kann ich das System nicht ertragen oder verändern? • Bis wann will ich das System verlassen? • Was werde ich verlieren, was kann ich gewinnen? • Wie kann ich den Verlust schmälern?

- im direkten Gespräch zu erörtern,
    - um eine durch die Sicht der Mitarbeiter ergänzte und damit möglichst objektive Beschreibung der Probleme zu erreichen und
- dadurch zu lösen, dass
    - Veränderungen von solchen Strukturen und Systemen erfolgen,
        - welche die Kreativität, die Motivation und die Leistungsbereitschaft der Mitarbeiter einschränken und
    - innovationsschädliche Verhaltensweisen von Mitgliedern der Unternehmensleitung oder der Forschungsleitung benannt und für die weitere Zukunft ausgeschlossen werden, indem
        - Einsicht und Verhaltensänderung erreicht werden kann oder
        - eine Abberufung der in Frage kommenden Personen von ihrer Leitungsposition erfolgt.

Wenig hilfreich zur Lösung des Problems wäre, wenn die Unternehmensleitung
- das direkte klärende Gespräch mit den Beteiligten verweigern wollte und stattdessen
- Dritte, wie z. B. Beraterfirmen mit den Gesprächen beauftragen würde, weil solch eine Haltung

- von den Mitarbeitern als mangelndes Interesse oder als ein „*Kneifen vor dem Problem*" verstanden werden könnte und
- Misstrauen in die Führungskompetenz der Unternehmensleitung begründen würde.

Direkt zerstörerisch wäre, wenn die Unternehmensleitung eine bestehende, innovationsschädliche Lage aufrechterhält. Zum Schutz des Unternehmens muss in solch einem Fall das Aufsichtsgremium den wissenschaftlichen Mitarbeitern die Möglichkeit bieten,
- Stärken und Schwächen der Unternehmensleitung zu bewerten und
- diese Bewertung dem Aufsichtsgremium vorzutragen.

2.3 Die Entscheidung für eine Entwicklungssubstanz

2.3.1 Bewertung der Attraktivität eines Entwicklungskandidaten

Wesentliche Aufgabe der explorativen Pharmaforschung ist die Auswahl von Entwicklungskandidaten, gleichgültig, ob diese aus der eigenen Forschungsaktivität und/oder aus der Zusammenarbeit mit nichtindustriellen oder industriellen forschenden Partnern stammen.

Die Entscheidung, ob ein Entwicklungskandidat zu einem Arzneimittel entwickelt werden soll, hängt sinnvollerweise von der Beantwortung folgender vorab zu stellender Fragen ab (siehe Tab. 2.24):
- Stützen die bislang vorliegenden experimentellen präklinischen Daten in ausreichendem Maße die Arbeitshypothese, dass der Entwicklungskandidat
  - bei einer definierten, nicht oder nur unzureichend behandelbaren Erkrankung des Menschen wirksam und verträglich ist und
  - keine bedenklichen Nebenwirkungen hervorruft?
- Kann der Entwicklungskandidat im eigenen Pharmaunternehmen hergestellt werden
  - mit der hierfür notwendigen technischen Fachkompetenz und
  - ohne Menschen und Umwelt zu schädigen? Wobei
    - nach menschlichem Ermessen die vorgesehene oder etablierte Technik mit einer an Sicherheit grenzenden Wahrscheinlichkeit Schutz bieten sollte, aber
    - jedem Verantwortlichen klar sein müsste, dass es aufgrund des Risikos eines menschlichen Versagens eine 100-prozentige Sicherheit gleich bei welcher Technik nicht geben kann.
- Ist das eigene Pharmaunternehmen frei, den Entwicklungskandidaten wirtschaftlich zu nutzen, d. h.
  - sind die Schutz- bzw. Patentrechte an dem Entwicklungskandidaten
    - im Besitz des Unternehmens oder
    - können sie exklusiv oder zumindest semiexklusiv erworben werden und/oder
  - bestehen Abhängigkeiten gegenüber den Rechten Dritter?
- Ist der Entwicklungskandidat attraktiv für das Pharmaunternehmen in Bezug auf
  - den medizinischen Bedarf bei der zur Therapie vorgesehenen Erkrankung, der sich ergibt aus

Tab. 2.24: Fragen zu einem Entwicklungskandidaten, die zu beantworten sind.

Präklinische Untersuchungen		
	Wirksamkeit	Wird durch die präklinischen Ergebnisse die Hypothese gestützt, dass der Entwicklungskandidat beim Menschen im vorgesehenen Indikationsbereich wirksam und verträglich ist? Ist das therapeutische Fenster breit genug? Gibt es Nebenwirkungen, welche die Anwendung einschränken oder ausschließen?
	Unbedenklichkeit	
	Nebenwirkungen	
Herstellung		
	Fachkompetenz und Technik	Kann der Entwicklungskandidat mit einer an Sicherheit grenzenden Wahrscheinlichkeit sicher für Menschen und Umwelt produziert werden?
	Sicherheit von Mensch und Umwelt	
	Kosten	Sind die Produktionskosten überschaubar?
Verwertungsrechte		
	Eigene Patente	Gewähren die eigenen Patente Unabhängigkeit gegenüber Dritten? Können Abhängigkeiten durch Lizenzrechte gelöst werden? Sind Lizenzrechte fraglich?
	Abhängigkeiten	
	Lizenzrechte	
Attraktivität		
	Innovationshöhe	Sind Wirkstoff und Wirkungsmechanismus neu oder nur Verbesserungen bereits vorhandener Arzneimittel?
	Medizinischer Bedarf	Ist eine Wirkung zu erwarten bei bislang unzulänglich oder überhaupt nicht behandelbaren Erkrankungen? Wird nur eine Verbesserung der Wirkung und/oder der Nebenwirkung bereits vorhandener Arzneimittel erwartet? Welche Häufigkeit und welchen Schweregrad hat die zu behandelnde Erkrankung?
	Marktpotenzial	Welches Marktpotenzial wird für ein ideales Therapeutikum geschätzt, das bei der für den Entwicklungskandidaten vorgesehenen Indikation und Erkrankung bestmöglich wirkt?
	Konkurrenz	Welche Konkurrenzprodukte gibt es bereits im Markt oder in der Entwicklung, die den Erfolg des Entwicklungskandidaten streitig machen könnten?
	Umsatzpotenzial	Welcher minimale und welcher maximale Umsatz wird fünf Jahre nach einer Ausbietung für den Entwicklungskandidaten geschätzt
	Zeitbedarf	Wie viele Jahre werden minimal und maximal benötigt bis zur Ausbietung des Entwicklungskandidaten
	Risiken	Welche Einzelrisiken liegen vor? Wie hoch ist das Gesamtrisiko?

- der Schwere dieser Erkrankung,
- der Häufigkeit dieser Erkrankung und
- der Wirksamkeit und den Nebenwirkungen der bereits vorliegenden Therapiemöglichkeiten;

- die Einzigartigkeit des Entwicklungskandidaten betreffend
  - Wirkmechanismus,
  - Technologie der Herstellung und der
  - Konkurrenzlage in Bezug auf Patentschutz und bereits vorliegender Marktprodukte;
- das Umsatzpotenzial des Entwicklungskandidaten und den daraus erzielbaren Gewinn?

Können diese Fragen weitgehend positiv beantwortet werden, gibt es somit schon von Vorneherein keine „*K.-o.-Antwort*", macht es Sinn, die Attraktivität des Entwicklungskandidaten näher zu ermitteln durch die Beantwortung folgender Fragen:

- Welche Zielsetzung gilt als Arbeitshypothese?
  - Bei welcher Erkrankung mit welchem medizinischen Bedarf soll der Entwicklungskandidat wirksam sein?
    - Welche Therapie wird bei dieser Erkrankung bereits angewandt?
    - Was sind die Vorteile und die Nachteile dieser bestehenden Therapie?
  - Gibt es eine Behandlungslücke und könnte der Entwicklungskandidat diese Lücke schließen?
- Wie sind die bislang vorliegenden präklinischen Daten zum Beleg der Wirksamkeit, Verträglichkeit und Unbedenklichkeit zu bewerten?
  - Sind die verwendeten Zielstrukturen und Technologien zur Findung und Eignungsprüfung des Entwicklungskandidaten absolut neu und einzigartig oder bereits bekannt und auch bei der Konkurrenz in Verwendung?
  - Sind die präklinischen Modelle prädiktiv für eine Wirksamkeit beim Menschen in der Indikation gemäß der Arbeitshypothese?
  - Konnte die Wirksamkeit des Entwicklungskandidaten experimentell belegt werden?
  - Besteht ein ausreichend großes therapeutisches Fenster zwischen der therapeutischen Dosis/TD und der minimal toxischen Dosis/MTD?
  - Ist die dosislimitierende Toxizität/DLT bereits bekannt und welcher Art ist sie?
  - Gibt es Hinweise auf eine Gentoxizität bzw. Mutagenität und Kanzerogenität?
- Welches Marktpotenzial gilt für ein ideales Therapeutikum, das bei der für den Entwicklungskandidaten vorgesehenen Indikation bzw. bei dem Erkrankungsstadium bestmöglich wirkt?
- Gibt es Konkurrenzprodukte im Markt und welchen Umsatz bzw. welches Umsatzpotenzial haben diese im vorgesehenen Indikationsgebiet?
- Welches Umsatzpotenzial wird für den Entwicklungskandidaten geschätzt in Anbetracht
  - des Marktpotenzials,
  - der Konkurrenzsituation und
  - der angenommenen Stärke und des Wirkungsspektrums?
- Welcher Zeitbedarf und welche Gesamtkosten sind bis zur Zulassung und Markteinführung des Entwicklungskandidaten anzunehmen?
- Welche Einzelrisiken und welches Gesamtrisiko müssen in Betracht gezogen werden,
  - wobei die Einzelrisiken im Besonderen liegen bei

Tab. 2.25: Fachkompetenzen zur Bewertung der Attraktivität eines Entwicklungskandidaten.

		Attraktivität	Bewertung durch
Wirksamkeit			
Medizinischer Bedarf der Erkrankung, die therapiert werden soll	Hoch		Explorative Forschung und klinische Forschung
	Mittel	◄	
	Gering		
Prädiktivität der präklinischen Prüfmodelle für die Erkrankung	Hoch		
	Mittel	◄	
	Fraglich		
Zielstruktur und Wirkmechanismus des Entwicklungskandidaten	Erstmalig		
	Relativ neu	◄	
	Alt		
Verträglichkeit/Unbedenklichkeit (präklinisch)			
Minimale toxische Dosis/MTD im Vergleich zur therapeutischen Dosis/TD	TD <<<< MTD		Explorative Forschung und Entwicklung
	TD << MTD	◄	
	TD ≤ MTD		
Hinweise auf Gentoxizität/ Mutagenität/ Kanzerogenität	Nein		
	Fraglich	◄	
	Ja		
Umsatzschätzungen weltweit in US$/Jahr			
Marktpotenzial eines „Arzneimittels mit optimaler Wirksamkeit" bei der Erkrankung	> 3×10^9		Explorative Forschung und Marktforschung
	> 1×10^9	◄	
	> 5×10^8		
Umsatzpotenzial des Entwicklungskandidaten (im Markt) in % des Marktpotenzials	> 40–90 %		
	> 15–40 %	◄	
	> 5–15 %		
Gesamtrisiko			
Patentrechte, Abhängigkeit von den Rechten anderer	Nein		Explorative Forschung und Patentabteilung
	Fraglich	◄	
	Ja		
Konkurrenzaktivitäten und -produkte	Keine		Explorative Forschung und Marktforschung
	Ungewiss	◄	
	Ja		

		Attraktivität	Bewertung durch
Klinischer Wirksamkeitsbeleg	Einfach	▓▓▓▓	◀ Klinische Forschung
	Mittel	▓▓▓	
	Schwierig	▓▓	
Hürden für die Zulassung	Gering	▓▓▓▓	◀ Zulassung
	Mittel	▓▓▓	
	Hoch	▓▓	
Gesamtbewertung (Wertungspunkte) von 11–88			

▓ Gering (1 Wertungspunkt)   ▓▓▓▓▓▓▓▓ Hoch (8 Wertungspunkte)

- dem Beweis der Wirksamkeit und Verträglichkeit in der klinischen Prüfung,
- der Durchsetzung von Schutzrechten bei den Patentanmeldungen,
- den nicht oder nicht ausreichend behobenen Schwächen des Unternehmens,
- der Konkurrenzlage, im Besonderen der gleichzeitigen oder schnelleren Entwicklung gleich oder besser wirksamer Arzneimittel durch einen oder mehrere Wettbewerber,
- den Hürden für die Zulassung bzw. dem Risiko von Preisabschlägen,
- wobei das Gesamtrisiko maßgeblich bestimmt wird durch das höchste Einzelrisiko.

Es ist offensichtlich, dass die kompetente Beantwortung dieser Fragen nur von den Wissenschaftlern in der explorativen Forschung und, wo notwendig, gemeinsam mit und durch Zuarbeit von den Fachleuten in den jeweiligen an der Entwicklung beteiligten Fachabteilungen erfolgen kann (siehe Tab. 2.25).

Dabei gilt für die Qualität der Bewertung:

- Sie ist direkt abhängig von der Qualifikation der Beteiligten, d. h.
  - von deren Fachkompetenz, Kritikfähigkeit und Erfahrung.
- Sie ist so schlecht wie die geringste Qualifikation eines der Beteiligten,[139] weil
  - das Risiko von Fehleinschätzungen durch mangelnde Qualifikation zunimmt,
  - bereits durch eine Person mit mangelnder Qualifikation eine objektive Bewertung unmöglich sein kann.
- Sie wird daher mehr oder weniger zerstört durch den Einfluss oder Eingriff fachfremder Personen, wie z. B.
  - Mitglieder der Unternehmensleitung,
  - beauftragte Mitarbeiter von Beraterfirmen.

---

[139] Sedlacek HH, Sapienza AM, Eid V. Ways to successful strategies in drug research and development- Wiley-VCH, Weinheim,/New York 1996:57–86.

Tab. 2.26: Berechnung des Markpotenzials und des Umsatzpotenzials.

Berechnung der Behandlungskosten je Patient und Jahr bei gegebener Indikation			Behandlung mit		
			Ideal wirksamem Arzneimittel	Marktprodukt (Standard)	Entwicklungskandidat/ EK
	Dosis/Behandlung/Patient (mg)		I_1	M_1 ?	$E_1 \cong I_1$
	Preis/Behandlung/Patient (US$)		I_2	M_2 ?	$E_2 \cong I_2$
	Preis/Behandlung/Patient/Jahr		I_3	M_3 ?	$E_3 \cong I_3$
Zahl aller Patienten/PZ					
	Nordamerika	PZ_N: $\times 10^6$	100 % (?) der PZ_N	? % der PZ_N	? % der PZ_N
	Europa	PZ_E: $\times 10^6$	100 % (?) der PZ_E	? % der PZ_E	? % der PZ_E
	Japan	PZ_J: $\times 10^6$	100 % (?) der PZ_J	? % der PZ_J	? % der PZ_J
	Weltweit	PZ_W: $\times 10^6$	100 % (?) der PZ_W	? % der PZ_W	? % der PZ_W
Umsatzpotenzial als Teil des Marktpotenzials					
Umsatz/Jahr ($PZ \times I_3$; $PZ \times M_3$ oder $PZ \times E_3$)			Marktpotenzial/MP	Umsatz/U	Umsatzpotenzial/UP
	Nordamerika/N		MP: $PZ_N \times I_3$	? % vom jeweiligen MP	? % vom jeweiligen MP	Bestes, mittleres, schlechtestes Szenario
	Europa/E		MP: $PZ_E \times I_3$			
	Japan/J		MP: $PZ_J \times I_3$			
	Weltweit/W		MP: $PZ_W \times I_3$			

In die Tabelle sind die Werte für $I_{1,2,3}$, $M_{1,2,3}$, $PZ_{N,E,J,W}$ und für die jeweiligen ? einzutragen.

Die Zusammenarbeit zwischen den Wissenschaftlern der explorativen Forschung und den Mitarbeitern der an der Entwicklung beteiligten weiteren Fachbereiche ist besonders gefragt bei der Berechnung des Marktpotenzials und des Umsatzpotenzials und bei der Abschätzung der Einzelrisiken zur Bestimmung des Gesamtrisikos.

Für die Berechnung des Marktpotenzials wird zugrunde gelegt (siehe Tab. 2.26)
- ein ideales Therapeutikum als Referenz, welches
  - die Arbeitshypothese für den Entwicklungskandidaten klinisch bestmöglich erfüllt und
  - gleich im Preis liegt für die Behandlung/Patient und Jahr, wie er für den Entwicklungskandidaten zu kalkulieren wäre;
- die Anzahl der zu behandelnden Personen, welche sich ergibt
  - aus der Inzidenzrate
    - Anzahl Neuerkrankungen je 100.000 Personen in Bezug der zur Behandlung anstehenden Erkrankung und/oder
  - der Prävalenzrate
    - Anzahl aller Erkrankten je 100.000 Personen der zur Behandlung anstehenden Erkrankung,
  - in den Territorien Europa, Nordamerika, Japan und weltweit;

- die Anzahl der Patienten, welche ggfs. mit einem bereits im Markt befindlichen Arzneimittel behandelt werden;
- die Anzahl der Patienten, welche mit dem idealen Therapeutikum behandelt werden könnten,
  - um mit dieser Zahl das Marktpotenzial für den Entwicklungskandidaten berechnen zu können.

Um den Preis für die Behandlung mit dem idealen Therapeutikum bzw. mit dem Entwicklungskandidaten pro Patient und Jahr zu ermitteln, sind vonnöten
- die geschätzten Gesamtkosten für eine Gewichtseinheit des Therapeutikums/Entwicklungskandidaten, welche umfassen
  - die Herstellkosten und
  - die Kosten für die Zulassungen, die Vermarktung und den Vertrieb,
  - alle Deckungsbeiträge z. B. für die Kosten der Forschung und Entwicklung, der Verwaltung und des Betriebes und
  - den Gewinnbeitrag;
- die geschätzte Dosis pro Behandlung und Patient und die Behandlungshäufigkeit pro Jahr und Patient,
- die Behandlungskosten eines Patienten pro Jahr
  - ab Werk, d. h. ab Hersteller,
  - im jeweiligen Territorium, d. h im Land für das Krankenhaus bzw. für den Patienten in der Apotheke.

Die endgültige Preisgestaltung ergibt sich aus der Innovations- und Wettbewerbsstärke des Entwicklungskandidaten, der Renditeerwartung des Pharmaunternehmens und der länderspezifischen Preiskontrolle der Zulassungsbehörden und Gesundheitssysteme (siehe Tab. 2.27).
Einflussgrößen sind im Besonderen:
- gesellschaftlich als ethisch und verantwortbar akzeptierte Gewinnanteile an den Arzneimittelkosten für die Behandlung eines Patienten,
  - für innovative Arzneimittel liegen diese Gewinnanteile im Bereich etwa zwischen 15 % und 30 % des Abgabepreises ab Werk,[140]
  - wobei es die Aufgabe des Pharmaunternehmens ist, durch Transparenz die Nachvollziehbarkeit der Kostenstruktur zu gewährleisten und deren Akzeptanz zu erhöhen;[141] dieses gilt im Besonderen für die teils erheblichen Kosten
    - der Forschung und der Produktentwicklung,
    - der Gewährleistung der Arzneimittelsicherheit,
    - der Produktherstellung;

---

[140] http://www.deutschlandradiokultur.de/es-gibt-keine-branche-die-so-hohe-gewinne-macht.954.de.html?dram:article_id=145120.
[141] Parker-Lue S, Santoro M, Koski G. The ethics and economics of pharmaceutical pricing. Annu Rev Pharmacol Toxicol 2015;55:191–206.

Tab. 2.27: Die Preisfindung zwischen Kostenerstattung und Renditeerwartung.

Kalkulierte Kosten		Verantwortung, Ethik		Bürger, Patienten
Forschung und Entwicklung				
	Explorative Forschung	▼		
	Präklinische Entwicklung	Anerkennung und Förderung von Innovationen		
	Klinische Entwicklung			
Patente		Gesellschaftlich akzeptabler Preis		
Marktzulassungen				
Herstellung		▼	▼	▼
	Im Technikum			
	In der Produktionsanlage			
	Qualitätskontrolle	► Verkaufspreis ab Werk	► Verkaufspreis Im Land	◄ Preiskontrolle
	Stabilitätskontrolle			
	Galenische Formulierung			
	Abfüllung/Verpackung	▲	▲	▲
Vertrieb		Renditegetriebener Preis		
Vermarktung/Werbung				
Deckungsbeiträge		▲		Gesundheitssysteme, Krankenkassen, Gesetze, Rechtsprechung
	Forschung und Entwicklung	Gewinnmaximierung		
	Betriebsaktivitäten/Gebäude	▲		
	Verwaltung	Anteilseigner, Investoren		
Gewinn (vor Steuern)				

- die Wettbewerbslage, wobei die Position eines Pharmaunternehmens, den Preis renditemaximierend festlegen zu können, umso stärker ist,
    - je einzigartiger das Therapeutikum einen medizinischen Bedarf bei einer bislang nicht behandelbaren schweren Erkrankung erfüllt,
    - je sicherer der Patentschutz ist und
    - je konkurrenzloser sich daher die Wettbewerbslage darstellt;
- länderspezifische Preiskontrollen durch die Zulassungsbehörden und/oder durch die Gesundheitssysteme, um ungerechtfertigte Belastungen der Gesundheitssysteme und Patienten zu vermeiden, welche z. B. erfolgen durch
    - hochpreisige Scheininnovationen, d. h.,
        - durch neue Arzneimittel mit keinen oder nur marginalen Verbesserungen im Vergleich zu den bereits vorliegenden,
    - Ausnutzen exklusiver Wettbewerbslagen für hochinnovative, einzigartige neue Arzneimittel, im Besonderen

Tab. 2.28: Umsatzpotenzial in Abhängigkeit vom Innovationsgrad, dem medizinischen Bedarf und der Konkurrenzlage.

Innovationsgrad	Medizinischer Bedarf	Anzahl der Konkurrenten im Markt		
		1	2–3	3
Einzigartig	Hoch	▓▓▓▓▓	▓▓	
	Mittel	▓▓▓		
	Gering	▓	░	
Überlegen	Hoch	▓▓▓	▓▓	
	Mittel	▓▓		
	Gering	▓		
Scheininnovation	Hoch		▓	▓
	Mittel			
	Gering			

■ 10 % des Marktpotenzials   ■■■■ Streuung: 20–40 %   ░ < 10 % des Marktpotenzials

- wenn Anhaltspunkte vorliegen, dass der Wettbewerbsvorteil für hochinnovative, einzigartige neue Arzneimittel und die hierdurch bedingte Zwangslage von Patienten missbraucht wird, indem die Gewinnanteile im Endpreis drastisch und unangemessen erhöht werden,
  – die Verführung, solcherart Erhöhung zu kaschieren
    - durch drastisch erhöhte Deckungsbeiträge für die Finanzierung besonderer Aktionen, wie z. B. des Kaufs einer erfindergeführten Ausgründung, die im Besitz des Entwicklungskandidaten war, der zu diesem besonderen Arzneimittel entwickelt wurde.

Das Umsatzpotenzial für den Entwicklungskandidaten (siehe Tab. 2.28)
- wird geschätzt als Anteil am Marktpotenzial, wobei das Umsatzpotenzial
  – umso höher angenommen werden darf,
    - je innovativer der Entwicklungskandidat ist und je höher der medizinische Bedarf bei der zu therapierenden Erkrankung ist und
    - je weniger Konkurrenten sich im Markt tummeln,
  – üblicherweise in drei Szenarien gestaffelt wird,
    - und zwar in ein schlechtes, ein mittleres und in das beste Szenario,
    - abhängig von der Vermarktungsaktivität des Pharmaunternehmens und den länderspezifischen gesetzlichen Regeln für den Arzneimittelmarkt;
- sollte in einem Territorium im Regelfall fünf Jahre nach der Erstausbietung erreicht sein.

Tab. 2.29: Schätzung der Einzelrisiken für einen Entwicklungskandidaten.

Risikogebiete			Risikoabschätzung (10 % bis > 95 %)
Präklinische Wirksamkeit und Verträglichkeit/Unbedenklichkeit			
	Prädiktivität der Modelle (für die zu therapierende Krankheit)	Bewiesen	≤ 20 %
		Meist gegeben	> 20–50 %
		Fraglich	> 50–80 %
		Unbekannt	> 80 %
	Therapeutisches Fenster (therapeutische Dosis/TD : minimal toxische Dosis/MTD	TD <<<< MTD	≤ 20 %
		TD << MTD	> 20–50 %
		TD ≤ MTD	> 50–80 %
		Unbekannt	> 80 %
	Hinweise für Genotoxizität, Mutagenität und/oder Kanzerogenität	Keine	≤ 20 %
		Fraglich	> 20–50 %
		Nicht geprüft	> 50–80 %
		Ja	> 80 %
Klinische Wirksamkeitsprüfung			
	Beleg der klinischen Wirksamkeit und Verträglichkeit	Phase-III-Studien	≤ 0 %
		Phase-I/II-Studien	> 20–50 %
		Phase-I-Studien	> 50–80 %
		Unbekannt	> 80 %
Verfügungs- und Patentrechte			
	Eigene Rechte; keine Abhängigkeiten		≤ 20 %
	Eigene Rechte; Abhängigkeiten und Lizenz möglich		> 20 –50 %
	Eigene Rechte; Abhängigkeiten gegeben		> 50–80 %
	Abhängigkeiten; Lizenz schwierig und teuer		> 80 %
Produktion und galenische Formulierung			
	Technologie und Erfahrung im Haus		≤ 20 %
	Technologie im Haus, wenig/keine Erfahrung		> 20 –50 %
	Technologie zu erwerben durch Kooperation		> 50–80 %
	Neue Technologie, null Erfahrung intern/extern		> 80 %

2.3 Die Entscheidung für eine Entwicklungssubstanz — 85

Risikogebiete			Risikoabschätzung (10 % bis > 95 %)	
Vermarktung im angestrebten Indikationsgebiet				
	Europa USA Japan Weltweit	Kerngebiet der eigenen Aktivität		≤ 20 %
		Teilgebiet der eigenen Aktivität		> 20–50 %
		Randgebiet; Kooperation möglich		> 50–80 %
		Keine Aktivität; keine Kooperation		> 80 %
Konkurrenzlage im Technologie- und angestrebtem Indikationsgebiet				
	Forschung und Entwicklung bei der Konkurrenz	Deutlich unterlegen		≤ 20 %
		Gleichwertig		> 20–50 %
		Möglicherweise überlegen		> 50–80 %
		Deutlich überlegen		> 80 %
	Marktprodukte der Konkurrenz	Kein Produkt im Markt		≤ 20 %
		Deutlich verbesserungswürdig		> 20–50 %
		Gering verbesserungswürdig		> 50–80 %
		Erfüllen voll die Anforderungen		> 80 %
Innovationshöhe und Zulassungsrisiko				
		Neue Technologie/neue Wirksamkeit		≤ 20 %
		Alte Technologie/neue Wirksamkeit		> 20–50 %
		Deutlich verbesserte Wirksamkeit		> 50–80 %
		Marginal verbesserte Wirksamkeit		> 80 %

▨ Raster der jeweiligen Risikostufe
■ Innovativer Entwicklungskandidat (vor präklinischer Entwicklung); max. Risiko: 1 × > 90 %
■ Scheininnovativer Entwicklungskandidat (vor präklinischer Entwicklung); max. Risiko: 3 × > 90 %

Die Schätzung der Einzelrisiken betreffen im Besonderen (siehe Tab. 2.29):
- den präklinischen Beleg der Wirksamkeit, Verträglichkeit und Unbedenklichkeit,
- den klinischen Beleg der Wirksamkeit und Verträglichkeit,
- die Verfügungs- und Patentrechte,
- die Produktion und Formulierung,
- die Vermarktung im angestrebten Indikationsgebiet,
- die Konkurrenzlage in der verwendeten Technologie und im angestrebten Indikationsgebiet und
- die Innovationshöhe und die Zulassung.

Tab. 2.30: Bewertung der Attraktivität von Entwicklungskandidaten (zwei Beispiele).

Wirksamkeit		Attraktivität der zwei Entwicklungskandidaten	
		Hochinnovativ	Scheininnovation
Medizinischer Bedarf der Erkrankung, die therapiert werden soll	Hoch		
	Mittel		
	Gering		
Prädiktivität der präklinischen Prüfmodelle für die Erkrankung	Hoch		
	Mittel		
	Unbekannt		
Zielstruktur und Wirkmechanismus des Entwicklungskandidaten	Erstmalig		
	Relativ neu		
	Alt		
Verträglichkeit/Unbedenklichkeit (präklinisch)			
Minimale toxische Dosis/MTD im Vergleich zur therapeutischen Dosis/TD	TD <<< MTD		
	TD << MTD		
	TD </= MTD		
Hinweise auf Gentoxizität/ Mutagenität/Kanzerogenität	Nein		
	Fraglich		
	Ja		
Umsatzschätzungen weltweit in US$/Jahr			
Marktpotenzial eines „Arzneimittels mit optimaler Wirksamkeit" bei der Erkrankung	> 3×10^9		
	> 1×10^9		
	> 5×10^8		
Umsatzpotenzial des Entwicklungskandidaten (im Markt) in % des Marktpotenzials	> 40–90 %		
	> 15–40 %		
	> 5–15 %		
Gesamtrisiko			
Patentrechte, Abhängigkeit von den Rechten anderer	Nein		
	Fraglich		
	Ja		
Konkurrenzaktivitäten und Produkte	Keine		
	Ungewiss		
	Ja		
Klinischer Wirksamkeitsbeleg	Einfach		
	Mittel		
	Schwierig		

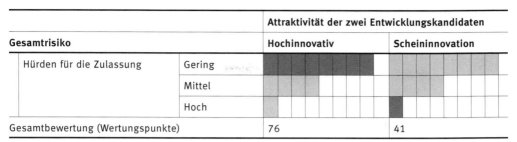

Auf dieser Grundlage kann die Attraktivität eines Entwicklungskandidaten systematisch und vergleichbar eingeschätzt werden, wie an zwei Beispielen dargelegt (siehe Tab. 2.30).

Im direkten Bezug zur Attraktivität eines Entwicklungskandidaten steht die Frage nach der Konkurrenzfähigkeit des Pharmaunternehmens. Diese abzuschätzen benötigt einen gesonderten Analyse-, Bewertungs- und Entscheidungsprozess, an welchem nicht nur die explorative Forschung, sondern auch alle anderen Bereiche der Pharmafirma beteiligt sein müssen (siehe Tab. 2.31).

Erfüllt die Bewertung der Attraktivität eines Entwicklungskandidaten alle Voraussetzungen, welche durch die Vorgabe des Forschungszieles gestellt sind, so ist für den nunmehr als Entwicklungssubstanz geltenden Entwicklungskandidaten ein stufenförmiger Entwicklungsplan festzulegen, welcher beinhaltet

- die präklinische Entwicklung als Vorbereitung für die klinische Prüfung durch
  - Aufbau eines Herstellverfahrens,
    - um die Entwicklungssubstanz reproduzierbar in ausreichender Reinheit und Stabilität zur Verfügung zu haben und
    - um die Entwicklungssubstanz in gesicherter Qualität gemäß der „*Good Manufacturing Practice/GMP*"-Regeln[142] („gute Herstellungspraxis") für die präklinische und klinische Prüfung zur Verfügung zu haben,
  - eine umfassende Wirksamkeitsprüfung
    - in geeigneten Testmethoden und in Tiermodellen, bestmöglich prädiktiv für die zur Therapie vorgesehene Erkrankung,
    - mit Ermittlung der Verweilzeit, des Abbaus und der Ausscheidung der Wirksubstanz (Pharmakokinetik),
  - Prüfung auf Unbedenklichkeit
    - in den von den Arzneimittelbehörden auf gesetzlicher Grundlage festgelegten Testmethoden und Tiermodellen;

---

[142] http://www.fda.gov/Drugs/DevelopmentApprovalProcess/Manufacturing/QuestionsandAnswerson CurrentGoodManufacturingPracticescGMPforDrugs/UCM071836.

Tab. 2.31: Attraktivität eines Entwicklungskandidaten im Vergleich zur Konkurrenzfähigkeit eines Unternehmens.

Parameter	Entwicklungskandidat	Pharmaunternehmen
	Fragen zur Attraktivität	Fragen zur Konkurrenzfähigkeit
Forschung und Entwicklung	Wirksamkeit?	Fachkompetenz?
	Verträglichkeit?	Kapazitäten?
	Unbedenklichkeit?	Technologien?
	Innovationsgrad?	Kooperationen?
Patentrechte	Abhängigkeiten?	Eigene Patente/Verfügungsrechte?
		Lizenzrechte?
Produktion und Formulierung	Abhängigkeiten? Sicherheit?	Technologien? Erfahrungswissen?
		Kapazität?
		Produktionsgenehmigungen?
	Kosten?	Kosten?
Klinische Prüfung	Wirksamkeit?	Fachkompetenz?
	Verträglichkeit?	Kapazitäten?
	Medizinischer Bedarf?	Kooperationen?
Vermarktung	Innovationsgrad/Wirkprofil?	Fachkompetenz? Kapazitäten in den Ländern?
	Medizinischer Bedarf?	Konkurrenzprodukte?
	Umsatzpotenzial? Deckungsbeiträge und Gewinnhöhe?	Kosten des Endprodukts? Anteil am Marktpotenzial?
Risiken	Erfasst durch Bewertung des Entwicklungskandidaten	Erfasst durch Stärken-Schwächen-Analyse des Unternehmens

- die klinische Prüfung, welche zum Ziel hat
  - entsprechend der von den präklinischen Untersuchungsergebnissen gestützten Arbeitshypothese
  - den Beleg der Wirksamkeit und Verträglichkeit am Menschen bei der vorgesehenen Erkrankung bzw. einem definierten Erkrankungsstadium zu erbringen;
- die Beantragung der Zulassung als Arzneimittel in den unterschiedlichen Ländern auf der Grundlage
  - der präklinisch und klinisch erarbeiteten Daten und
  - der landesspezifischen Anforderungen der Arzneimittelbehörden;
- die Vermarktung des Arzneimittels nach erfolgter Zulassung.

Es ist naheliegend, dass die Bewertung und Entwicklung eines Entwicklungskandidaten hin zu einem Arzneimittel zu dem ureigenen Aufgaben eines Pharmaunternehmens gehört wegen

- des dort vorliegenden hohen Erfahrungswissens;
- der hohen Risiken, bedingt durch
  - die Unwägbarkeiten bei der präklinischen und klinischen Entwicklung und für die Zulassung,
  - den nur eingeschränkt abschätzbaren Zeitbedarf;
- der hohen Kosten für
  - die Produktion gemäß den gesetzlich festgelegten Standards in Hinblick auf
    - die gesicherte Qualität des Endproduktes,
    - die Reproduzierbarkeit des Herstellverfahrens,
    - die Erfüllung von Sicherheitsauflagen für die beteiligten Menschen und die Umwelt,
  - die weltweite Vermarktung;
- der hohen Chancen,
  - Kosten und Risiko durch eine erfolgreiche, aber wiederum auch kostspielige Vermarktung des entwickelten Arzneimittels tragen zu können.

Vollkommen unerheblich für eine Bewertung ist dabei, ob der Entwicklungskandidat aus der eigenen explorativen Forschung stammt oder durch Kauf oder durch Lizenz von einer anderen Pharmafirma oder einem nichtindustriellen Forschungsinstitut erworben wurde.

Vor einem Erwerb, vor jeglicher ins Einzelne gehenden Bewertung eines Entwicklungskandidaten sollte jedoch klargestellt sein, dass
- die potenzielle Verwertung des Entwicklungskandidaten durch Patentanmeldungen oder Patente in den wesentlichen Märkten geschützt ist und
- durch den Kauf bzw. durch die Lizenz dieser Rechte an den Patentanmeldungen bzw. Patenten ein exklusives, uneingeschränktes Verwertungsrecht an dem Entwicklungskandidaten erworben werden kann.

2.3.2 Angebote aus Forschungsinstituten

Vorrangiges Ziel jeder Arzneimittelforschung an nichtindustriellen Forschungsinstituten muss es somit sein, für eine Erfindung Schutzrechte in Form von Patentrechten zu erhalten. Damit kommen die Erfinder in den vollen Besitz der Verwertungsrechte an ihrer Erfindung, es sei denn,
- sie haben diese Rechte aufgrund vertraglicher Vereinbarungen abgetreten,
  - z. B. an ihren Dienstherrn oder
- ihre Rechte sind durch prioritätswirksame Patente Dritter eingeschränkt.

Nach aktueller Analyse stammen ein Großteil der Patente und Patentanmeldungen auf dem Gebiet der Arzneimittelforschung mittlerweile aus nichtindustriellen Forschungsinstituten.[143]

---

[143] Kinch MS, Raffo J. Sources of innovation: an assessment of intellectual property. Drug Discov Today 2014;pii:S1359–6446(14)00471–1.

Für die Erfinder bzw. deren Dienstherrn bestehen nun verschiedene Möglichkeiten, die Rechte an ihrer Erfindung so zu verwerten, dass mit einer angemessenen Vergütung für die Erfinder das Ziel der Entwicklung eines neuen Arzneimittels erreicht werden könnte.

Eine Möglichkeit ist die Veräußerung aller Rechte an der Erfindung, an der diese Erfindung beanspruchenden Patentanmeldung oder an dem bereits erteilten Patent an eine Pharmafirma, wobei diese Pharmafirma tunlichst verpflichtet werden sollte,
- auf eigene Kosten und eigenes Risiko
  - den patentrechtlichen Schutz der Erfindung weltweit zu sichern,
  - die Entwicklung der Erfindung bzw. des Entwicklungskandidaten hin zu einem Marktprodukt durchzuführen und dieses weltweit zu vermarkten,
- den Erfindern eine Vergütung für die Übertragung der Rechte an die Pharmafirma zu leisten in Form von
  - Vorabzahlungen, z. B. als finanzielle Unterstützung ihrer Forschungsaktivitäten,
  - einer angemessenen Beteiligung am Gewinn aus der Vermarktung.

Eine andere Möglichkeit ist die Gründung einer wagniskapitalfinanzierten Firma und die Übertragung aller Rechte an der Erfindung bzw. der Patentanmeldung in diese Ausgründung, mit der Zielsetzung,
- den Wert der Erfindung in der Ausgründung durch eigene Leistungen zu steigern durch
  - eine weltweite Anmeldung von Schutzrechten für diese Erfindung,
  - Findung und Optimierung von Leitstrukturen bis hin zur Auswahl von Entwicklungskandidaten und
  - die präklinischen Entwicklung und klinischen Prüfung eines Entwicklungskandidaten;
- die Betriebskosten zu finanzieren durch einen Investor,
  - welcher als Gegenleistung für seine finanzielle Beteiligung Geschäftsanteile (Anteile am Stammkapital) der Gesellschaft erhält,
  - wobei die Erfinder die Mehrheit der Geschäftsanteile oder zumindest ein Vetorecht behalten sollten (siehe Kap. 5.2.2);
- eine Zusammenarbeit mit einer finanzstarken, bevorzugt global aktiven Pharmafirma einzugehen
  - für die weltweite Durchsetzung der Schutzrechte an der Erfindung,
  - für die Auswahl von weiteren attraktiven Entwicklungskandidaten,
  - für die Entwicklung von erfindungsgemäßen Entwicklungskandidaten bis hin zum Marktprodukt und
  - für die globale Vermarktung;
- aus der Zusammenarbeit mit der Pharmafirma
  - Vorabzahlungen, Lizenzgebühren und Umsatzbeteiligungen an der Vermarktung des Entwicklungskandidaten zu erhalten,
  - zusätzliche Finanzmittel zu erzielen für die Weiterführung und Ausweitung der eigenen Forschungs- und Entwicklungsaktivitäten.

Tab. 2.32: Verwertung von Erfindungen aus akademischen/nichtindustriellen Institutionen.

Szenario	Kosten für Erfinder	Wertschöpfung	Risiko für Erfinder
A Gründung einer „eigenen" Wagniskapital finanzierten Firma Erfindergeführte Ausgründung	Vorleistungen für Patentanmeldungen, + Kosten der Gründung der Firma, + anteilige Finanzierung der Betriebskosten bzw. der Forschungs- und Entwicklungskosten	Für Erfinder: Verkauf der Erfinderanteile an der Firma; meist erwerben Wagniskapitalgeber die Mehrheit der Firmenanteile als Gegenleistung für die Finanzierung und haben Vetorecht beim weiteren Verkauf von Erfinderanteilen	Scheitern der Produktentwicklung und/oder Abbruch der Finanzierung durch Wagniskapitalgeber; mit der Insolvenz der Firma gehen alle Erfinderanteile, Investitionen und Rechte verloren
B	Vorleistung für Patentanmeldungen + Kosten der Gründung der Firma		
Patentanmeldung der Erfindung und Verkauf von Lizenzrechten	Abhängig von der Strategie bzw. dem Territorium der Patentanmeldung	Für Erfinder: Lizenzgebühren und Anteile am Verkaufserlös von Produkten aus der Erfindung	Scheitern der Erfindung geht zu Lasten des Lizenznehmers
Verkauf von Lizenzrechten an nicht zum Patent angemeldeter Erfindung	Keine (Lizenznehmer trägt Kosten der Patentanmeldungen und der Produktentwicklung)	Für Erfinder: Lizenzgebühren, selten auch geringe Anteile am Verkaufserlös	Alle Risiken trägt der Lizenznehmer

▪ Gering   ■■■■■■■ Hoch   ■■■■ Streuung

Im Rahmen dieser Möglichkeiten (siehe Tab. 2.32) bietet die Gründung einer eigenen Pharmafirma für den Erfinder wie auch für das Forschungsinstitut (falls es als Dienstherr die Rechte an der Erfindung durch Inanspruchnahme erworben hat),
- das höchste Wertschöpfungspotenzial,
- aber auch das größte persönliche Risiko.

Erfinder bzw. der Dienstherr sind daher gut beraten, dieses persönliche Risiko durch folgende Maßnahmen überschaubar zu halten durch (siehe Kap. 5.2.2):
- Gründung einer Gesellschaft mit beschränkter Haftung/GmbH für die Verwertung der Erfindung;
- Beschränkung der eigenen Investitionen in diese GmbH tunlichst auf,
  - die Vorlaufkosten für die Patentanmeldung,
  - die Zahlung des Stammkapitals bei der Gründung der GmbH und
  - die Mitarbeit der Erfinder in der GmbH;

- Finanzierung der nach Gründung der Firma anfallenden Betriebskosten alleine durch die Investoren;
- Ablehnung jeglicher finanzieller Beteiligung der Erfinder an den Betriebskosten der Ausgründung.

Als Alternative zur Gründung einer GmbH stellt für Erfinder wie auch für den Dienstherrn der Verkauf bzw. die Auslizensierung einer eigenständig zum Patent angemeldeten Erfindung den Weg dar
- mit dem günstigsten Verhältnis von Wertschöpfung zu Risiko und
- mit moderaten Kostenbelastungen.

Gleich welche Verwertungsstrategie die Erfinder bzw. die nichtindustriellen Forschungsinstitute einschlagen, letztlich stellen ihre Erfindungen, Leitstrukturen und ggfs. sogar Entwicklungskandidaten attraktive Angebote für innovative pharmazeutische Unternehmen dar, denn diese ermöglichen
- eine Erweiterung der eigenen Fachkompetenz durch die Beteiligung der Erfinder;
- einen alternativen Zugang zu innovativen Leitstrukturen
   - in Ergänzung zu den Ergebnissen der eigenen Forschungsaktivitäten;
- Einsparungen von Zeit und Kosten, da
   - die neuen Leitstrukturen nicht selbst zeitaufwendig erarbeitet werden müssen und
   - die Kosten für Lizenznahmen aus der nichtindustriellen Forschung meist deutlich niedriger liegen als die Kosten, welche die Suche und Charakterisierung von Leitstrukturen durch die eigene explorative Forschung verursachen würde;
- Erhöhung der Chancen und Verminderung des Risikos, da
   - die Suche nach attraktiven Entwicklungskandidaten durch die von extern erworbenen Leitstrukturen chancenreicher und risikoärmer wird und
   - die Chance für ein innovatives Arzneimittel sich mit der Zahl attraktiver Entwicklungskandidaten erhöht;
- eine Stärkung der Wettbewerbsfähigkeit des Pharmaunternehmens
   - allein schon durch die erhöhten Chancen für eine Steigerung von Umsatz und Gewinn durch neue innovative Arzneimittel, wie auch
   - durch eine Stärkung des Vertrauens des Marktes in die Leistungsfähigkeit des Pharmaunternehmens.

Angebote aus nichtindustriellen Forschungsinstituten benötigen für eine Entscheidung über eine Lizenznahme in gleicher Weise wie die aus eigener Forschung stammenden Entwicklungskandidaten eine bestmögliche Bewertung ihrer Attraktivität.
Gefordert werden Antworten auf strategische und fachspezifische Fragen (siehe Tab. 2.33). Die strategischen Fragen umfassen:
- Wird der zu beurteilende Entwicklungskandidat
   - die eigene Produktpalette ergänzen, teilweise oder gänzlich ersetzen oder erweitern und/oder

Tab. 2.33: Parameter für die Bewertung der Lizenznahme eines Entwicklungskandidaten.

Strategisch				
Objektivität der Bewertung		Fachkompetenz vorhanden oder zu erwerben?		
		Beeinträchtigungen durch Vorurteile oder Vorlieben?		
Eingliederung in das Produktportfolio		Ergänzung, Ersatz oder Erweiterung?		
		Neues Arbeitsgebiet?		
Kapazitäten für	Entwicklung	Vorhanden? Zu erweitern? Aufzubauen?	Kosten? Kooperationspartner?	
	Produktion			
	Vermarktung			
Kosten der Entwicklung		Gesamtkosten	Kosten je Entwicklungsstufe/Jahr	
			Finanzierung	
Operativ-fachspezifisch				
Präklinische Wirkung				
	Pharmakologische Wirkung	Entspricht sie dem Forschungsziel?		
	Wirksamkeitsbeweise	Entsprechen sie dem Stand der Wissenschaft?		
	Überraschende Befunde	Gibt es Anhaltspunkte für unerwartete Wirkungen?		
	Verträglichkeit/Toxizität	Ist die minimal toxische Dosis deutlich geringer als die minimal therapeutische Dosis?		
		Gibt es Nebenwirkungen, welche eine weitere Entwicklung ausschließen?		
		Gibt es Hinweise auf Genotoxizität, Mutagenität und/oder Karzinogenität?		
Eigenschaften des Wirkstoffes		Löslichkeit in Wasser und organischen Lösungsmitteln? Stabilität unter Temperaturbelastung und in Lösung?		
Patentschutz des Wirkstoffes		Sind der Wirkstoff und dessen Anwendung ausreichend geschützt?		
		Gibt es Abhängigkeiten von Rechten Dritter? Wenn ja, sind Lizenznahmen möglich?		
		Gibt es schutzrechtsschädliche Vorveröffentlichungen?		
Herstellung des Wirkstoffes				
	Aufwand	Ausgangssubstanzen? Anzahl der Syntheseschritte?		
		Apparativer Aufwand?		
	Reinigung	Anzahl der Reinigungsschritte?		
		Reinheit des Wirkstoffes?		
		Qualitative und quantitative Verunreinigungen?		

Klinische Wirkungen		
	Nebenwirkungen und Toxizitäten	Minimal toxische Dosis?
		Toxische Nebenwirkungen und deren Häufigkeit? Dosislimitierende Nebenwirkungen?
	Therapeutische Wirkungen	Therapeutische Wirkung? Minimale/maximale therapeutische Dosis? Wirkungsdauer
		Unerwartete therapeutische Wirkungen?
Vermarktung		
	Marktpotenzial	Schätzung der Behandlungskosten/Patient
		Schätzung des Anteils der behandelbaren Patienten aufgrund der Inzidenz- und Prävalenzrate der Erkrankung
	Umsatzpotenzial	Schätzung der Behandlungskosten/Patient
		Schätzung des Anteils der mit dem zu bewertenden Produkt zu behandelnden Patienten
Risiken		
	Entwicklungsrisiko	Scheitern aufgrund mangelnder Wirkung/nicht hinnehmbarer Nebenwirkungen
	Vermarktungsrisiko	Scheitern aufgrund von Konkurrenzentwicklungen, Patentrisiken, staatlicher Einflussnahmen

- ein neues Arbeitsgebiet eröffnen? Wäre die Aufnahme dieses neuen Arbeitsgebietes
    - gemäß der eigenen Zielsetzung oder
    - entgegen der eigenen Zielsetzung?
- Besitzt die eigene Forschung die Fachkompetenz und Erfahrung, den Entwicklungskandidaten bestmöglich zu bewerten?
    - Arbeitet die eigene Forschung auf dem gleichen technischen, pharmakologischen und klinischen Gebiet?
    - Sind gefühlsgetragene Vorurteile gegen Lizenzkandidaten im Sinne von *„not invented here"* zu befürchten?
    - Gibt es Anhaltspunkte, dass ein konkurrierender eigener Entwicklungskandidat unsachlich (über-)bewertet wird?
    - Gibt es Kooperationspartner, welche durch eine fachkompetente und vorurteilsfreie *„zweite Meinung"* die eigene Bewertung eines Entwicklungskandidaten absichern könnten?
- Kann der Entwicklungskandidat entwickelt werden zum Marktprodukt?
    - Sind die Fachkompetenzen und Kapazitäten ausreichend, zu erweitern oder neu aufzubauen?
    - Kann die Aufgabe an einen Kooperationspartner übertragen werden?

- Welche Kosten sind zu erwarten und können diese aus eigener Kraft getragen werden?
- Hat die eigene Produktion die Möglichkeit der Herstellung des Produktes?
  - Sind hierfür die technischen Anlagen, das Erfahrungswissen und die Kapazitäten vorhanden?
  - Gibt es Kooperationspartner für die Produktion
    - z. B. in Form einer Lohnherstellung?
  - Welche Kosten hat der Aufbau einer eigenen Produktionsanlage?
- Ist die weltweite Vermarktung aus eigener Kraft möglich?
  - Welche Vermarktungsstrategien bieten sich zu welchen Kosten an?
  - Welcher Kooperationspartner kann welche Territorien besser abdecken?

Zu den operativ-fachspezifischen Fragen gehören:
- Entsprechen alle bislang vorliegenden experimentellen Daten zur Wirksamkeit
  - dem beanspruchten Forschungsziel und
  - den Qualitätsansprüchen entsprechend dem Stand der Wissenschaft?
    - Wurden die Daten zum Beleg der Wirksamkeit in bestmöglich prädiktiven Modellen (für die geplante Therapie am Menschen) erhoben?
    - Sind die Ergebnisse reproduzierbar und statistisch abgesichert?
    - Konnten die Ergebnisse von unabhängigen Dritten bestätigt werden?
- Sprechen die bislang vorliegenden Daten zur Verträglichkeit für oder gegen eine weitere Entwicklung?
  - Gibt es Hinweise auf ein therapeutisches Fenster zwischen der therapeutischen Dosis/TD) und der minimal toxischen Dosis/MTD
    - Liegen Verträglichkeitsuntersuchungen in mindestens zwei verschiedenen Tierarten vor?
  - Ergaben sich bei der allgemeinpharmakologischen Untersuchung
    - Bedenken gegen eine Entwicklung und/oder
    - Anhaltspunkte für eine unerwartete neue pharmakologische Wirkung?
  - Gibt es Hinweise auf eine genotoxische, mutagene und/oder karzinogene Wirkung?
- Werfen die physikochemischen Charakteristika der Substanz Probleme auf?
  - Ist die Substanz gut oder schwer löslich in Wasser und/oder organischen Lösungsmitteln?
  - Unter welchen Bedingungen ist die Substanz stabil?
  - Welche Applikationsformen sind aufgrund der physikochemischen Eigenschaften der Substanz auszuschließen?
- Ist die Verwertung der Substanzklasse durch Patentanmeldungen bzw. Patente ausreichend geschützt?
  - Kann das Unternehmen bei Lizenznahme frei über die geschützte Substanz bzw. Substanzklasse verfügen?
    - Liegen Vorveröffentlichungen vor, welche prioritätsschädlich sein könnten?
    - Gibt es absehbare Abhängigkeiten zu bereits vorliegenden Schutzrechten Dritter?
    - Gibt es die Möglichkeit der Lizenznahme bzw. Kreuzlizenznahme auf prioritätsbegründende Schutzrechte Dritter?

– Entsprechen die Territorien der Patentanmeldung dem Vermarktungsinteresse der Pharmafirma?
- Werfen die Daten für die Synthese oder biotechnische Herstellung des Entwicklungskandidaten Probleme für dessen Produktion als Arzneimittel auf?
  – Sind für die Synthese notwendig
    • seltene oder teure Ausgangsstoffe,
    • viele und kostspielige Syntheseschritte,
    • ein hoher apparativer Aufwand?
  – Kann bei biologisch hergestellten Wirkstoffen deren Biosynthese und Reinigung in ausreichendem Maße standardisiert werden?
    • Gibt es besondere toxische oder biologisch-technische Gefahren für die Umwelt?
    • Ist die Reinigung des Endproduktes aufwendig und kostenintensiv?
  – Enthält das Endprodukt
    • den Wirkstoff in ausreichend hoher Reinheit und Stabilität,
    • Verunreinigungen, die chemisch identifiziert und über mehrere Herstellchargen hinweg quantitativ und qualitativ gleich sind?

Auch hier ist naheliegend, dass die Ausarbeitung der Antworten zu diesen strategischen und fachlichen Fragen über Forschungsprojekte und Entwicklungskandidaten eine ureigene Aufgabe der explorativen Forschung in Zusammenarbeit mit den jeweiligen wissenschaftlichen Mitarbeitern der zuarbeitenden anderen Fachbereiche darstellt.

2.3.3 Beeinträchtigungen des Bewertungsprozesses

Jeder Vorgang, alle Strukturen und Verhaltensweisen in dem Unternehmen, welche die Sachbezogenheit des Bewertungsprozesses von Zielen, Strategien, Projekten und Entwicklungssubstanzen der Forschung beeinträchtigen, beschädigen die Qualität der Bewertung und schaden damit dem Unternehmen. Dabei ist es vollkommen gleichgültig, ob interne Forschungsvorhaben oder externe Forschungsprojekte oder Lizenzangebote zur Bewertung anstehen.

Die Ursachen dieser Beeinträchtigungen, Behinderungen und Beschädigungen können vielfältig sein. Häufig ergeben sich Fehlentscheidungen bereits aus dem Fehlverhalten bei der eigenen Forschungsarbeit oder bei der eigenen Unternehmensführung. Denn wenn die Regeln der *„guten wissenschaftlichen Praxis"*[144] und der *„guten Laborpraxis"*[145] nicht in der Forschungsarbeit und beim Forschungsmanagement anwendet werden, ist die Wahrscheinlichkeit gering, dass sie zum Maßstab gemacht werden für die Bewertung von Projekten gleich welcher Herkunft.

Bei Bewertungen, bei der Beurteilung von Bewertungen und/oder bei der Suche nach möglichen Fehlern bei Bewertungen sollte somit hinterfragt werden, ob Anhaltspunkte für fehlerhafte Verhaltensweisen bestehen, z. B.

---

144 http://www.dfg.de/foerderung/grundlagen_rahmenbedingungen/gwp.
145 http://www.bfr.bund.de/de/gute_laborpraxis__glp_-258.html.

- in der Forschung:
  - Trimmen der Ergebnisse zur Optimierung des Bewertungsergebnisses,
  - Beschönigung bis hin zur Unterschlagung negativer Ergebnisse,
  - Überbewertung positiver Ergebnisse,
  - statistisch fehlerhafte Versuchsplanung oder fehlerhafte Berechnungen,
  - Wahl ungeeigneter Prüfmodelle;
- bei Patentanmeldungen und Patenten:
  - mangelhafte Angabe prioritätsverletzender Veröffentlichungen und prioritätsbegründenden Patentanmeldungen Dritter,
  - Mängel wie z. B.
    - lückenhafte Beschreibung die Erfindung,
    - unlogische Abstraktionsebenen,
    - unbegründete Patentansprüche,
    - territorial unzureichende Patentanmeldungen,
  - Ablehnung oder Bevorzugung aus subjektiven Gründen, wie z. B.
    - Vorurteile gegenüber den Erfindern,
    - Konkurrenz des zu bewertenden Patentes zu eigenen, möglicherweise sogar bereits angewandten Patenten,
    - Ablehnung externer Erfolge gemäß *„not invented here"*
- in Bezug auf das Management:
  - Tunnelblick auf das gewählte Forschungsziel,
  - unsachlicher Eingriff in den inneren Bewertungsprozess durch
    - willkürlich gesetzte Vorgaben,
    - willkürliche Beurteilungen von Entwicklungskandidaten,
    - Beeinflussung des Entscheidungsprozesses durch finanzielle oder karrierebezogene Anreize oder Einbußen,
    - unsinniger Leistungsdruck auf die wissenschaftlichen Mitarbeiter z. B. wirklichkeitsfremde und erzwungene Zielvereinbarungen,
  - Beauftragung von fachfremde Personen mit der Moderation des Bewertungs- und Entscheidungsprozesses mit der Gefahr, dass
    - sie die Vorstellungen des Managements durchsetzen sollen (z. B. honorarabhängige Beraterfirmen),
    - sie als Feigenblatt für Vorurteile und Vorentscheidungen des Managements dienen.

Unsachliche Bewertungen (siehe Tab. 2.34)
- führen zu einer falschen Ausrichtung besonders der explorativen und angewandten Forschung,
- bewirken Fehlentscheidungen für Substanzen im Forschungs- und Entwicklungsprozess,
  - sodass ungeeignete Substanzen als Entwicklungskandidaten ausgewählt werden,
  - was zur Folge hat, dass die Einstellung der Entwicklung dieser ungeeigneten Entwicklungskandidaten erst erfolgt,
    - wenn mangelnde Wirkung, unerwünschte Nebenwirkungen oder nicht ausreichender Patentschutz allseits offenkundig wird und

Tab. 2.34: Erfolgsaussichten der sachlichen und unsachlichen Bewertung von Forschungs- und Entwicklungsprojekten.

Verkauf						X				
Markteinführung										
Registrierung										
Klinische Entwicklung			†		†			†		
Präklinische Entwicklung		†								
				†				†		
Entwicklungs-substanz		†						†		
Entwicklungs-kandidat			†	†	†	†		†	†	†
Leitstruktur	†							†		†
			†					†		
Forschung			†							†

Erfolgsaussichten ■ Bei bestmöglicher sachlicher Bewertung
Erfolgsaussichten ▨ Bei unsachlicher Bewertung
† = Einstellung/Abbruch des Projektes; X = Erfolgreiche Entwicklung des Projektes

- beträchtliche finanzielle Investitionen in die Entwicklung bereits getätigt worden sind;
- vermindern oder zerstören im Unternehmen die Chance für einen Markterfolg durch ein innovatives Arzneimittel.

Vor diesem Hintergrund ist es nur folgerichtig, nicht nur die Bewertungen und Entscheidungen zu den eigenen Forschungsthemen, sondern auch alle Verhandlungen, Bewertungen und Entscheidungen zu wissenschaftlichen Kooperationen und Lizenzangeboten der wissenschaftlichen Fachkompetenz in der explorativen Forschung zu überlassen, wobei deren Bewertung umso objektiver und risikoärmer ist,

- je vielfältiger und qualifizierter die beteiligten Fachkompetenzen sind und
- je mehr alle Beteiligte
  - über eine angemessene Kritikkompetenz verfügen und
  - Sachprobleme unabhängig von hierarchischen Einflussnahmen bewerten und entscheiden können.

Diese Aufgaben einem Stabsbüro „*Geschäftsentwicklung*" („*Business Development*") der Unternehmensleitung zu übertragen,
- ist in einer innovativen Pharmafirma vom Grundsatz her unsinnig, da ein Einzelner, auch wenn er Wissenschaftler sein sollte, nicht die Fachkompetenz und Kritikkompetenz eines Forschungsbereiches aufbringen kann,
- zeugt von einer mangelnden Einsicht der Unternehmensleitung
  - in die Notwendigkeit, Bewertungen und Sachentscheidungen denjenigen zu überlassen, welche die höchste Fachkompetenz zur Beurteilung und Lösung eines Problems aufweisen und
  - strukturelle Bedingungen zu schaffen, welche
    - kostspielige Fehlentscheidungen vermeiden oder verhindern helfen und dadurch
    - die Chance für die Entwicklung innovativer Arzneimittel erhöhen.

Statt von einem Stabsbüro sollte vom Forschungsleiter selbst oder von einem erfahrenen Wissenschaftler aus der Forschung und in Abstimmung mit allen Wissenschaftlern die Bewertung und Entscheidung zu Forschungsprojekten und Entwicklungssubstanzen moderiert werden, gleichgültig, ob diese aus interner oder externer Quelle stammen.

Die unter der Verantwortung der Forschung erarbeiteten Bewertungen und Sachentscheidungen
- sind zwar auch mit einer beträchtlichen Irrtumswahrscheinlichkeit belastet, weil zum Zeitpunkt einer Bewertung im Forschungs- und Entwicklungsprozess
  - zahlreiche Faktoren noch unbekannt sind und planmäßig erst erarbeitet werden müssen und
  - überraschende negative wie positive Ergebnisse nicht vorausgesehen werden können;
- bieten aber trotzdem die beste Möglichkeit,
  - Fehlentscheidungen zu vermeiden und
  - die Chance zur Entwicklung von innovativen Arzneimitteln zu erhöhen,
    - entweder gemäß dem vorgegebenen Forschungs- und Entwicklungsziel,
    - oder weil im Zuge der Arbeiten für ein definiertes Forschungsziel unerwartet und zufällig bei einer Leitstruktur oder einer Entwicklungssubstanz eine vollkommen neue pharmakologische Wirkung entdeckt wurde.

2.3.4 Erkennen des glücklichen Zufalls „Serendipität"

Glückliche, nicht geplante, nicht vorauszusehende Zufälle werden „*Serendipität*"[146,147] genannt.

Es ist ernüchternd, wenn man sich die Zahl derjenigen Arzneimittel vergegenwärtigt, deren pharmazeutischer Wirkstoff durch Zufall, durch Serendipität entdeckt wurde.

---

[146] Walpole H. The Letters of Horace Walpole, Earl of Orford: First published from the original manuscripts in four volumes. Vol. 2, 1749–75; http://www.gutenberg.org/cache/epub/4610/pg4610.html.
[147] Boyle R. Serendipity: How the vogue Word became Vague. http://livingheritage.org/serendipity.htm.

Eine beträchtliche Anzahl der durch Serendipität entdeckten pharmakologischen Wirkstoffe (siehe Tab. 2.35) entpuppten sich sogar als Alpha-Innovationen. Die meisten von ihnen sind Ausgangssubstanzen gewesen für zahlreiche Beta-Innovationen in der Arzneimitteltherapie, zu denen Umsatzträger in einer Größenordnung von einer bis mehrere Mrd. US$ (sogenannte Blockbuster) gehören.

Bezeichnend scheint zu sein, dass die zufällig durch Serendipität entdeckten Leitstrukturen, gerade auch jene, welche zu Alpha-Innovationen führten,
- nur zu knapp 30 % von Pharmafirmen entstammen, dagegen
- zu etwa 70 % in nichtindustriellen Organisationen gefunden wurden.[148]

Das der industriellen Pharmaforschung eigene „*Arbeitsklima*" und die dort herrschende „*Innovationskultur*" lässt somit dem glücklichen Zufall weniger Raum.

Die industrielle Pharmaforschung ist aber auch in der rational geplanten explorativen Forschung trotz hoher Investitionen nicht besonders erfolgreich, ganz im Gegensatz zur angewandten Forschung bei der Produktentwicklung

Denn wie bereits aufgeführt (siehe Kap. 1),[149]
- entstammen neue Leitstrukturen für pharmazeutische Wirkstoffe
   - zu etwa 60 % aus der akademischen und staatlichen Forschung und
   - nur zu etwa 40 % aus der industriellen Forschung;
- erfolgte dagegen die chemische Optimierung neuer Leitstrukturen bis hin zu Wirkstoffen für Arzneimittel
   - zu etwa 90 % in der industriellen Forschung,
   - zu etwa 10 % in der akademischen Forschung.

Gleich ob die Findung eines innovativen Arzneimittels das Ergebnis einer rationalen Planung oder des Zufalls war und ursprünglich in einem nichtindustriellem Forschungsinstitut erfolgte und dann erst von einem Pharmaunternehmen aufgegriffen wurde oder ob das Pharmaunternehmen zuerst die Idee hatte, Voraussetzung bei den Beteiligten ist in allen Fällen gewesen
- die überragende Fachkompetenz,
- die Neugier und der Wissensdurst,
- die geistige Beweglichkeit, das Ungewöhnliche, das Besondere zu erkennen und dessen Bedeutung zu erahnen,
- der Mut, Grenzen – gesetzt durch die bisherigen Vorstellungen – zu überschreiten,
- die Beharrlichkeit, eine erkannte Chance zur Lösung eines medizinischen Problems trotz aller Hindernisse bis zum Erfolg zu verfolgen.

Personen mit diesen Eigenschaften und Fähigkeiten ähneln Jägern, die voller Leidenschaft ihr Ziel verfolgen; daher der Name „*Drug Hunters*". Ihre Tätigkeit stellt eine zwingend notwendige Voraussetzung dar
- für die Findung von innovativen Arzneimitteln,
   - gleich aus welcher Quelle,

---

[148] Maxwell RA, Edwards SB. Drug Discovery. Humana Press, Clifton 1990; eigene Ergänzungen.
[149] Maxwell RA, Echhardt SB. Drug Discovery. Humana Press, Clifton 1990.

Tab. 2.35: Durch Zufall entdeckte Alpha-Innovationen in der Arzneimittelforschung.

Indikation	Substanz	Wirksamkeit		Ursprung
Herz-Kreislauf	Dichloroisoproterenol	Beta-Blocker	Partieller Agonist und Antagonist β1-adrenergischer und β2-adrenergischer Rezeptoren	Kreislaufforschung (Pharmaindustrie)
	Teprotid-(Nonapeptid)	ACE-Inhibitor (Hemmer des Angiotensin-konvertierenden Enzyms)	Hemmt die Konversion von Angiotensin I zu Angiotensin II	Schlangengiftforschung
Psychosen	Chlorpromazin	Neuroleptikum	Hemmt den D2-Subtyp der Dopaminrezeptoren	Malariaforschung
	Haloperidol	Neuroleptikum		Opiatforschung (Pharmaindustrie)
	Promethazin	Sedativum, Antiallergikum	Antagonist des H1 (Histamin-)Rezeptors und des muskarinischen Acetylcholin-Rezeptors	Schmerzmittelforschung
	Iproniazid	Antidepressivum	Inhibitor der Monoaminooxidase/ MAO (MAO-Hemmer)	Tuberkuloseforschung
	Lithium	Antidepressivum	Stimulation der Serotoninausschüttung; Hemmung dopaminerger Rezeptoren	Gicht- und Rheumaforschung
Rheuma	Quinacrin	Antirheumatikum	Hemmung der Histamin-N-Methyltransferase	Malariaforschung
Tumor	Cisplatin	Zytostatikum	Querverknüpfungen von DNS-Strängen	Bakterienbiologie
Infektionen	Penicillin	ß-Lactam Antibiotikum	Inhibition der bakteriellen D-Alanin-Transpeptidase; Blockade der Quervernetzung der Peptidoglykane in gram(+) Bakterien	Bakterienbiologie
Erektile Dysfunktion	Sildenafil(ViagraR)	Potenzmittel	Hemmung der Phosphodiesterase-5/PDE5	Kreislaufforschung (Pharmaindustrie)

- unabhängig ob geplant oder zufällig,
- gleich für welchen medizinischen Bedarf und damit
- für den Geschäftserfolg forschungsbasierter Arzneimittelunternehmen.

Wesentliche Aufgabe des Managements von forschenden Pharmafirmen muss es somit sein, derartige *„Jäger"* zu finden, an die Firma zu binden und zu motivieren.

Eine notwendige, wenn auch nicht hinreichende Voraussetzung hierfür ist eine Selbstbeschränkung aller Leitungsebenen, von der Unternehmensleitung bis hin zur Forschungsleitung, auf ihre Leitungs- und Verwaltungsfunktion, wobei wesentliche Aufgabe der Leitungsfunktion sein sollte, die Unabhängigkeit und Leistungsbereitschaft der explorativen Forschung zu stärken.

Dieses bedeutet
- den Wissenschaftlern in der explorativen Forschung die Verantwortung zu übertragen für
  - die Ausarbeitung von Forschungszielen und Forschungsstrategien,
  - die Bewertungen von Leitstrukturen, Entwicklungskandidaten und Entwicklungssubstanzen und
  - für alle Sachentscheidung in der Forschung und Entwicklung;
- die Bewertungs- und Entscheidungsprozesse in der Forschung
  - nicht selbst durch unsachliche Einflussnahmen zu beschädigen oder zu behindern, aber auch
  - zu schützen vor unsachlichen und fachinkompetenten Einflussnahmen;
- die Wissenschaftler in der Forschung zu unterstützen durch
  - Gewährung des notwendigen Freiraums für explorative Forschungsarbeiten,
  - Würdigung von wissenschaftlicher Leistung sowohl gemäß als auch im Umfeld der Zielsetzung,
  - organisatorische Unterstützung bei der zügigen und professionellen Anmeldung und Durchsetzung von Patentanmeldungen;
- die Wissenschaftler zu schützen vor Einflussnahmen des übrigen Managements, welche in unterschiedlichster Form stattfinden können, so z. B. durch
  - willkürliche (autoritäre und/oder besserwisserische) Eingriffe,
  - unsachlich erhobene Forderungen nach Rechtfertigung der Forschungsaktivitäten,
  - unplanmäßige Erfolgserwartungen,
  - Belastungen durch übermäßige Verwaltungsaufgaben,
  - Forderungen nach Kürzung des Forschungsbudgets in Abhängigkeit vom Tagesgeschäft und der persönlichen Laune,
  - Forderung nach wissenschaftlichen Dienstleistungen für persönliche Bedürfnisse;
- die Wissenschaftler zu unterstützen bei ihrer Zusammenarbeit mit nichtindustriellen, hochkreativen Forschungsinstituten,
  - besonders solchen, in denen auch *„Jäger"* tätig sind, die mit ihrem *„Jagdfieber"* nach Problemlösungen, nach Neuem forschen.

Zusätzlich ist notwendig, dass die Unternehmensleitung verinnerlicht, dass *„Jäger"* in der Arzneimittelforschung nur dann erfolgreich sein können, wenn in ihrem Umfeld, wenn in der Unternehmensleitung eine *„lernende Beständigkeit"* besteht,
- welche die planmäßige Forschungsarbeit gemäß festgelegtem Forschungsziel und ausgearbeiteter Forschungsstrategie langfristig sichert,

- damit sie überhaupt eine Chance hat, erfolgreich im Sinne der Marktzulassung eines innovativen Arzneimittels zu sein,
- die aber auch offen sein sollte für zufällige Überraschungen,
  - damit diese jenseits jeglicher Planung geprüft, bewertet, entwickelt und als neues Arzneimittel auf den Markt gebracht werden können.

3 Zur Frage nach den Fähigkeiten und Eigenschaften

3.1 Fachkompetenz

Fachkompetenz beinhaltet einen Zustand, welcher durch Lernen und Erfahrung erworben wird und der umfasst (siehe Tab. 3.1)[150,151]

- Wissen und Erfahrungen,
  - die sich angesammelt haben,
  - die aktiv vermehrt werden,
  - auf die bei Bedarf zurückgegriffen werden kann,
    - wie z. B. das stille und explizite Wissen (siehe Kap. 2.2.1),
  - die in Phasen der Ruhe an den Geistesblitzen beteiligt ist,
    - wie das implizite Wissen (siehe Kap. 2.2.1);
- Fähigkeiten,
  - welcher man sich bewusst wird durch das Selbstbewusstsein,
  - die man bei Bedarf nutzt;
- Problemerkennung, welche
  - Wissen, Erfahrung und Fähigkeiten als Voraussetzung hat,
  - ermöglicht wird durch das Verstehen;

Tab. 3.1: Prozess der Entwicklung der Fachkompetenz.

Reifung					Fähigkeiten	
	►	Sachkompetenz		►		
			Wissen; Sachkenntnisse	► Ansammlung Vermehrung		▼ Verstehen
	►	Methodenkompetenz			▼ Einordnen Zuordnen	▼ Erkennen von Problemen
▲ Lernen, Erfahren ▲		Kenntnisse der Strategien und Methoden der			▼ Zurückgreifen bei Bedarf	▼ Entscheiden
			Beschaffung von Informationen	► Ansammlung Vermehrung	◄	▼ Umsetzen der Entscheidung
			Problemlösungen			▼
			Weitergabe von Informationen			
▲		◄		◄	◄	◄

---

150 Lahmer K. Kompetenzmodell-Ethik. Pädagogische Hochschule Salzburg, 02. 2011; pup.eduhi.at/bundesarge/?download=KompetenzenEthik.pdf.
151 Frost J. Wissensmanagement. In: Springer Gabler Verlag (Hrsg), Gabler Wirtschaftslexikon, Stichwort: Wissensmanagement. http://wirtschaftslexikon.gabler.de/Definition/wissensmanagement.html.

- Handlungsentscheidungen, welche
  - sich auf die Erfahrung beziehen,
  - durch Wissen und Erfahrung der jeweiligen Problemlösung angemessen sind,
  - durch die Fähigkeiten umgesetzt werden können.

Die Fachkompetenz betrifft im Wesentlichen[150]
- eine Sachkompetenz, vorwiegend bedingt durch
  - Sachwissen und Verstehen,
  - Sachkenntnisse von Begriffen, Regeln und Gesetzmäßigkeiten,
- eine Methodenkompetenz, welche umfasst
  - Wege der Informationsbeschaffung,
  - Wege für Problemlösungen,
  - Wege der Informationsweitergabe und Kommunikation.

Die zur Lösung einer Aufgabe oder zur Bewältigung eines Problems benötigte Fachkompetenz richtet sich nach dem Inhalt der gestellten Aufgaben.
Von einem forschenden Wissenschaftler im Labor wird erwartet, dass er
- ideenreich und erfinderisch
  - neue Forschungsziele erarbeitet und festlegt,
  - neue Strategien entwickelt und Wege zum Erreichen dieser Ziele beschreitet und
  - seine Ergebnisse durchdenkt,
    - um Fehler zu erkennen,
    - um an neue wissenschaftliche Erkenntnisse zu gelangen;
- kritisch und sachlich seine Ergebnisse und seine Erkenntnisse
  - mit Fachkollegen bespricht und zur Diskussion stellt,
  - mit neuen Methoden und neuen Strategien überprüft und hinterfragt,
    um ggfs. zu neuen Ergebnissen und zu neuen Erkenntnissen zu kommen, und
  - schlussendlich bewertet, um auf der Grundlage der Bewertung seine Entscheidung zu treffen.

Ein Erfinder als geschäftsführender Gesellschafter einer Ausgründung z. B. einer GmbH,
- möchte seine Ideen und seine Erfindungen zu einer Innovation entwickeln und in den Markt bringen und
- muss hierzu über viele Jahre hinweg
  - selber als *„Leitfigur"* und als *„Drug Hunter"* an der Prüfung und Entwicklung seiner Erfindung arbeiten,
  - seine wissenschaftlichen Mitarbeiter von der Zukunftsträchtigkeit seiner Erfindung überzeugen und
  - das Vertrauen seine Geldgeber aufrechterhalten.

In einem großen Pharmaunternehmen
- wird von dem Forschungsleiter erwartet, dass er in der Forschung
  - für die personelle und technische Funktionsfähigkeit und die notwendige Breite an Fachkompetenzen sorgt,

- moderiert, ausgleicht, motiviert, zusammenführt und kontrolliert und
- von seinen Wissenschaftlern Ergebnisse, Bewertungen und Entscheidungen einfordert;
- hat das Vorstandsmitglied, verantwortlich für die Forschung und Entwicklung, die Aufgabe
  - im Unternehmen die personellen und strukturellen Voraussetzungen für die Suche, Findung und Entwicklung von Innovationen zu schaffen,
  - für eine Harmonisierung der vorgelegten Forschungsziele mit den Unternehmenszielen zu sorgen und
  - eine langfristige Finanzierung der Forschungs- und Entwicklungsarbeiten zu sichern.

Es ist naheliegend, dass eine Sachentscheidung zur Lösung eines Problems dann die geringste Irrtumswahrscheinlichkeit aufweist, wenn sie auf der Ebene der bestmöglichen Fachkompetenz zur Lösung dieses Problem gefällt wird, somit
- die bestmögliche Fachkompetenz über die zugehörige Entscheidungskompetenz verfügt wie auch
- die Entscheidungskompetenz die notwendige Fachkompetenz besitzt.

Diese Kombination von Fach- und Entscheidungskompetenz ist weitgehend gewährleistet
- in akademischen und nichtindustriellen Forschungsinstituten,
  - bei denen im Regelfall der Institutsleiter eine hohe Fachkompetenz aufweist und
- bei erfindergeführten Ausgründungen,
  - in denen die Fachkompetenz und die Entscheidungskompetenz beim Erfinder liegen.

In forschenden Pharmaunternehmen dagegen (siehe Tab. 3.2)
- liegt die größte Entscheidungskompetenz in den Händen von Aufsichtsrat und Unternehmensleitung, wobei
  - die Entscheidungskompetenz im Regelfall gepaart ist mit einer kaufmännischen und betriebswirtschaftlichen Kompetenz,
  - die wissenschaftliche Kompetenz meist nur in der Unterzahl vertreten ist oder sogar vollkommen fehlt;
- werden trotz unzureichender wissenschaftlicher Kompetenz die wesentlichen Entscheidungen zur Forschung und Forschungsthemen von der Unternehmensleitung gefällt,
  - nur, wenn dort die Einsicht vorherrscht, dass deren wissenschaftliche Kompetenz zur Bewertung des Inhaltes der Entscheidung nicht ausreicht,
    - werden die Entscheidungen zu Forschungs- und Entwicklungsthemen von der Forschung gefasst und von der Unternehmensleitung bestätigt;
  - falls keine derartige Einsicht vorliegt, ist das Risiko drastisch erhöht, dass
    - Fehlentscheidungen sich häufen und
    - die Innovationskraft des Pharmaunternehmens durch Fehlentscheidungen der Unternehmensleitung beeinträchtigt wird.

Tab. 3.2: Verteilung der Fachkompetenz und der Entscheidungskompetenz.

Wissenschaftliche Fachkompetenz			Entscheidungs-kompetenz
Nichtindustrielles Forschungsinstitut	Erfindergeführte Ausgründung	Kapitalgesellschaft	
Institutsleiter	Investor als Gesellschafter	Aufsichtsrat	
	Geschäftsführer (Erfinder)	Vorstand	
Forschende Wissenschaftler	Forschende Wissenschaftler	Forschungsleiter	
		Forschende Wissenschaftler	

■ Hoch   ■ Mittel   ■ Gering   ■ Sehr gering

Ziel sollte es daher sein, in forschenden Pharmaunternehmen die wissenschaftliche Fachkompetenz enger mit der Entscheidungskompetenz zu verknüpfen, z. B. durch
- Verlagerung der Entscheidungskompetenz auf die Ebene der größten Fachkompetenz,
    - indem die wissenschaftlichen Mitarbeiter und eben nicht die Forschungsleitung oder die Unternehmensleitung entscheiden über
        - Forschungsziele und Forschungsstrategien,
        - Auswahl von Entwicklungskandidaten,
        - Entwicklung von Entwicklungssubstanzen,
        - Forschungskooperationen und Lizenznahmen;
- Abbau von Hierarchieebenen;
- Berufung von Personen in den Vorstand, welche
    - sowohl führungskompetent wie auch wissenschaftlich kompetent sind und daher
    - kompetente Gesprächspartner für die wissenschaftlichen Mitarbeiter sein können;
- eine direkte Verknüpfung der Unternehmensleitung mit den forschenden Wissenschaftlern,
    - möglich beispielsweise über ein eigenständiges Projektmanagement (siehe Kap. 7.4).

Problematisch kann es sein, wenn in einer Pharmafirma ein im Labor forschender Wissenschaftler wegen seiner wissenschaftlichen Leistung zum Forschungsleiter für eine Forschungseinheit berufen wird. Die Gründe für Probleme sind in den Prägungen zu sehen, welche die wissenschaftliche Tätigkeit mit sich bringt.

Ein forschender Wissenschaftler in einem Pharmaunternehmen zeichnet sich nämlich dadurch aus, dass er (siehe Tab. 3.3)
- ein Individualist ist mit eigenen Ideen und Visionen;
- sich an der Grenze der wissenschaftlichen Erkenntnis befindet;
- gezwungen ist, auf verschiedenen Ebenen alle nur möglichen Variablen zu prüfen und kennen zu lernen, bevor eine Entscheidung getroffen wird;

Tab. 3.3: Anforderungen an forschende und leitende Wissenschaftler.

	Forschender Wissenschaftler		Leitender Wissenschaftler	
Fachwissen				
	Spezialist		Generalist (bezogen auf die Forschungseinheit)	
Benötigte Charaktereigenschaften				
	• Wissbegierig • Leidenschaftlich • Ideenreich • Beharrlich • Kritisch • Urteilsfähig • Kooperativ • Überzeugungsfähig		• Uneigennützig und sachorientiert • Gerecht, ausgleichend und fair • Neugierig und lernfähig • Abwägend/maßvoll/überlegend • Analytisch denkend • Urteilsfähig • Durchsetzungsfähig • Mutig	
Aufgaben				
	Generation von Ideen und Visionen	Motivation und Förderung der Mitarbeiter, Kontrolle der Arbeiten und Ergebnisse	Zusammenführung der Ideen	
	Erarbeitung und Bewertung von Forschungszielen und Forschungsstrategien		Zusammenführung der Vorschläge, Bewertungen und Schlussfolgerungen	
	Durchführung der Forschungsarbeiten		Moderation der Festlegungen von Zielen und Strategien	
	Bewertungen von Forschungsprojekten, Leitstrukturen, Entwicklungskandidaten und Entwicklungssubstanzen aus der eigenen Forschung, aus Kooperationen und der Konkurrenz		Schlussfolgerungen aus den Ergebnissen, Moderation der Auswahl der Entwicklungskandidaten und der Entscheidungen für Entwicklungskandidaten	
			Moderation der Entscheidung über eine Markteinführung	

- sich konstruktiv einbringen kann
  - in die gemeinsame Erarbeitung von Forschungszielen und Forschungsstrategien,
  - in ein Netzwerk von Zusammenarbeit zum Erreichen des Zieles;
- aber auch in den Spannungsfeldern steht
  - zwischen
    - der Einsicht in die Notwendigkeit einer Zusammenarbeit und
    - der treibenden Kraft des Konkurrenzdenkens zu anderen Wissenschaftlern innerhalb wie auch außerhalb seiner Forschergruppe,
  - zwischen
    - seiner Leidenschaft, schöpferisch tätig zu sein und das eigene Projekt durchzusetzen und
    - der Verpflichtung und Notwendigkeit, das eigene gleich wie alle anderen Projekte kritisch und sachlich zu bewerten.

Dagegen hat der Forschungsleiter die Verpflichtung, rein sachorientiert (siehe Tab. 3.3) zu arbeiten, d. h.
- für eine bestmögliche Ausarbeitung von Forschungszielen und Forschungsstrategien zu sorgen, wobei diese
    - von den forschenden Wissenschaftlern erarbeitet werden müssen,
    - ein der Firmenkultur angemessenes Risiko beinhalten sollen,
    - der Unternehmensleitung derart überzeugend vermittelt werden müssen, dass sie
        - die Befürwortung der Unternehmensleitung finden und
        - zu Bestandteilen der Unternehmensziele und der Unternehmensstrategie werden,
    - dem gesamten Unternehmen mitgeteilt und vom Grundsatz her von ihm getragen werden müssen;
- die Tätigkeiten seiner Mitarbeiter entsprechend der Zielsetzung
    - zu unterstützen, zu fördern und zu würdigen,
    - zu kontrollieren und zu korrigieren;
- die wissenschaftlichen Erkenntnisse seiner Mitarbeiter zu bündeln und aus diesen Informationen Schlussfolgerungen zu ziehen,
    - welche von seinen Mitarbeitern inhaltlich getragen werden,
    - die auch bei kritischer Prüfung Bestand haben;
- die bestmögliche Bewertung zu organisieren
    - für die Stärken, Schwächen, Möglichkeiten und Gefahren des Forschungsbereiches mit seinen
        - Forschungsprojekten und Kooperationen,
        - Leitstrukturen, Entwicklungskandidaten und Entwicklungssubstanzen,
    - für die unterschiedlichen Begabungen und Leistungen der eigenen Mitarbeiter;
- alle Ziele, Strategien, Pläne und Bewertungen regelmäßig in überschaubaren zeitlichen Abständen von seinen Mitarbeitern überprüfen zu lassen, ob sie und wie sie verändert werden müssen
    - angesichts der weltweiten wissenschaftlichen und technischen Entwicklung,
    - vor dem Hintergrund der sich wandelnden Stärken und Schwächen der eigenen Forschung
    - unter Berücksichtigung der betriebswirtschaftlichen Entwicklungen und strategischen Ausrichtung des eigenen Unternehmens;
- Widersprüche in Sach-, Personal-, und Finanzfragen
    - im Konsens aufzulösen oder
    - durch einen tragfähigen Kompromiss zu ersetzen;
- eigene Bewertungen und Sachentscheidungen nur zu treffen im Konsens mit seinen fachkompetenten Mitarbeitern.

Die Fachkompetenz einer innovationsfördernden Forschungsleitung ist somit dadurch charakterisiert, dass sie
- ihr Handeln uneigennützig an das gemeinsam vereinbarte Forschungsziel ausrichtet;
- sich einordnet in das Spektrum der Fachkompetenzen der Mitarbeiter,
    - und damit nicht in Konkurrenz steht zu den Mitarbeitern;

Tab. 3.4: Austausch von Fachwissen, -bewertungen und -entscheidungen sollte auf der Ebene gleichen Wissens und gleicher Fachkompetenz erfolgen.

Nichtindustrielles Forschungsinstitut			Erfindergeführte Ausgründung			Pharmafirma
Institutsleiter			Investor als Gesellschafter			Aufsichtsrat
						Vorstand
						Forschungsleiter
	▶	Wissen, Erfahrung	Erfinder (Geschäftsführer)		Technologien, Erfindungen, Lizenzen, Entwicklungskandidaten	Arbeitsgruppen, wissenschaftliche Mitarbeiter
Wissenschaftliche Mitarbeiter		Technologien, Erfindungen, Patente	◀ wissenschaftliche Mitarbeiter ▶		◀	
			▶◀			

Fachwissen   ■ Hoch   ■ Mittel   ▨ Gering   ▢ Sehr gering

- die Fähigkeit und den Willen aufbringt, fortlaufend zu lernen von
  - den eigenen Mitarbeitern,
  - dem wissenschaftlichen Umfeld der eigenen Forschungseinheit,
  - den betriebswirtschaftlichen Einheiten der eigenen Organisation;
- zu wissenschaftlichen Kooperationen anregt, diese aber nicht bevormundet und somit
  - die Entscheidung über die Sinnhaftigkeit einer Kooperation im Rahmen der Forschungsstrategie den fachkompetenten Mitarbeitern überlässt,
  - sich in das Alltagsgeschäft von Kooperationen
    - zwar nicht einmischt, aber
    - durch Einforderung einer regelmäßigen Berichterstattung über die aufgelaufenen Ergebnisse kontrolliert;
- wissenschaftliche Daten analysiert und sachlich bewertet und auf dieser Grundlage
  - Sorge trägt, dass die Ziele und Strategien der eigenen Forschungseinheit
    - an das zunehmende Wissen anpasst werden,
    - mit Impulsen für neue Ideen und Visionen ergänzt werden,
  - Entscheidungen fällt anhand
    - der Versuchsergebnisse und Bewertungen, erarbeitet von den Mitarbeitern,
    - der betriebswirtschaftlichen Ziele der eigenen Organisation;
- überzeugend wirkt durch
  - die Einbindung aller fachkompetenten Mitarbeiter in die Ausarbeitung von Forschungszielen und von Forschungsstrategien und in wissenschaftliche Bewertungen,

- die Sachbezogenheit aller wissenschaftlichen Entscheidungen,
- die Transparenz aller Entscheidungsprozesse.

Durch eine derartige Fachkompetenz der Forschungsleitung ist gewährleistet, dass der Austausch von Wissen, Erfahrung, Erkenntnissen und Technologien innerhalb des Pharmaunternehmens und zwischen diesem und nichtindustriellen Forschungsinstituten und deren erfindergeführten Ausgründungen auf der Ebene der höchsten und nicht auf der Ebene der geringsten Fachkompetenz erfolgt (siehe Tab. 3.4).

3.2 Führungskompetenz

Leicht ironisch wird behauptet: Die ideale Führungspersönlichkeit soll *„die Würde eines Erzbischofs, die Selbstlosigkeit eines Missionars, die Beharrlichkeit eines Steuerbeamten, die Erfahrung eines Wirtschaftsprüfers, die Arbeitskraft eines Kulis, den Takt eines Botschafters, die Genialität eines Nobelpreisträgers, den Optimismus eines Schiffbrüchigen, die Findigkeit eines Rechtsanwalts, die Gesundheit eines Olympiakämpfers, die Geduld eines Kindermädchens, das Lächeln eines Filmstars und das dicke Fell eines Nilpferds"* besitzen.[152]

Wie auch immer, Führungskompetenz scheint einen recht umfassenden Begriff darzustellen und sie zu erwerben nicht ganz so einfach zu sein. Zumindest ist naheliegend, dass Führungskompetenz umso schwerer zu zeigen und zu beweisen ist, je intelligenter, je eigenwilliger, je kritischer sich die Geführten erweisen, je größer das Spektrum an deren Begabungen und Prägungen sich darstellt. Und genau diese Vielfalt von Eigenschaften der Wissenschaftler benötigt die Arzneimittelforschung, um erfolgreich zu sein.

Führungskompetenz in der Arzneimittelforschung beinhaltet daher die Fähigkeit, hochintelligente, eigenwillige, kritische und unterschiedlich begabte und geprägte wissenschaftliche Mitarbeiter in ihrem Verhalten gezielt beeinflussen zu können. Im Einzelnen bedeutet dieses

- die Zusammenführung von Wissenschaftlern, sodass diese
  - gemeinsame Zielvorstellungen entwickeln und
  - realistische Forschungsstrategien zum Erreichen der Ziele ausarbeiten,
  - ihre Ziele und Strategien fortlaufend an dem Stand der Technik und des Wissens ausrichten,
  - ihre Arbeit sinnvoll aufteilen und über Jahre hinweg zielgerichtet zusammenarbeiten
    - in Gruppen mit gleicher Fachkompetenz und ggfs. ungleichen Aufgaben,
    - in Gruppen mit unterschiedlicher Fachkompetenz und ggfs. ähnlichen Aufgaben,
  - ihre Ergebnisse gemeinsam kritisch bewerten,
  - ihre eigene Arbeitsleistungen an den gesetzten Zielen messen,
  - sich wechselseitig motivieren;

---

152 Pörksen B, Schulz von Thun F. Wie gute Führung gelingen kann. In: Zeit online vom 29. 09. 2014; http://www.zeit.de/karriere/beruf/2014-09/integrale-fuehrungskraft-schulz-von-thun.

- die Überzeugung von Wissenschaftlern von der Notwendigkeit,
  - Spielregeln für die Zusammenarbeit festzulegen, welche für alle gleichermaßen zu gelten haben,
  - das eigene Wissen im jeweiligen Fachgebiet auf den aktuellen Stand zu halten, um bestmöglich bewerten zu können
    - Zielsetzungen, Strategien, Projektplanungen,
    - Versuchsergebnisse und Substanzauswahlverfahren,
  - die eigenen Schwächen, Stärken, Möglichkeiten und Gefahren
    - kritisch zu erkennen,
    - fortlaufend bei der Überprüfung aller Projekte zu berücksichtigen,
    - gemeinsam mit der Forschungsleitung zu optimieren,
  - den Zeitbedarf und die Kosten der eigenen Arbeiten sorgfältig und wirklichkeitstreu zu schätzen,
  - die Fehlermöglichkeiten der eigenen Arbeiten schrittweise zu verringern, indem
    - die Ergebnisse eines Arbeitsschritts als Ausgangswert für den nächsten Schritt genommen werden,
    - Konvergenzen der Ergebnisse erkannt und bewertet werden;
- die angemessene Kontrolle von Wissenschaftlern
  - durch sinnvolle und anspruchsvolle Leistungsvereinbarungen,
  - indem Versuchsplanungen, Ergebnisse und Schlussfolgerungen
    - für alle Mitglieder der Forschungseinheit transparent sind,
    - fortlaufend einer kritischen Fachdiskussion unterworfen werden,
  - durch ein sachkundiges und engmaschiges Projektmanagement,
  - durch eine sorgfältige Verwaltung der Finanzmittel und der Ausgaben;
- die stete Motivation von Wissenschaftlern
  - durch Uneigennützigkeit,
    - auch, um nicht als der größte Konkurrent der unterstellten Wissenschaftler zu erscheinen,
  - durch soziale Kompetenz,
    - indem zugehört, Fragen gestellt und Rückmeldungen gegeben werden, um die Bedürfnisse der Mitarbeiter verstehen und Konflikte lösen zu können,
    - indem besondere Leistungen gewürdigt, Leistungsschwächen dagegen ergründet und behoben werden,
    - um interne *„Reibungsverluste"* gering zu halten,
  - durch ethische Kompetenz
    - um das Vertrauen der Mitarbeiter zu erwerben und zu behalten,
    - um die innere und äußere (gesellschaftliche) Akzeptanz der Ergebnisse der Forschung nicht zu gefährden,
  - durch persönlichen Einsatz und durch Verantwortungsbereitschaft
    - als Vorbild für die Mitarbeiter,
    - als Motor zielbewusster Arbeiten,
  - durch Durchsetzungs- und Durchhaltevermögen
    - um den Wissenschaftlern Sicherheit zu vermitteln,
    - um Projekte trotz aller Hürden und Rückschläge zu einem Marktprodukt führen zu können.

Tab. 3.5: Fähigkeiten für die Führungskompetenz in der Arzneimittelforschung.

Zusammenführung von Mitarbeitern zur gemeinsamen
• Entwicklung von Forschungszielen,
• Ausarbeitung von Forschungsstrategien,
• Aufteilung der Arbeit/Arbeitsteilung,
• Abgleich der Arbeiten mit dem Stand des Wissens und der Technik,
• kritischen Bewertung der Ergebnisse,
• Unterstützung und Motivation.
Überzeugung der Mitarbeiter von der Notwendigkeit
• der steten Verbesserung der Fachkompetenz,
• der Einhaltung von für alle geltenden Spielregeln,
• der Einsicht in die eigenen Stärken, Schwächen, Möglichkeiten und Gefahren,
• der schrittweisen Verringerung von Fehlermöglichkeiten der eigenen Arbeiten zum Erreichen des Zieles durch einen Lern- und Erfahrungsprozess,
• der sorgfältigen, wirklichkeitsgetreuen Schätzung von Zeitbedarf und Kosten.
Kontrolle der Mitarbeiter durch
• sinnvolle und anspruchsvolle Leistungsvereinbarungen,
• eine für alle Mitarbeiter geltende Transparenz der Ausarbeitung aller Zielsetzungen, Bewertungen und Entscheidungen,
• die kritische Fachdiskussion der Sachthemen mit allen Mitarbeitern,
• ein sachkundiges und engmaschiges Projektmanagement,
• eine sorgfältige Verwaltung der Finanzmittel.
Motivation der Mitarbeiter durch
• Uneigennützigkeit,
• soziale Kompetenz,
• ethische Kompetenz,
• persönliches Einsatz und Verantwortungsbereitschaft,
• Durchsetzungs- und Durchhaltevermögen.

Diese zum Teil gegensätzlich erscheinenden Aufgaben bewirken letztendlich eine konstruktive Kombination von
- Förderung der Mitarbeiter,
- Forderung der Mitarbeiter,
- Kontrolle der Mitarbeiter,

mit dem Ziel, im Dschungel der Vielfalt von Entscheidungsmöglichkeiten im Forschungs- und Entwicklungsprozess

- durch einen ständigen und jahrelangen Iterationsprozess Fehlentscheidungen zu minimieren und zu korrigieren und dadurch
- letztlich das Ziel eines innovativen Arzneimittels zu erreichen.

Welcher Führungsstil hierbei zur Anwendung kommt, dürfte abhängig sein von
- den Charaktereigenschaften, Begabungen, Neigungen, persönlichen Verhaltensweisen und Erfahrungen sowohl der Führungskraft wie auch der geführten Wissenschaftler,
- der jeweiligen Fragestellung,
- der Struktur der Organisation, da durch sie die Führungskraft ausgewählt wie auch deren Führungsstil geprägt wird. Bekannt sind
  - der mitreißend-leidenschaftliche Stil in erfindergeführten Gesellschaften,
  - der patriarchalische Stil in Eigentümergesellschaften,
  - ein hierarchisch geprägter Stil in Aktiengesellschaften,
  - der bürokratische Stil in staatlichen Organisationen.

Wie immer der Führungsstil auch sein mag, inhaltlich sind im Wesentlichen drei Führungsmethoden zu unterscheiden (siehe Tab. 3.6):
- die situative Führung,[153,154,155] welche
  - je nach Reifegrad des Geführten unterschiedlich gehandhabt wird:
    - autokratisch-hierarchisch,
    - demokratisch- kooperativ oder
    - locker im Sinne von „*laissez faire*", wo nur eingriffen wird, wenn sich Korrekturen als notwendig erweisen,
  - sich orientiert an den Aufgaben und dem Ausbildungsstand des Geführten und ausgeübt wird
    - mit den Techniken der Unterweisung und Überzeugung,
    - durch Delegation oder Teilhabe;
- die transaktionale Führung,[156,157,158]
  - der ein Austauschverhältnis zwischen Führungskraft und Mitarbeiter zugrunde liegt,
  - bei welcher die Führungskraft sich einbringt
    - durch Klärung von Zielen und Aufgaben,
    - durch Delegation von Verantwortung,

---

[153] Hersey P, Blanchard. KH, LaMonica EL. A look at your supervisory style. Superv Nurse 1976;7(6):27–31, 34–6, 38–40.
[154] Ketchum SM. Overcoming the four toughest management challenges. Increase your effectiveness by using situational leadership. Clin Lab Manage Rev 1991;5(4):246–7, 250–1, 254–5.
[155] Bing-You R, Wiltshire W, Skolfield J. Leadership development for program directors. J Grad Med Educ 2010;2(4):502–4.
[156] Larsen J. Leadership, nurses and the 1980s. J Adv Nurs 1983;8(5):429–35.
[157] Molero F, Moriano JA, Shaver PR. The influence of leadership style on subordinates' attachment to the leader. Span J Psychol 2013;16:E62.
[158] Eagly AH, Johannesen-Schmidt MC, van Engen ML. Transformational, transactional, and laissez-faire leadership styles: a meta-analysis comparing women and men. Psychol Bull 2003;129(4):569–91.

Tab. 3.6: Grundsätzliche Unterschiede in den Führungsmethoden.

Führungskraft			Mitarbeiter
Situative Führung			
Unterweisung		▶	Gehorsam
Überzeugung		▶	Lernbereitschaft
	Delegation		◀ Selbständigkeit
	Kontrolle		Leistung
Transaktionale Führung			
Erklärung	Ziele		Verantwortungsbereitschaft
	Aufgaben		Lernbereitschaft
Delegation	Verantwortung	▶	◀ Selbstständigkeit
Würdigung			Leistung
Kritik, Tadel, materielle und immaterielle Nachteile		▶	Mangelnde Leistung
Transformationale Führung			
Vertrauenswürdigkeit			Vertrauensbereitschaft
Vertrauensbereitschaft			Vertrauenswürdigkeit
Persönliche Beratung/Betreuung			Vertrauen
Förderung der	Fortbildung	▶	◀ Lernbereitschaft
	Selbständigkeit		Verantwortungsbereitschaft
Ideenvermittlung			Ideenvermittlung
Wertschätzung			Wertschätzung
Leistung			Leistung

- bei welcher vom Geführten eine Leistung erwartet wird, die kontrolliert, bewertet und gewürdigt wird
  - durch Belohnung mit materiellen und immateriellen Vorteilen,
  - durch Tadel mit Kritik und materiellen und immateriellen Nachteilen;
- die transformationale Führung,[159,160,161,162]

---

159 Woodard DA. Transformational leaders. Ten practices to help executives meet the challenges of the 1990s. Health Prog 1992;73(9):40–4.
160 Kearney E, Gebert D. Managing diversity and enhancing team outcomes: the promise of transformational leadership. J Appl Psychol 2009;94(1):77–89.
161 Bass BM, Avolio BJ, Jung DI, Berson Y. Predicting unit performance by assessing transformational and transactional leadership. J Appl Psychol 2003;88(2):207–18.
162 Wang D, Waldman DA, Zhang Z. A meta-analysis of shared leadership and team effectiveness. J Appl Psychol 2014;99(2):181–98.

- deren Wesensmerkmale die aktive Gestaltung der Einstellung und des Verhaltens des Mitarbeiters ist durch
  - die Erarbeitung von dessen Vertrauen und Wertschätzung („*idealized influence*"),
  - einfallsreiche Anregungen, sodass die Mitarbeiter klar definierte, anspruchsvolle Ziele anstreben („*inspirational motivation*"),
  - Förderung der geistigen Fähigkeiten und des selbständigen Handelns der Mitarbeiter („*intellectual stimulation*"),
  - die persönliche Beratung und Betreuung der Mitarbeiter („*individual consideration*"),
- durch welche ein wechselseitiges konstruktives Vertrauensverhältnis entstehen kann.

Auch wenn die transformationale Führung als die anspruchsvollste und erfolgreichste Führungsmethode angesehen wird,[163] so stellt sie doch nur einen Teilbereich der Führungsmöglichkeiten dar.

Letztendlich zählt nur das Ergebnis der Führung. In der Arzneimittelforschung ist das angestrebte Ergebnis ein innovatives Arzneimittel. Wie bekannt, ist der Weg dorthin mit erheblichen Risiken belastet und benötigt einen Zeitbedarf von 12–15 Jahren.

Erfolgreiche Führung in der Arzneimittelforschung heißt somit, über diesen Zeitraum hinweg die Forschungseinheit so motivieren zu können, dass sie geschlossen mit ihrer gesamten Fachkompetenz, mit ihrer Kritikkompetenz und mit aller Kraft versucht, das festgelegte Ziel zu erreichen.

Dieses gelingt jedoch nur, wenn die Forschungsleitung als entscheidende Führungskraft Vorleistungen erbringt (siehe Tab. 3.8), welche den Mitarbeitern das überzeugende Gefühl vermitteln, dass die Forschungsleitung sich als Teil einer ehrlichen, sachorientierten und zielbewussten Gemeinschaft empfindet und demnach auch handelt.

Zu diesen Vorleistungen der Forschungsleitung gehören (siehe Tab. 3.7),
- das Vertrauen der Mitarbeiter zu erwerben durch
  - Eigenschaften und Verhalten, im Besonderen durch
    - Redlichkeit und Wahrhaftigkeit,
    - Gerechtigkeit und Fairness,
    - Uneigennützigkeit,
    - Fürsorge und Zuwendung,
    - den „*guten Willen*", erkennbar bei jeglicher Handlung,
  - gemeinsame und tagtäglich praktizierte Wertvorstellungen, wie z. B.
    - bei der Durchführung und Bewertung von Versuchen gemäß dem wissenschaftlichen Standard,
    - durch die Sachbezogenheit aller wissenschaftlichen Entscheidungen,
    - durch Einhaltung der Regeln der Höflichkeit und Menschlichkeit und durch Achtung der Menschenwürde bei jeglicher Kommunikation, auch bei Kritik und Tadel;

---

[163] Pelz W. Transformationale Führung. Interview Mag 2012;4:42–4; http://management-innovation.com/download/Transformationale-Fuehrung.pdf.

Tab. 3.7: Vorleistungen der Forschungsleitung formen die Leistungsbereitschaft der Mitarbeiter.

Mitarbeiter sind leistungsbereit durch		Forschungsleitung bewirkt Leistungsbereitschaft
Vertrauen	▶ ◀	• Redlichkeit und Ehrlichkeit • Gerechtigkeit und Fairness • Fürsorge und Zuwendung • Den „guten Willen", erkennbar bei jeglicher Handlung
▶	Gemeinsame Wertvorstellungen	◀
▶	• Durchführung und Bewertung von Versuchen gemäß dem wissenschaftlichen Standard • Sachbezogenheit aller wissenschaftlichen Entscheidungen • Einhaltung der Regeln der Höflichkeit und Menschlichkeit • Achtung der Menschenwürde bei jeglicher Kommunikation, auch bei Kritik und Tadel	◀
Wertschätzung	▶ ◀	• Eigene Leistungsbereitschaft • Mut, z. B. bei der Durchsetzung von Interessen der Mitarbeiter gegenüber der Unternehmensleitung • Mäßigung und Selbstbeherrschung • Verlässlichkeit und Beharrlichkeit
Loyalität, Solidarität	▶ ◀	• Offenheit und Transparenz der Bewertungen und Entscheidungen • Befolgung vereinbarter Spielregeln

- die Wertschätzung der Mitarbeiter zu erreichen durch
    - vorbildliche eigene Leistungsbereitschaft,
    - Mut, z. B. bei der Durchsetzung von Interessen der Mitarbeiter gegenüber der Unternehmensleitung,
    - Mäßigung und Selbstbeherrschung
    - Verlässlichkeit und Beharrlichkeit;
- die Loyalität und Solidarität der Mitarbeiter zu erwerben durch
    - Offenheit und Transparenz der Bewertungen und Entscheidungen und
    - die Befolgung von für alle geltenden Spielregeln.

Naheliegend, dass Anführer, welche sich mit dem Motto: „*Mir nach, ich bin das Ziel!*" als berufene Helden wähnen, an den Anforderungen der Führung einer Arzneimittelforschung recht schnell scheitern.

Gleichermaßen ist weder von „*Rattenfängern*", noch von „*Glücksapropheten*" oder von „*Untergangsfetischisten*" der gewünschte Erfolg zu erwarten.

Zwar kann das „*Charisma*" einer Führungskraft eine transformationale Führung über den Weg der Gefühlsbindungen noch verstärken. Jedoch stellt die charismatische Führung zumindest in der Arzneimittelforschung dann eine Gefahr dar, wenn

- weniger auf der Grundlage der Vernunft als des Gefühls entschieden wird und hierdurch

- die Fachkompetenz in den Hintergrund tritt,
- Sachentscheidungen und Bewertungen leiden,
- Mitarbeiter, welche eher ihrer Vernunft folgen, diskriminiert werden;
- andersartige Gefühle von Mitarbeitern nichts gelten und hierdurch
  - Gefahren und Fehlermöglichkeiten, erahnt aufgrund von Erfahrung, nicht zur Kenntnis genommen werden,
  - Mitarbeiter ausgegrenzt und demotiviert werden.

Ähnlich wie bei einem Kunsthandwerker ist die Führungskraft dann zu besonderen Leistungen fähig, wenn Begabung, Schulung und Erfahrung zusammentreffen. Das „*Meisterstück*" wäre die bestmögliche zielorientierte, individuelle Führung eines jeden Mitarbeiters,[164] sodass insgesamt zunehmen

- Leistungsbereitschaft,
- Ideenreichtum und schöpferische Schaffensfreude,
- Bereitschaft zur Zusammenarbeit und die
- Arbeitszufriedenheit.

Forschung und Entwicklung gehören in einer innovativen Pharmafirma zu den wesentlichen Motoren der unternehmerischen Ausrichtung auf Gewinn und langfristiges Überleben.

Daher gehört es auch zur Führungskompetenz der Forschungsleitung,
- den wissenschaftlichen Mitarbeitern die Einsicht zu vermitteln,
  - welche Bedeutung die betriebswirtschaftlichen Kennzahlen wie Kosten, Zeitbedarf, Umsatzpotenziale und Risiken für alle Forschungsziele, Forschungsstrategien, Kooperationen, Lizenznahmen und Entwicklungssubstanzen besitzen und
  - dass diese Kennzahlen bestmöglich ausgearbeitet, der laufenden Entwicklung angepasst und mit der Unternehmensleitung abgestimmt werden müssen,
- in der Unternehmensleitung die Überzeugung zu entwickeln,
  - dass Bewertungen und Entscheidungen zu Forschungszielen, Forschungsstrategien, Kooperationen, Lizenznahmen und Entwicklungssubstanzen ureigene Aufgabe der wissenschaftlichen Mitarbeiter wegen deren Fachkompetenz ist, und
  - dass diese Entscheidungen der Forschung
    - von der Unternehmensleitung inhaltlich verstanden und in die Unternehmensziele und Unternehmensstrategien eingebaut werden müssen und
    - einer fortlaufenden Überprüfung und Anpassung an den Fortschritt der wissenschaftlichen Erkenntnis und an die Entwicklungen bei der Konkurrenz bedürfen,
    - aber nicht wegen Schwankungen des Tagesgeschäftes oder aus einer Laune heraus oder durch den Einfluss Einzelner geändert oder aufgehoben werden dürfen.

---

[164] Moschner A. Die Kunst der Mitarbeiterführung. Masterarbeit, Hochschule für Angewandte Wissenschaften Stuttgart, Stuttgart 2003; http://opus.bsz-bw.de/hdms/volltexte/2004/350/pdf/Master-arbeit-05082003.pdf.

Führungskompetenz in der Arzneimittelforschung beinhaltet daher im Besonderen Maße die Fähigkeit und Bereitschaft zu einer beträchtlichen Netzwerkarbeit
- innerhalb des Unternehmens zwischen
  - der Forschung und Entwicklung,
  - den mit der Forschung kooperierenden anderen Fachbereichen
    - wie Produktionstechnik, Patentrecht, Vermarktung, Verkauf und Finanzen und
  - der Unternehmensleitung;
- außerhalb des Unternehmens
  - mit akademischen und nichtindustriellen Forschungsinstituten und
  - mit kooperierenden Pharmafirmen.

Ziel dieser Netzwerkarbeit muss sein
- bei jedem einzelnen Forschungsvorhaben bestmöglich, d. h. im Konsens aller Beteiligten, abschätzen zu können
  - die Kosten bis zu jeder wesentlichen Entwicklungsstufe und insgesamt,
  - das Marktpotenzial des zu erwartenden Arzneimittels auf Grundlage des jeweiligen medizinischen Bedarfs,
  - die potenziellen Risiken, abhängig von der jeweiligen Entwicklungsstufe, im Besonderen
    - wissenschaftliche und produktionstechnische Risiken in Forschung und Entwicklung
    - patentrechtliche Risiken,
    - Kostenrisiken,
    - Marktrisiken, besonders durch Konkurrenten,
  - den Zeitbedarf bis zur jeder Entwicklungsstufe und insgesamt,
  - die Eckpunkte und Meilensteine für die Entscheidungen
    - Fortsetzung des Projektes,
    - Beendigung des Projektes,
    - Neuanfang mit gleichem Ziel, aber anderer Forschungsstrategie;
- bei jedem Forschungsvorhaben Ausstiegsszenarien anbieten zu können, welche im Besonderen enthalten sollten
  - alternative attraktive Forschungsziele und die zugehörigen Forschungsstrategien,
  - die notwendigen personellen und technischen Veränderungen im Umfang und Spektrum der Qualifikationen in der Forschungseinheit.

Dabei muss auch hier allen Beteiligten klar sein, dass
- die Qualität des Ergebnisses dieser Bemühungen nur so gut sein kann wie die schlechteste Qualifikation unter den Beteiligten,
- jegliche Schönfärberei der Risiken, der Kosten, des Umsatzpotenzials oder des Zeitbedarfs bei der Bewertung die Forschung wie auch das gesamte Unternehmen erheblich beschädigt,
  - weil über kurz oder lang das Vertrauen schwindet,
    - spätestens dann, wenn die Wirklichkeit die Schönfärberei eingeholt hat,

- wegen der zusätzlichen Kostenbelastungen,
  - welche nicht aufgeführt und nicht eingerechnet waren und daher *„zu bösen Überraschungen"* führen können,
  - welche die weitere Entwicklung des Projektes verzögern oder gefährden können,
- weil geplante Umsätze entfallen oder in die weitere Zukunft hinein verschoben werden, was die Zukunftsperspektive des gesamten Unternehmens beeinträchtigt.

Sobald Bewertungen oder Entscheidungen zu Forschungszielen, Strategien und Projekten und Entwicklungskandidaten vorliegen, gehört es zur Aufgabe und ist es wesentlicher Teil der Netzwerkarbeit der Forschungsleitung, der Unternehmensleitung so sachlich wie möglich und so ausführlich wie nötig deutlich zu machen,

- welche Risiken mit der Verfolgung des Forschungsziels bzw. Projektes verbunden sind,
  - wie diese Risiken minimiert werden können,
  - welche Ausweichmöglichkeiten bestehen,
  - welche Folgen zu erwarten sind, wenn die Risiken eintreten;
- welche Chancen das Forschungsziel bzw. Projekt bietet,
  - wie diese Chancen zu optimieren sind und
  - welche Ergebnisse zu erwarten sind, wenn die Chancen verwirklicht werden können.

Denn nur nach Überzeugung, mit Zustimmung und durch Förderung der Unternehmensleitung kann die Forschung ihren Aufgaben erfolgreich nachgehen.

Zur Führungskompetenz in der Arzneimittelforschung gehört es somit, Entscheidungen über Forschungsziele, Forschungsstrategien und Entwicklungskandidaten mit den Beteiligten und Verantwortlichen aller Hierarchiestufen abzustimmen, sodass die Risiken und Chancen im Konsens aller Beteiligten einschließlich aller Entscheidungsbefugten getragen werden.

Das bedeutet aber auch, dass eine Forschungsleitung dann ihren Führungsanspruch verloren hat, wenn sie sich verstehen würde

- als Erfüllungsgehilfe zur Durchsetzung der Entscheidungen der Unternehmensleitung, weil diese Einstellung
  - das Vertrauen in die Forschungsleitung und die Motivation und Leistungsbereitschaft der Mitarbeiter zerstört und
  - der Unternehmensleitung Tür und Tor öffnen würde für willkürliche Eingriffe in Bewertungen und Sachentscheidungen der Forschung;
- als die letztlich fachkompetente und entscheidende Instanz,
  - weil darin eine Missachtung der Fachkompetenz aller Beteiligten zum Ausdruck käme, und
  - weil auch dadurch das Vertrauen in die Forschungsleitung und die Motivation und Leistungsbereitschaft der Beteiligten zerstört würde werden.
- als Sprachrohr einer Interessensgruppe innerhalb oder außerhalb der Beteiligten,
  - weil hierdurch die Neutralität der Forschungsleitung, notwendig für ihre Mitwirkung an bestmöglichen Sachentscheidungen, Schaden nehmen würde, und

– weil solcherart Parteinahmen zu Parteienbildung führen und damit Entscheidungen im Konsens aller Beteiligten erschweren würde.

3.3 Ethische Kompetenz und Verantwortung

Die auf philosophischem, theologischen und medizinisch- biologischen Gedankengut fußenden Modelle zur ethischen Urteilsbildung weisen mehrere Anforderungen auf.[165] Hierzu gehören die menschlichen Fähigkeiten

- der Wahrnehmung, der prüfenden Betrachtung („*Reflexion*"), der Wertung und der Beurteilung eines Problems und seines Umfelds,
- der Begründung eines Urteils,
- der Entscheidung durch ein Urteil.

Entsprechend stellt die ethische Kompetenz die Fähigkeit dar (siehe Tab. 3.8),[165]

Tab. 3.8: Fähigkeiten zur ethischen Urteilsbildung.

Erfahrung, gedankliche/ begriffliche Prüfung	▶	Wahrnehmung	▶	Ethisch bedeutsamer Sachverhalt	▼
Analytischer Verstand	▶	Prüfung des Sachverhaltes	▶	Zugehörigkeit/Zuordnung	▼
				Bedeutung, Begründung	
				Verbindlichkeit	
				Anwendungsbedingungen	
				Logischer Zusammenhang	
				Mögliche Alternativen	

▼ ▼ ▼

Urteilsvermögen

▼

Bewertung des Sachverhaltes

▼

Begründung eines Urteils

▼

Entscheidung für ein Urteil

---

165 Dittrich J. Worin besteht ethische Kompetenz? Ethische Orientierung als Begründung einer Entscheidung unter Unsicherheit, Lebenswelt und Wissenschaft. XXI. Kongress für Philosophie, 11.–15. 09. 2008 Essen; http://www.dgphil2008.de/programm/sektionen/abstract/dietrich-1.html.

- einen Sachverhalt oder eine Lage als ethisch bedeutsam wahrnehmen zu können aufgrund
  - der eigenen Erfahrung oder
  - einer begrifflichen Prüfung;
- die jeweiligen Voraussetzungen für das ethische Problem klarlegen zu können, was einschließt die Prüfung
  - seiner Zugehörigkeit bzw. Zuordnung, seiner Bedeutung und seiner Begründung,
  - seiner Verbindlichkeit und seiner Anwendungsbedingungen;
- ein Urteil bilden zu können, was umfasst die Prüfung
  - des logischen Zusammenhangs,
  - der Anwendungsbedingungen und
  - der Alternativen.

Diese Fähigkeit erlaubt ethische Fragestellungen zu beantworten,[165] welche
- ausgehen vom
  - eigenen Streben und/oder
  - erfassten Sollen und
- orientiert sind an
  - einer praxisorientierten Urteilsfindung und Handlungsorientierung,
    - in deren Gefolge sich die *„Könnerschaft"* entwickelt,
  - grundsätzlicher Erschließung und Begründung von Problemen,
    - aus welcher die *„Expertenschaft"* entsteht.

Grundsätzlich gilt, dass die Beantwortung einer ethischen Fragestellungen durch ein Urteil
- nachvollziehbar sein muss, um überzeugend zu sein,
- sich an allgemeingültigen Normen und Werten orientieren muss, deren Hintergrund sein kann
  - religiös-weltanschaulich und philosophisch,
  - juristisch oder auch kulturell.

Derartige Normen und Werte sind beispielsweise gegeben:
- religiös-weltanschaulich
  - durch die zehn Gebote der jüdischen/christlichen Religionen,[166,167,168]
  - durch die Forderung *„Du sollst Deinen Nächsten lieben wie Dich selbst."*[169,170,171]
- philosophisch
  - durch die Schulen des griechischen Altertums, im Besonderen

---

[166] 2. Mose 20,1–17.
[167] 5. Mose 6–21.
[168] Mt 19,17.
[169] 3. Mose 19,18.
[170] Mt 22,39.
[171] Mk 12,31.

- durch das von Sokrates entwickelte Menschenbild, bei welchem das Wesen des Menschen in seiner Tüchtigkeit besteht, das Gute zu verwirklichen und diese Tugend ein Wissen darstellt, das auf der richtigen Einsicht oder Besinnung beruht und damit auf der Erkenntnis mit dem folgerichtigen Bewusstsein,[172]
  - durch die von Platon definierten Grundtugenden „*Weisheit, Gerechtigkeit, Tapferkeit und Mäßigung*",[173]
  - durch den Begriff der Tugend von Aristoteles: „*Tugend ist, was den, der sie hat, gut macht und sein Werk gut macht.*"[174]
 - durch die Erkenntnisse der Aufklärung, im Besonderen
   - durch den kategorischen Imperativ: „*Handle nur nach derjenigen Maxime, durch die du zugleich wollen kannst, dass sie ein allgemeines Gesetz werde.*"[175]
- juristisch und kulturell
  - durch die Erklärung der Menschenrechte der UNO vom 10.12.1948,[176]
  - durch die Deklarationen der Generalversammlung der „*World Medical Association/WMA*" zu den ethischen Prinzipien für medizinische Forschung am Menschen,[177]
  - durch das „*Übereinkommen zum Schutz der Menschenrechte und der Menschenwürde im Hinblick auf die Anwendung von Biologie und Medizin*" des Europarates (SEV-Nr. 164 vom 04.04.1997) mit den Zusatzprotollen[178]
    - über das Verbot des Klonens von menschlichen Lebewesen (SEV-Nr. 168 vom 12.01.1998),[179]
    - bezüglich der Transplantation von menschlichen Organen und Geweben (SEV-Nr. 186 vom 24.01.2002),[180]
    - betreffend biomedizinische Forschung (SEV-Nr. 195 vom 25.01.2005),[181]

---

[172] Vorländer K. II: Sokrates und die Sophisten. In: Kietzmann, P (Hrsg). Die Geschichte der Philosophie. Berlin 1903; http://www.textlog.de/6101.htm.

[173] Vorländer K. III.VIII.24: Platons Begründung der Ethik. In: Kietzmann, P (Hrsg). Die Geschichte der Philosophie. Berlin 1903; http://www.textlog.de/6130.html.

[174] Aristoteles. I–II, 55,3; 56,1, Bd. 11, zit. nach Thomas von Aquin, Die Klugheit, Summa theologiae Frage 47, Artikel 4; http://www.hoye.de/wahr/wahrkltx.pdf.

[175] Kant I. Ausgabe der Preußischen Akademie der Wissenschaften. Berlin 1900; AA IV, 421/GMS, BA 52; http://www.korpora.org/Kant/aa04/421.html.

[176] UNO Resolution 217 A (III) vom 10.12.1948; UN Department for General Assembly and Conference Management (Stand 30.10.2009); http://www.ohchr.org/EN/UDHR/Pages/Language.aspx?LangID=ger.

[177] WMA Declaration of Helsinki – Ethical Principles for Medical Research Involving Human Subjects. Stand: 64th WMA General Assembly, Fortaleza, Brazil, October 2013; http://www.wma.net/en/30publications/10policies/b3.

[178] http://www.admin.ch/opc/de/official-compilation/2008/5137.pdf.

[179] http://www.admin.ch/opc/de/federal-gazette/2002/271.pdf.

[180] http://conventions.cce.int/Treaty/Commun/ChercheSig.asp?CL=GER&CM=&NT=186&DF=08/02/2012&VL=.

[181] http://conventions.coe.int/Treaty/Commun/ChercheSig.asp?CL=GER&CM=&NT=195&DF=08/02/2012&VL=.

Tab. 3.9: Ethische Entscheidungsfindungen.

Begründungen				Entscheidung
Dogmatisch	gemäß Gebote, Verbote, Gesetze, allgemeingültiger Richtlinien			Weitgehend vorgegeben
Abwägung	der ethischen Bedeutung, Begründung und Folgen			
Keine Kollision der Zielsetzungen	Ethisches Ziel A)	>>	Ethisches Ziel B)	Für das höherwertigere Ziel
Kollision von gleichwertigen Zielsetzungen	Ethisches Ziel C)	=	Ethisches Ziel D)	Güterabwägung zur Ermittlung des sinnvolleren Zieles

- betreffend der Gentests zu gesundheitlichen Zwecken (SEV-Nr. 203 vom 27. 11. 2008),[182]
– durch die Deklaration der UNO über den Schutz der menschlichen Umwelt vom 16. 06. 1972,[183] ergänzt um die Erklärung der Konferenz der UNO über Umwelt und Entwicklung in Rio de Janeiro (3.–14. 06. 1992)[184]

Mithilfe dieser Normen können ethische Fragestellungen besonders auch im Arzneimittelbereich bewertet und entschieden werden (siehe Tab. 3.9),[185]
- entweder dogmatisch gemäß vorliegender Gebote, Verbote, Gesetze oder allgemeingültiger Richtlinien,
- oder durch Abwägung der jeweiligen Bedeutung, Begründungen und Folgen eines ethischen Sachverhaltes oder der Antwort auf eine ethische Fragestellung im Vergleich zu alternativ anzustrebenden ethischen Zielen (sogenannte ethische Güter), wobei
  – bei ungleichwertigen Zielen
    - die Entscheidung für das höhere ethische Gut begründbar ist,
  – bei mehreren gleichwertigen Zielen,
    - die nicht gleichzeitig verwirklicht werden können, sodass eine Kollision der Zielsetzungen besteht,
    - die *„Güterabwägung"* zum Tragen kommt.

---

182 http://conventions.coe.int/Treaty/Commun/ChercheSig.asp?CL=GER&CM=&NT=203&DF=08/02/2012&VL=.
183 Declaration of the United Nations Conference on the Human Environment, 21st plenary meeting Stockholm, Chapter 11, 16. 06. 1972; http://www.unep.org/Documents.multilingual/Default.asp?DocumentID=97&ArticleID=1503.
184 http://www.un.org/Depts/german/conf/agenda21/rio.pdf.
185 Deutscher Ethikrat. Medizinischer Fortschritt auf wessen Kosten? Arzneimittelforschung im globalen Kontext. Berlin 23. 05. 2013; http://www.ethikrat.org/veranstaltungen/jahrestagungen/medizinischer-fortschritt-auf-wessen-kosten.

Tab. 3.10: Der Prozess der Übernahme und Kontrolle von Verantwortung.

Verantwortungs-subjekt	▶	Verantwortungsbereich					Verantwortungs-objekt
	▶	Handlungs-freiheit	▶	Normen	▶	Handlungen	▶
				▲			
	▶	Rechtfertigungs-pflicht	▶	Verantwortungsinstanz			◀
				▼			◀
▲		◀		Rechtfertigungsforderung			

Jegliche Entscheidung beinhaltet
- eine Machtausübung über sich selbst, über andere Menschen und über die uns umgebende lebende und unbelebte Natur,
- die Wahrnehmung der Notwendigkeit oder der Pflicht zur Verantwortung als inneren Gegenspieler der Macht.[186] Die Wahrnehmung kann durch Erkenntnis oder durch das Gefühl erfolgen. Das Ausmaß dieser Wahrnehmung
  - ist abhängig von der persönlichen Entwicklung des Einzelnen, von seiner Reife, seiner Bildung, seinem Wissen, seiner Intelligenz,
  - bestimmt die Moralfähigkeit des Menschen.
    - Mit der Moralfähigkeit verbunden ist die Fähigkeit des Menschen, seine Egozentrik abzubauen bis zur Stufe der Barmherzigkeit.[187,188]

Dabei beinhaltet die Übernahme von Verantwortung mehrere miteinander verbundene Größen (siehe Tab. 3.10):[188]
- das *„Verantwortungssubjekt"*, d. h.
  - mindestens eine Person, welche handeln kann aufgrund einer ausreichenden Handlungsfreiheit,
- der *„Verantwortungsbereich"*
  - für die handelnde Person, welcher klar definiert sein muss,
- das *„Verantwortungsobjekt"*, d. h.
  - Personen oder nichtmenschliche Lebewesen,
  - welche von den handelnden Personen tatsächlich beeinflusst werden können,
- die *„Normen"* und *„Werte"*,
  - aufgrund derer das Handeln beurteilt werden kann,

---

186 Sedlacek HH, Netter P. Glauben und Verantwortung in: Gott, Religion und Kirche, Quergedanken zwischen Glauben und Unglauben. Verlag Traugott Bautz, Nordhausen 2014:39–47.
187 Jonas, H. Das Prinzip Verantwortung: Versuch einer Ethik für die technologische Zivilisation. Insel Verlag, Frankfurt 1979,:174–8.
188 Epple, W. 30 Jahre Hans Jonas „Das Prinzip Verantwortung": Zur ethischen Begründung des Naturschutzes. Osnabrücker Naturwiss Mitt 2009;35:121.

- die „*Verantwortungsinstanz*",
  - die als übergeordnete Instanz gilt
  - welche die Einhaltung der Normen von der handelnden Person einfordern kann und
  - gegenüber welcher die handelnde Person ihr Handeln zu rechtfertigen hat.

Die Wahrnehmung von ethischen Problemen, ihre prüfende Betrachtung und Bewertung anhand der Kenntnis von Normen und Maßstäben helfen, Abwägungen und Entscheidungen zu treffen
- zwischen Gut und Böse,
- zwischen weniger oder mehr Gutem,
- zwischen mehr oder weniger Bösem,
- zwischen ungleichwertigen ethischen Gütern,
- zwischen mehreren gleichwertigen ethischen Gütern.

Je nach Bildung und Wissen werden solche Entscheidungen beeinflusst durch das eigene Gewissen, die treibende Kraft im Bewusstsein des Menschen für die Einhaltung dessen, was er innerlich als anständig, als richtig, als gut oder als göttliches Gebot empfindet.[189]

Mit einer Entscheidung, gleich ob gegen oder für ein ethisches Gut oder auch bei Unentschiedenheit, übernimmt der Mensch
- Verantwortung für das Risiko einer Fehlentscheidung,
- die Schuld für die Schäden und Nachteile,
  - welche bei einer Entscheidung dasjenige ethische Gut erfahren muss, gegen welches entschieden worden ist oder
  - die bei Unentschiedenheit (d. h. wenn keine Entscheidung erfolgt) auftreten.

Die Frage nach Moralfähigkeit, Verantwortung und Schuld stellt sich in einem besonderen Maße in der Arzneimitteltherapie,
- da die Arzneimittelbehandlung einen Eingriff bedeutet, welcher
  - verbunden ist mit Chancen wie auch mit Risiken,
    - wobei die Chancen einer Linderung oder einer Heilung eines Krankheitszustandes und/oder der Erfüllung eines Bedürfnisses abzuwiegen sind
    - mit dem Risiko der Schädigung durch Nebenwirkungen, d. h. der Verletzung der bestehenden körperlichen Unversehrtheit,
  - die Gefahr in sich trägt, dass Arzneimittel zum Schaden des Menschen angewandt und/oder entwickelt zu werden,[190] wie z. B.
    - die Abtreibungspille zur Tötung eines ungeborenen Menschen,
    - tödliche Mixturen für die aktive Sterbehilfe oder
    - suchterzeugende Drogen;

---

[189] Sedlacek HH. Erklärungsversuche für das Gewissen, in Glaube, Liebe, Glück und Leben, Wirkliches und die Lehrmeinungen Roms. Traugott Bautz Verlag, Nordhausen 2013.148–56.
[190] Sedlacek HH. Schutz des Menschenlebens. In: Verbaut die Kirche ihre Zukunft? Ein deutscher Katholik fragt nach. Evangelische Verlagsanstalt, Leipzig 2012:207–28.

- da bei einzigartigen Arzneimitteln für die Behandlung von Krankheiten mit hohem medizinischen Bedarf der Marktpreis ein wesentlicher Faktor für die Entscheidung darstellt, ob einem Patienten eine lebensnotwendige Arzneimitteltherapie zur Verfügung steht oder nicht; demzufolge die Frage zu beantworten ist [191]
  - ob eine Pharmafirma mit dem unternehmerischen Ziel der Maximierung des Gewinns frei über den Preis eines einzigartigen Arzneimittels entscheiden und damit die Zwangslage von Patienten und Gesundheitssystemen wirtschaftlich ausnutzen darf, oder
  - ob Arzneimittelpreise einer Kontrolle durch Deckelung oder durch Verfügung von Zwangslizenzen unterliegen sollten, welche berücksichtigt
    - die Nachvollziehbarkeit der Kosten bei der Festlegung des Verkaufspreises durch das Pharmaunternehmen,
    - die Höhe des Gewinns im Verkaufspreis beim Verkauf ab Werk und im Lande,
    - den Anteil von Wissen aus öffentlich bzw. staatlich finanzierter Forschung bei der Findung und Entwicklung des Arzneimittels,
    - die absolute und relative Höhe der Forschungsinvestitionen bei dem Pharmaunternehmen.

In Anbetracht der Extreme, dass
- Arzneimittel im Handel sind, bei denen die Kosten des pharmazeutischen Wirkstoffes bestenfalls nur 2 % des Marktpreises ausmachen,[192] oder
- global aktive Arzneimittelunternehmen einen Gewinn von gut 42 % ihres Umsatzes ausweisen,[193]

sollte eine klare ethische Verpflichtung des Staates bestehen, die Patienten, das Gesundheitssystem und die Gesellschaft vor Auswüchsen bei der Preisgestaltung durch eine wirksame Preiskontrolle zu schützen.

Geschützt werden müssen Ärzte, Patienten und die Gesundheitssysteme auch vor illegalen Marketingmethoden von Pharmaunternehmen. Hier gehen die USA beispielhaft voran, beispielsweise durch Verhängung von Strafen in einer Größenordnung von 1,4 Mrd. US$ bis zu 2,3 Mrd. US$ für „*sündige*" Pharmaunternehmen.[192]

Fragwürdig ist auch, wenn Pharmafirmen Patientenorganisationen finanziell mit beträchtlichen Beträgen unterstützen, um sie als Kunden ihrer Arzneimittel wie auch als Wähler politischer Parteien zu beeinflussen. Im Jahr 2013 lag alleine in Deutschland der Unterstützungsbetrag je Pharmafirma bei den zehn Pharmafirmen mit den höchsten Unterstützungssummen in einem Bereich zwischen 193.000 € und 883.000 €.[194]

---

191 Parker-Lue S, Santoro M, Koski G. The ethics and economics of pharmaceutical pricing. Annu Rev Pharmacol Toxicol 2015;55:191–206.
192 Scholl J, Weiss H. Es gibt keine Branche, die so hohe Gewinne macht. In: Deutschlandradio Kultur vom 12. 03. 2010; http://www.deutschlandradiokultur.de/es-gibt-keine-branche-die-so-hohe-gewinne-macht.954.de.html?dram:article_id=145120.
193 http://www.spiegel.de/wissenschaft/medizin/imi-die-tuecken-im-system-des-forschungsprojekts-a-1021706.html.
194 http://www.spiegel.de/wissenschaft/medizin/imi-umstrittenes-eupati-projekt-schult-patientenvertreter-a-1021709.html.

Eine weitere ethisch bedeutsame Frage in der Arzneimitteltherapie ist die Marktzulassung, die Werbung, der Verkauf und die Verwendung von Substanzen oder Zubereitungen, die unter dem Sammelbegriff „*Alternativmedizin*" geführt werden, im Besonderen dann,
- wenn keine wissenschaftlichen Belege gemäß dem Stand der Technik und den Regeln der „*guten klinischen Praxis/GCP*"[195] vorliegen, dass die Substanz prophylaktisch oder therapeutisch beim Menschen wirkt;
- wenn bestenfalls Fallstudien oder Selbsterfahrungen eine „*Glaubensmedizin*"[196] begründen,
  - die wissenschaftlich durch einen „*Placeboeffekt*" (Scheinmedikamenteneffekt) erklärbar ist, wobei dieser aller Erfahrung nach bedingt sein kann durch[197]
    - einen bedingten Reflex, gebahnt durch die Erfahrung mit vorher eingenommenen wirksamen Arzneimitteln,
    - eine Erwartungshaltung, ausgelöst durch Erklärungen und Versprechungen der behandelnden Ärzte oder verkaufenden Apotheker,
    - einen „*Kontexteffekt*" wie Farbe der Pille, persönliche Ausstrahlung des Arztes, die Atmosphäre des Behandlungszimmers, das Pieken einer Nadel und Ähnliches und
    - eine hierdurch bedingte Freisetzung von Mediatoren, im Besonderen von Serotonin;
- wenn Nebenwirkungen, erfahren nach Einnahme von Arzneimitteln, bedingt sein können durch[197]
  - eine negative Grundeinstellung des Patienten,
  - schlechte Erfahrungen mit vorhergehenden medikamentösen Behandlungen,
  - negative Informationen, die der Patient vom Arzt, Apotheker oder aus der Presse erhält,
  - Lesen der Packungsbeilage mit den vielen darin aufgeführten Warnhinweisen.

Da von Placebos durch zahlreiche klinische Studien bekannt ist, dass sie im Vergleich zur Nichtbehandlung[196,197]
- signifikant wirksam sind auf subjektive, kontinuierliche Symptome, wie z. B.
  - auf Schmerzen bei Arthrosen,
- dagegen unwirksam sind auf
  - objektive kontinuierliche Symptome bzw. Endpunkte und auf
  - subjektive binäre (ja/nein) Endpunkte wie z. B. Rückfall nach Nikotinentzug,

kann die gezielte Auslösung von Placeboeffekten eine sinnvolle und wissenschaftlich begründete ergänzende Therapieform darstellen.

---

[195] http://www.gesetze-im-internet.de/gcp-v/BJNR208100004.html.
[196] Federspiel K. Alternativmedizin, kritisch betrachtet im Spiegel der Wissenschaft. 2002;3; https://web.archive.org/web/20070927003104/ http://downloads.bistum-augsburg.de/108304979977656.pdf.
[197] Breidert M, Hofbauer K. Placebo: Missverständnisse und Vorurteile, Dtsch Arztebl Int 2009;106(46): 751–5.

Das sollte aber nicht dazu führen, Alternativmedizin, soweit für sie kein gemäß dem Stand der Technik wissenschaftlicher Beleg einer therapeutischen Wirkung vorliegt, als wirksame Arzneimittel zu bezeichnen und als solche zu verabreichen.

Falls doch so praktiziert, sollte diese Vorgehensweise nicht anders beurteilt werden, als durch die „*Marburger Erklärung*"[198] eindeutig dargelegt: „*Ihr Wirkprinzip ist Täuschung des Patienten, verstärkt durch Selbsttäuschung des Behandlers.*"

Ethische Probleme der Arzneimitteltherapie sind zwangsläufig eng verwoben mit den ethischen Fragestellungen in der Arzneimittelforschung. Notwendig ist auch hier eine ethische Kompetenz, welche die ethischen Fragestellungen erkennen und sich um nachvollziehbare Antworten bemühen kann.

Ethische Fragestellungen ergeben sich in der Arzneimittelforschung zu Hauf. Sie betreffen Bereiche wie (siehe Tab. 3.11)

- Streben nach einem möglichst großen Marktanteil, Umsatz und Gewinn
  - durch Verminderung der Herstellkosten,
  - durch teure scheininnovative „*Me-too*"-Präparate und/oder durch preisgünstige Arzneimittelkopien („*Generika*"),
  - durch Werbung,
  - aus betriebswirtschaftlichen Gründen
    - zum Erhalt der Arbeitsplätze,
    - zur Finanzierung weiterer Arzneimittelforschung,
    - zur Aufrechterhaltung der Kapitalbeteiligungen der Eigentümer,
    - zur Befriedigung des Gewinnstrebens von Investoren;
- technische Durchführung der Forschungs- und Entwicklungsarbeiten unter Berücksichtigung
  - des Personenschutzes, der Menschenrechte und der Menschenwürde,
  - des Tierschutzes,
  - des Umweltschutzes,
  - der gesetzlichen Auflagen;
- Information der Gesellschaft durch
  - eine angemessene Transparenz
    - der Zielsetzungen von Forschungs- und Entwicklungsarbeiten,
    - der ethischen Bewertungen der Forschungsprojekte in Bezug auf Menschenwürde und Menschenrechte, Tierschutz und Umweltschutz,
  - eine sich auf die wissenschaftliche Datenlage beschränkende Werbung.

Konkrete Beispiele für ethische Probleme in der Arzneimittelforschung sind
- die Entscheidung, nach Therapeutika für Krankheiten mit einen hohen medizinischen Bedarf zu forschen, obwohl das Markpotenzial beschränkt oder unattraktiv erscheint, beispielsweise

---

[198] Marburger Erklärung zur Homöopathie. Beschluss des Fachbereichsrates der Medizinischen Fakultät der Universität Marburg vom 02. 12. 1992; http://www.hno-vahle.de/wp-content/uploads/Marburger-Erkla%CC%88rung-zur-Homo%CC%88opathie.pdf.

Tab. 3.11: Ethische Fragestellungen in der Arzneimittelforschung.

Präklinische Forschung	Menschenschutz; Menschenwürde	Zielsetzung der Forschung	
		Technologien und Methoden	Verwendung von Normalzellen, Tumorzellen, Rechte der Zellspender
			Verwendung von Keimzellen und/oder Embryonalzellen
	Tierschutz	Bedeutung der Versuchsziele Auswahl der Spezies und Anzahl der Versuchstiere Aussagefähigkeit der Tiermodelle für den Menschen	
		Technologien und Methoden	Alternative Methoden zu Tierversuchen
			Gentechnisch veränderte Tiere
			Art, Stärke und Dauer der Schmerzzufügung
Präklinische Entwicklung	Tierschutz	Prüfung der Wirksamkeit, Verträglichkeit, Unbedenklichkeit, Verteilung und Ausscheidung	
		Technologien und Methoden	Gute Laborpraxis/GLP
			Vorschriften der Arzneimittelbehörden
Forschungstechnikum, Produktion	Arbeitssicherheit, Umweltschutz	Technologien und Methoden	Gute Produktionspraxis/GMP
			Freisetzung toxischer Substanzen Art und Stärke der Toxizität, natürlicher Zerfall toxischer Substanzen; Langzeitfolgen
			Freisetzung gentechnisch modifizierter Mikroorganismen
			Freisetzung klimaschädlicher Substanzen
Klinische Prüfung	Menschenwürde, Menschenschutz	Ziel der klinischen Prüfung Informationspflicht der Prüfer Zustimmungsrecht und Rücktrittsrecht der Probanden Prüfungspflicht und Zustimmung der Ethikkommission	
		Technologien und Methoden	Gute klinische Praxis/GCP Versuchsanordnung/Probandenzahl Normalpersonen, Patienten, Kinder
			Unkontrollierte Studie Placebokontrollierte Studie Standardtherapiekontrollierte Studie
			Abbruchkriterien der Studie, Datenerfassung und Auswertung der Studie
			Versicherung gegen Schäden
Vermarktung	Menschenschutz; Patientenschutz; Patientenrecht, Verbraucherschutz	Preisgestaltung; marktspezifische und patientenspezifische Zuteilung	
		Technologien und Methoden	Arzneimittelwerbung
			Unzureichende, mangelhafte oder falsche Produktinformationen
			Direkte und indirekte Bestechung

- neue Antibiotika gegen multiple resistente und/oder vancomycinresistente Bakterien (z. B. Staphylococcus aureus; Streptococcus A, Mycobacterium tuberculosis, Enterobakterien),
- Therapeutika für lebensbedrohliche Parasitosen, welche vorwiegend die Bevölkerung in den armen und ärmsten Ländern heimsuchen
- die klinische Prüfung von solchen Entwicklungssubstanzen, deren langfristige Nebenwirkungen auf den Menschen nicht oder noch nicht zu überschauen sind,[199,200] wie z. B.
  - Versuche zur Gentherapie mit Genkonstrukten, welche virale und/oder karzinogene Treibersequenzen enthalten,
  - Therapieversuche mit embryonalen oder mit somatischen Stammzellen aus dedifferenzierten oder transdifferenzierten Gewebezellen;
- die Auswahl von Methoden und Techniken,
  - die gezielt vorgeburtliches menschliches Leben vernichten, um es für Therapieversuche zu verwerten, wie z. B.
    - die Verwendung von befruchteten Eizellen oder von Embryonalzellen als Therapeutikum,[201]
  - welche die Menschenwürde und das Selbstbestimmungsrecht berühren wie z. B.
    - die Verwendung von Normalzellen oder Tumorzellen ohne Einwilligung des Spenders,
    - die Verwendung von menschlichen Keimzellen,
  - welche mit unbekannten Risiken verbunden sind, wie z. B.
    - Genkonstrukte mit karzinogenen Treibersequenzen für die ex vivo oder in vivo Einführung in menschliche Zellen zur Prophylaxe oder Therapie;
- die Entwicklung und klinische Prüfung von Entwicklungssubstanzen aus vollkommen neuer Quelle und/oder hergestellt mit vollkommen neuen Techniken und Verfahren, behaftet mit neuen Risiken, auch wenn sie durchgeführt werden gemäß dem Stand der Technik und international anerkannten Regeln, d. h.
  - nach *„guter Laborpraxis/GLP"*,
  - nach *„guter Produktions-/Herstellungspraxis/GMP"* und
  - nach *„guter klinischer Praxis/GCP"*;
- die Menschenführung und Behandlung der Mitarbeiter innerhalb des Forschungsbereiches und im gesamten Pharmaunternehmen.

Es ist daher naheliegend, dass Forschungsleitung wie auch wissenschaftliche Mitarbeiter über eine ausreichende ethische Kompetenz verfügen sollten, um
- auf der Grundlage der gegebenen Normen eine Fragestellung ethisch bewerten zu können;

---

199 Sedlacek HH. Die künstliche Befruchtung. In: Verbaut die Kirche ihre Zukunft? Ein deutscher Katholik fragt nach. Evangelische Verlagsanstalt, Leipzig 2012:277–30.
200 http://www.eurostemcell.org/de/factsheet/embryonale-stammzellforschung-ein-ethisches-dilemma.
201 http://www.drze.de/im-blickpunkt/stammzellen/ethische-diskussion.

- auf der Grundlage der ethischen Bewertung Entscheidungen zu treffen,
  - welche übereinstimmen mit den gegebenen Normen, von denen daher zu erwarten ist,
    - dass ihnen innerhalb des Unternehmens zugestimmt und dass damit die Zusammenarbeit gestärkt wird und
    - dass sie außerhalb des Unternehmens verstanden und öffentlich gebilligt werden, oder
  - welche begründet abweichen von den gegebenen Normen,
    - wobei dann innerhalb und außerhalb des Unternehmens das Verständnis für solcherart Entscheidung durch Information und Transparenz zu erarbeiten ist,
    - sodass die Entscheidung auch in der Öffentlichkeit nachvollziehbar wird.

Problematisch wird es, wenn trotz bestmöglicher ethischer Abwägung, trotz Übereinstimmung mit den Normen und trotz einer sachlichen Information der Öffentlichkeit politische Parteien oder andere Interessensgruppen[202,203]
- mit Macht Angst gegen neue Technologien schüren, um hierdurch
  - sich als vermeintlich verantwortungsvolle Menschen darstellen zu können, welche als *„Heilsbringer"* diese Technik verhindern wollen, um hierdurch
  - die Zustimmung der Wähler zu ihrer Partei zu steigern;
- die politische Macht durch diese Zustimmung erringen und auf dieser Basis
  - die Erlaubnis zur Herstellung von innovativen Arzneimitteln mithilfe neuer Technologien drastisch erschweren oder verweigern und
  - forschende Pharmaunternehmen praktisch nötigen,
    - die Entwicklung des innovativen Arzneimittels einzustellen oder
    - Forschung und Produktion außer Landes anzusiedeln.

Das *„Schicksal"* so mancher Pharmafirma in Deutschland, welche innovative Arzneimittel für Krankheiten mit hohem medizinischen Bedarf entwickelte, die hergestellt werden mussten mithilfe der (damals von solcherart Ideologie geächteten) rekombinanten DNA-Technologie, dürfte für die Folgen dieser Form von politisch-ideologischer Einflussnahme ein beredtes Beispiel sein.[204,205]

Es gehört somit zur betriebswirtschaftlichen Vernunft eines forschenden Pharmaunternehmens, die Entwicklung und Anwendung neuer Technologien zur Herstellung innovativer Arzneimittel frühzeitig genug in das Ausland zu verlagern, wenn im Inland weder Sachargumente noch ethische Bewertungen eine Chance haben, ideologische Zielsetzungen und Machtstrategien von politischen Parteien oder Interessensgruppen zu beeinflussen.

Wie die Erfahrung lehrt, kann solch eine strategische Entscheidung die Entwicklung und Zulassung innovativer Arzneimittel durchaus beschleunigen.

---

202 http://www.aerzteblatt.de/archiv/8321/Berliner-Kongress-von-Buendnis-90-Die-Gruenen-Gentechnik-stoppen-Alternativen-foerdern.
203 http://www.bpb.de/gesellschaft/umwelt/bioethik/33747/rote-gentechnik?p=all.
204 http://www.gute-gene-schlechte-gene.de/gentechnik-im-geschlossenen-system.
205 http://de.wikipedia.org/wiki/Hoechst (Abruf 05. 03. 2015).

Nach Zulassung stehen diese innovativen Arzneimittel durch Import auch im Inland den Patienten zur Verfügung, auch solchen Patienten, welche
- dazu beigetragen haben, im Inland die Herstellung dieser Arzneimittel aus ideologischen Gründen und jenseits aller Sachgründe zu verhindern und
- nicht selten alle aus ideologischer Zielsetzung und Machtstrategie geborenen Vorurteile über Bord werfen, wenn sie sich Linderung oder Heilung ihrer Erkrankung durch ein zuvor bekämpftes innovatives Arzneimittel erhoffen.

Daher ist ein betriebswirtschaftliches Ausweichen ideologischer Machtinteressen ethisch besonders dann geboten,
- wenn das mit der umstrittenen Technologie hergestellte Arzneimittel einzigartig wirksam ist in der Behandlung von bislang nicht oder nur unzulänglich behandelbaren schweren Erkrankungen,
- um auch den so erkrankten Patienten schnellstmöglich eine wirksame Therapie zu ermöglichen,
  - auch denjenigen, welche der Technologie zu ihrer Herstellung aus ideologischen Gründen feindlich gegenüberstanden.

3.4 Beständigkeit

Die Auswirkungen einer Entscheidung dürften umso größer sein, je beständiger sie ist, je länger ihre „Haltbarkeit" andauert.
Die Beständigkeit einer Entscheidung ist naturgemäß abhängig von
- ihrem Inhalt,
  - welcher gering- oder hochveränderlich sein kann;
- den Rahmenbedingungen der Entscheidung
  - welche niemals als absolut unveränderlich angesehen werden können;
- der Verhaltensweise der für die Entscheidung und ihrer Aufrechterhaltung Verantwortlichen.

Zu den Beständigkeit bewirkenden Verhaltensweisen gehören im Besonderen[206,207]
- Besonnenheit, bei welcher
  - der Verstand auch in schwieriger Lage die Oberhand behält,
  - vorschnelle oder unüberlegte Entscheidungen vermieden werden;
- Gelassenheit, bei welcher
  - eine innere Ruhe vernünftige Entscheidungen erleichtert,
  - äußere Einflüsse das Gefühl nicht über den Verstand herrschen lassen;

---

[206] Benson H. Herausgeber von Plato Charmides; http://www.archelogos.com/project/archie-frameset.jsp?xmlfile=charmides2.xml.
[207] http://kompetenzatlas.fh-wien.ac.at/?page_id=729.

- Beharrlichkeit,
    - welche auf einer durch Fachkompetenz begründeten persönlichen Überzeugung ruht,
    - welche Willensstärke, Selbstbeherrschung und Arbeitswillen zur Voraussetzung hat,
        - die Sprunghaftigkeit oder opportunistische Anpassung vermeiden helfen,
        - welche Mut erst sinnvoll zum Einsatz bringen,
    - mit welcher ein Ziel auch dann mit Eifer verfolgt wird, wenn über längere Zeit
        - Widerstände diese Anstrengung erschweren,
        - widersprüchliche wissenschaftliche Daten Zweifel aufkommen lassen;
- Lernfähigkeit und Einsicht,
    - welche helfen,
        - eine Entscheidung einer sich verändernden Grundlage wie z. B. der Umwelt anzupassen und
        - nicht durch Starrsinn eine Entscheidung überholt und unsinnig werden zu lassen,
    - welche auf die Beteiligten überzeugend wirken,
        - sodass der Konsens für eine Entscheidung und für deren notwendig werdende Anpassungen aufrechterhalten bleibt.

Es dürfte einsichtig sein, dass angesichts einer Forschungs- und Entwicklungszeit von zwölf oder mehr Jahren für ein innovatives Arzneimittel diese „*lernfähige Beständigkeit*" aller Beteiligten (siehe Tab. 3.12) zwingend notwendig ist um
- die Dauerhaftigkeit von Entscheidungen zu gewährleisten, denn diese unterliegen
    - einem fortlaufenden Zuwachs von Wissen und Erkenntnis
        - in der medizinischen Biologie und Technologie und
        - in den Ursachen, Entwicklungswegen und Erscheinungsformen von Erkrankungen,
    - einer sich fortlaufend wandelnden Konkurrenzlage,
        - wenn z. B. früher als erwartet ein innovatives Arzneimittel der Konkurrenz denjenigen medizinischen Bedarf erfüllen kann, welcher Ziel der eigenen Forschungsanstrengung gewesen ist;
        - um einen Schaden bis hin zum Totalverlust der bisherigen Investitionen zu verhindern in Form von Verzögerungen oder Abbruch der Entwicklung durch
    - nicht sachbezogene Veränderung von Entscheidungen, wie auch durch
    - stures, nicht lernfähiges Beharren auf überholte Zielsetzungen und Forschungsstrategien.

Lernfähige Beständigkeit und Dauerhaftigkeit sind somit unerlässliche Voraussetzungen für eine erfolgreiche Arzneimittelforschung. Das heißt, die eigene Forschung, die festgelegten Ziele, Strategien und Entwicklungssubstanzen müssen fortlaufend bewertet werden vor dem Hintergrund
- der wissenschaftlichen Erkenntnis und des Standes der Technik,
- wie auch des Markt- und Konkurrenzgeschehens.

Tab. 3.12: Die Bedeutung der „lernfähigen Beständigkeit".

Beständigkeit		◄ ►	Wankelmut
Besonnenheit	• Ziele und Strategien werden bestmöglich erarbeitet, geprüft und entschieden • Verstand behält die Oberhand		• Launenhaft • Willkürlich
Gelassenheit	• Innere Ruhe dämpft Gefühlsbewegungen • Zweifelhafte Befunde führen nicht zum Aktionismus		• Aufgeregt • Gefühlsbetont
Beharrlichkeit	• Willensstärke und Arbeitswillen führen zum Ziel • Selbstbeherrschung verhindert Sprunghaftigkeit • Entscheidungen sind von Dauer		• Sprunghaft • Unberechenbar • Unzuverlässig
▲▼			▲▼
Anpassungsfähigkeit		◄ ►	Starrsinn
Lernfähigkeit	Wissenschaftliche Fortschritt wird aktiv verfolgt und wahrgenommen		Lernunfähig, festgefahren
Einsicht	Ziele und Strategien werden dem Stand der Wissenschaft und Technik angepasst		Ohne Einsicht, stur

Für die Analyse des Markt- und Konkurrenzgeschehens ist eine wissenschaftlich qualifizierte Marktforschung unumgänglich. Diese Marktforschung (siehe Tab. 3.13)
- muss so kompetent sein, dass sie erkennen kann
  - sich anbahnende neue wissenschaftliche Einsichten und
  - den Stand der Forschungs- und Entwicklungsarbeiten in den Konkurrenzfirmen;
- muss im direkten Austausch mit den Forschungseinheiten des Unternehmens arbeiten können;
- darf nicht von der kaufmännisch-betriebswirtschaftlichen Denkweise beherrscht werden,
  - da diese den Markt vom Istzustand her verfolgt, d. h.
    - die bestehende Marktlage und die bisherige kaufmännische Erfahrung als Maßstab für die Zukunft verwendet,
    - die Zukunft vorwiegend sieht unter dem Blickwinkel des kurzfristig, bestenfalls mittelfristig zu erzielenden Gewinns und
    - neue wissenschaftliche Informationen kaum in langfristig erreichbare Marktchancen umsetzen kann,
  - weil ihr die Fachkompetenz fehlt,
    - bei wissenschaftlichen Informationen „aus zweiter Hand" die interessengeleitete Filterung und Prägung durch die jeweiligen Informationsgeber zu erkennen,
    - Forschungs- und Entwicklungsprojekte der Konkurrenz im Vergleich zu denjenigen des eigenen Unternehmens ausreichend wissenschaftlich zu bewerten und

Tab. 3.13: Unterschiedliche Schwerpunkte von Marktforschung und Verkauf.

	Marktforschung	Vermarktung
Fachkompetenz		
• Verstehen wissenschaftlicher Denkweisen	Hoch	Gering
• Wahrnehmung neuer wissenschaftlicher Erkenntnisse	Hoch	Gering
• Gespür für zu erwartende Paradigmensprünge	Hoch	Gering
• Kenntnis der eigenen Entwicklungssubstanzen	Hoch	Mittel
• Wirkungsweise der eigenen Marktprodukte	Hoch	Hoch
Verfolgen der Aktivitäten konkurrierender Unternehmen		
• Explorative/translationale Forschung	Hoch	Gering
• Leitstrukturen, Entwicklungskandidaten	Hoch	Gering-Mittel
• Patentschutzentwicklungssubstanzen	Hoch	Mittel
• Ausbietungen und Vermarktungen	Mittel	Hoch
• Preisgestaltung	Gering	Hoch
Zusammenarbeit im eigenen Unternehmen		
• Forschung	Hoch	Gering
• Patentabteilung	Mittel	Mittel
• Technikum/Produktion	Gering	Mittel
• Zulassung/Registrierung	Mittel	Hoch

Legende: Gering ▪ – Hoch ▪▪▪▪▪▪▪

- technische Informationen in Hinblick auf Durchführbarkeit, Innovationsgrad, Risiken und Potenziale zur Befriedigung des medizinischen Bedarfes abschätzen zu können.

Da die kaufmännisch-betriebswirtschaftliche Denkweise meist auch die Führungsebenen von großen Pharmaunternehmen beherrscht, muss gerade in forschenden innovativen Pharmaunternehmen gefordert werden, dass für alle Entscheidungen, welche die Forschung und Entwicklung betreffen, in allen Hierarchiestufen eine lernfähige Beständigkeit gilt. Alles andere wäre *„Selbstzerstörung."*

Im Besonderen muss der Unternehmensleitung klar sein, dass sie innovationsschädigend handelt, wenn sie

- ▪ die langfristig angelegte Finanzierung der Forschung und Entwicklung von innovativen Arzneimitteln von den gewöhnlichen Schwankungen der Ertragslage abhängig macht;

- willkürlich, d. h. aus eigenem Ermessen heraus, neue Zielsetzungen und sogar neue Forschungsstrategien festlegt, gleichgültig ob sie diese Entscheidungen
  - nachträglich durch externe Gutachter untermauern lässt oder
  - von Beraterfirmen umsetzen lässt, indem diese beauftragt werden, entsprechend der Entscheidung
    - eine betriebswirtschaftliche *„Analyse"* des Unternehmens zu erarbeiten,
    - die Forschung und Entwicklung *„neu aufzustellen"*;
- einen Mitarbeiter zum Forschungsleiter ernennt, weil dieser sich dadurch *„ausgezeichnet"* hat, dass er
  - unterwürfig gegenüber der Unternehmensleitung gewesen ist,
    - und erwarten lässt, gehorsam deren willkürliche Entscheidungen umzusetzen,
  - Beraterfirmen weisungskonform zugearbeitet hat, indem er
    - Daten passend zu den Entscheidungen der Unternehmensleitung herausfilterte,
    - Argumente zur Stützung der Entscheidungen der Unternehmensleitung lieferte, auch wenn diese im Widerspruch standen zum Sachstand und Fachwissen.

Besondere Gefahren für forschende innovative Pharmaunternehmen liegen
- im Wechsel der Mitglieder in der Unternehmensleitung in den relativ kurzen Zeiträumen von etwa 3–6 Jahren, denn
  - jedes neue Mitglied möchte wenigstens seine *„Duftnoten"* hinterlassen, wenn nicht sogar seine Wichtigkeit nach dem Grundsatz beweisen
    - *„Neue Besen kehren gut!"*
  - in der nur langfristig erfolgreichen Arzneimittelforschung können in relativ kurzen Abständen wechselnde Duftnoten und Besen recht zerstörerisch wirken;
- in der Berufung von Mitgliedern in der Unternehmensleitung, welche über keine Fachkompetenz, kein inhaltliches Verständnis für die Forschung und Entwicklung von innovativen Arzneimitteln verfügen und somit
  - bestenfalls aus der Sicht eines Kaufmannes, eines Betriebswirtes oder einen Finanzfachmannes die Zukunft des Unternehmens beurteilen und
  - weder Risiken noch Chancen der Forschung angemessen einschätzen können.

Wenn überhaupt, ist dieser zerstörerische Einfluss nur zu verhindern
- von oben nach unten
  - durch ein Aufsichtsgremium, welches
    - überzeugt ist von der Zukunftssicherung durch innovative Arzneimittel und
    - die Unternehmensleitung so besetzt, dass die entsprechend notwendige wissenschaftliche Fachkompetenz durchsetzungsstark vertreten ist,
  - durch eine Unternehmensleitung, welche
    - im Vertrauen auf die Wissenschaftler in der Forschung für eine produktive Innovationskultur sorgt und
    - einen Forschungsleiter mit zumindest ausreichender Fach-, Führungs- und Kritikkompetenz beruft;

Tab. 3.14: Innerbetriebliche Gefahren für die innovative Arzneimittelforschung.

Gefahren		Gefahrenabwehr
Wahrnehmung der Forschung- und Entwicklung als unproduktiv	▶ ◀	Steter Zufluss von Entwicklungskandidaten und neuen innovativen Marktprodukten durch eigene Forschung und durch Lizenznahmen
Destruktive Eingriffe		**Konstruktive Verhinderung**
Unplanmäßige Kürzungen des Forschungs- und Entwicklungsbudgets		Bestmögliche Ausarbeitung von Forschungszielen und Forschungs- und Entwicklungsstrategien
Willkürliche Festlegungen von Forschungszielen und Forschungsstrategien		Wirklichkeitsgetreue Bewertungen der Forschungs- und Entwicklungsprojekte
Zerstörung der Forschung- und Entwicklungsstruktur, Auflösung der explorativen und translationalen Forschung	▶ ◀	Bestmögliche Schätzungen von Kosten, Zeitbedarf und Umsatzpotenzial für Forschungs- und Entwicklungsprojekte
Beschränkung der Forschung auf Prüfung von einlizensierten Marktprodukten und Entwicklung von Scheininnovationen und Generika		Fortlaufender Abgleich aller Bewertungen mit dem Stand des Wissens und der Technik
		Durchführung aller Bewertungen, Schätzungen und Entscheidungen bei maximalem Konsens und bestmöglicher Transparenz

- von unten nach oben
    - durch eine herausragende Forschungsleistung aller wissenschaftlichen Mitarbeiter, welche
        - sowohl einen steten Fluss an attraktiven Entwicklungskandidaten und innovativen Arzneimitteln erbringt, die Umsatz und Gewinn des Unternehmens signifikant steigern helfen,
        - als auch in der Wissenschaft und in der allgemeinen Gesellschaft anerkannt ist und gewürdigt wird;
- von der Mitte heraus
    - durch eine klug diese Forschungsleistung fördernde, lenkende und in alle Hierarchiestufen hinein kommunizierende Forschungsleitung.

Um in der Pharmaforschung erfolgreich zu sein, muss es daher in Kenntnis der Gefahren für die Forschung (siehe Tab. 3.14) das gemeinsame Verständnis der wissenschaftlichen Mitarbeiter, der Forschungsleitung und der Unternehmensleitung sein (siehe Tab. 3.14),
- alle Ziele, Strategien und Projekte regelmäßig, mindestens im jährlichen Abstand zu bewerten,
    - sodass die hierzu getroffenen Entscheidungen nicht veralten,

- damit der Einsatz der für die Forschung und Entwicklung vorgesehenen personellen und technischen Kapazitäten gemäß dem angestrebten Forschungsziel in regelmäßigen Abständen priorisiert werden kann;
- alle Bewertungen und Entscheidungen mit besagter „*lernender Beständigkeit*" zu handhaben, sodass
  - Forschungsziele, Forschungsstrategien und die Investitionen in die Entwicklungssubstanzen dem wissenschaftlichen Stand und den Marktgegebenheiten angepasst werden können,
  - keine Arbeit und kein Geld in zwischenzeitlich unattraktiv gewordene Forschungs- und Entwicklungsprojekte investiert wird;
- einen Konsens aller Beteiligten und eine bestmögliche Transparenz aller Bewertungen und Sachentscheidungen anzustreben, sodass
  - jeder Beteiligte sich ernst genommen fühlt und seinen Beitrag leisten will,
  - außergewöhnliche Ideen vorurteilslos auf ihre Attraktivität und Umsetzbarkeit geprüft werden können,
  - jede stille oder offene kritische Einstellung ihre Einflussmöglichkeit erhält und
  - kein Mitarbeiter einen sachlichen Grund hat, getroffene Bewertungen und Entscheidungen zu hintertreiben.

Durch eine derartige Vorgehensweise sind die Aussichten hoch,
- die Unternehmensleitung auch bei stetem Wechsel ihrer Mitglieder
  - immer wieder zu überzeugen von der Bedeutung der eigenen Forschung für die wirtschaftliche Zukunft des Unternehmens,
  - abzuhalten von willkürlichen Eingriffen in die Struktur und Projekte von Forschung und Entwicklung;
- trotz der langfristigen Entwicklung erfolgreich innovative Arzneimittel auf den Markt zu bringen.

3.5 Vertrauenswürdigkeit

Jegliche Zusammenarbeit ist abhängig vom Vertrauen. Gegenspieler des Vertrauens ist die Kontrolle:
- *„Vertraue, aber prüfe nach!"*
  - ist ein russisches Sprichwort, welches Lenin häufig verwendet haben soll.[208]
- *„Vertrauen ist gut, Kontrolle ist besser!"*
  - Auch dieser Spruch wird Lenin nachgesagt. Belege hierfür fehlen jedoch;[209]
  - zum anderen bestehen berechtigte Zweifel an der Wirklichkeitsnähe dieses Spruchs!

Denn bekanntermaßen lässt sich rein durch Kontrolle auf Dauer keine leistungsfähige Organisation oder Gesellschaft aufbauen! Dies zeigt sich allein schon am wirtschaftlichen

---

208 Drösser C. Stimmt's? Vertraute Prüfung. In: Zeit online vom 22.03.2000; http://www.zeit.de/stimmts/2000/200012_stimmts_lenin.

Tab. 3.15: Einfluss der Empfindung von Kontrolle auf die Leistungsbereitschaft.

	Angemessene Kontrolle	◄	Vermehrtes Vertrauen der Führungskraft	◄	**Erhöhung der Gesamtleistung**
	▼				▲
►	Als **gerechtfertigt** empfunden	►	Erhöhung der Arbeitszufriedenheit	►	Erhöhung der Leistungsbereitschaft
Kontrolle					
►	Als **ungerechtfertigt** empfunden	►	Verminderung der Arbeitszufriedenheit	►	Verminderung der Leistungsbereitschaft
	▲				▼
	Verstärkte Kontrolle	◄	Vermehrtes Misstrauen der Führungskraft	◄	**Verminderung der Gesamtleistung**

und moralischen Scheitern von solchen diktatorischen und autokratischen Systemen, in denen versucht wurde, durch eine umfassende Kontrolle jedes Einzelnen das jeweilige System langfristig zu sichern.

Derartige Kontrollmaßnahmen riefen Misstrauen und Widerstand hervor, wurden als menschenunwürdig wahrgenommen. Negative Rückkopplungen, wie Protest, innere Kündigungen oder Flucht waren die Folgen.[209]

In jeder hierarchisch strukturierten, ziel- und leistungsorientierten Organisation besteht die Gefahr, dass durch eine übermäßige Kontrolle ein Teufelskreis hervorgerufen wird,[210] denn (siehe Tab. 3.15):
- eine als unberechtigt und damit als ungerecht empfundene Kontrolle vermindert die Arbeitszufriedenheit,
- eine verminderte Arbeitszufriedenheit vermindert die Leistungsbereitschaft,
- eine verminderte Leistungsbereitschaft vermindert die Gesamtleistung,
- eine verminderte Gesamtleistung verstärkt die Kontrollmaßnahmen,
- verstärkte Kontrollmaßnahmen vermindern die Arbeitszufriedenheit.

Die Erfahrung lehrt, dass anders als durch vertrauensbildende Maßnahmen diesem Teufelskreis kaum zu entrinnen ist!

Vertrauen selbst ist ein höchst sensibler Zustand! Formal wird Vertrauen bezeichnet als eine im Stadium der Unsicherheit entwickelte subjektive Überzeugung eines „*Vertrauensgebers*", dass ein „*Vertrauensnehmer*", sei es eine Person oder seien es auch Personen in einer Institution,[211]

---

[209] Osterloh M, Weibel A. Vertrauen gut, Kontrolle besser? In: Dies. Investition Vertrauen: Prozesse der Vertrauensentwicklung in Organisationen. Gabler, Wiesbaden 2006:73–4.
[210] Osterloh M, Weibel A. Vertrauen gut, Kontrolle besser? In: Dies. Investition Vertrauen: Prozesse der Vertrauensentwicklung in Organisationen. Gabler, Wiesbaden 2006:73–4.
[211] Preisendörfer P. Vertrauen als soziologische Kategorie. Möglichkeiten und Grenzen einer entscheidungstheoretischen Fundierung des Vertrauenskonzepts. Z Soziol 1995;24(4):263–72.

- positive Eigenschaften besitzt, wie z. B.
  - wahrhaftig, redlich, ehrlich, anständig, lernfähig, einsichtig, gütig, fleißig, hilfsbereit, gesprächsbereit oder verantwortungsvoll zu sein;
- positiv handelt, wie z. B.
  - gerecht, überlegt, umsichtig, vorausschauend, kostenbewusst, sozial, verantwortungsbewusst oder zielorientiert.

Die Grundlage des Vertrauens, d. h. der subjektiven Überzeugung, kann dabei sein
- der Glaube, die Hoffnung oder auch Gefühle wie Liebe und Zuneigung;
- gute Erfahrungen mit dem Vertrauensnehmer, im Besonderen bezüglich dessen
  - Glaubwürdigkeit und
  - Zuverlässigkeit;
- das entgegengebrachte Vertrauen des Vertrauensnehmers;
- die gesetzlichen Gegebenheiten, welche für eine Institution gelten.

Im Stadium der Unsicherheit erbringt der Vertrauensgeber durch das gewährte Vertrauen eine Vorleistung[210,211]
- mit der Chance zu gewinnen
  - im Glauben an, in der Hoffnung, mit der Zuversicht, mit der positiven Erwartung auf eine ihm Nutzen bringende Gegenleistungen durch den Vertrauensnehmer;
- mit dem Risiko zu verlieren,
  - weil der Vertrauensgeber sich durch das Vertrauen schutzlos dem Vertrauensnehmer ausliefert,
  - weil der Vertrauensnehmer das Vertrauen zum Schaden des Vertrauensgebers ausnützen könnte,
  - wenn die Hoffnung auf Gegenleistung des Vertrauensnehmers sich nicht erfüllen sollte.

Unter der Voraussetzung, dass Zuverlässigkeit und Glaubwürdigkeit geglaubt, erhofft oder wahrgenommen werden, kann Vertrauen in unterschiedlicher Art gewährt werden (siehe Tab. 3.16).[212]

Situationsbedingt als *„situationsbasiertes Vertrauen"*,
- wobei rein sach- und risikoorientiert erwartet wird, dass
  - der Gewinn aus dem Vertrauen einen möglichen Verlust übersteigt,
  - ein drohender Verlust erkennbar ist,
  - der Vertrauensnehmer einen Verlust abwendet
    - durch Ausräumung der Ursachen oder
    - durch Androhung einer Strafe für den Verursacher.

---

212 Rigotti T. Vertrauen als betriebliche Ressource; http://www.bertelsmann-stiftung.de/cps/rde/xbcr/SID-44088537-CB31EF9B/bst/06_Thomas_Rigotti.pdf.

Tab. 3.16: Möglichkeiten der Vertrauensbildung.

Vertrauensgeber	Vertrauensbildung zum Vertrauensnehmer		
	Situationsbasiert	Eigenschaftsbasiert	Identifikationsbasiert
	▼	▼	▼
Erfahrung ▶			Der Vertrauensnehmer wird als vertrauenswürdig empfunden, weil er sympathisch ist und gleiche Werte, Bedürfnisse und Ziele vertritt
▼ ▶			• Offene Zusammenarbeit • Regelmäßiger Informationsaustausch • Beiderseitiges Wohlwollen • Gegenseitiges Vertrauen
▲ ▶		Vertrauensnehmer besitzt Vertrauenswürdigkeit durch Eigenschaften wie Kompetenz (Fachwissen, Fähigkeiten), Integrität (er tut was er sagt) und Wohlwollen gegenüber dem Vertrauensgeber	
Erwartungshaltung ▶	Sach- und risikoorientiert: • Der Gewinn durch Vertrauen wird höher eingeschätzt als das Risiko eines Verlustes bei Enttäuschung z. B. durch Vertrauensbruch. • Ein solcher Verlust wäre für den Vertrauensgeber erkennbar, andererseits wird erwartet, dass der Vertrauensnehmer einen solchen Verlust vermeidet/abwendet.		

Intensität der Beziehung   ▒ Gering   ■ Hoch

Einseitig personenbezogen als „*eigenschaftsbasiertes Vertrauen*",
- wobei der Vertrauensgeber in der Hoffnung auf eine vorteilhafte Gegenleistung vom Vertrauensnehmer als Eigenschaften erwartet
    - den notwendigen Sachverstand und die zugehörige Fähigkeit
        - somit „Kompetenz",
    - eine Übereinstimmung des persönlichen Wertesystems mit seinem Handeln; „*Er tut, was er sagt.*"
        - somit „*Integrität*",
    - den guten Willen, zum Vorteil des Vertrauensgebers zu handeln
        - d. h. „*Wohlwollen*", auch „*Benevolenz*" genannt.

Zweiseitig personenbezogen als „*identifikationsbasiertes Vertrauen*",
- wobei hierzu zwischen dem Vertrauensgeber und dem Vertrauensnehmer notwendig sind
    - zumindest Sympathie, wenn nicht sogar eine engere Bindung,
    - gleiche Vorstellungen von Werten, Bedürfnissen und Zielen,

Tab. 3.17: Die Wahrnehmung einer „Unfairness".

Wahrnehmung des Ergebnisses des Fehlverhaltens	Bewertung der Handlung des Verantwortlichen	Empfundene Unfairness
Verletzungen, Schäden	Er hätte anders handeln müssen.	▓▓▓▓▓▓
Unangenehme Handlungsweise	Er hätte anders handeln können.	▓▓▓▓
Ungünstige Lage	Er hätte sich besser verhalten können.	▓

■ Niedrig   ■■■■■ Hoch

- eine offene Zusammenarbeit mit regelmäßigem Informationsaustausch und
- ein beiderseitiges Wohlwollen beim Umgang miteinander;
- häufig jede Person in dem Vertrauensverhältnis sowohl Vertrauensgeber als auch Vertrauensnehmer ist.

Naheliegend, dass bei einem personenbezogenen Vertrauen das zwischenmenschliche Verhalten geprägt sein sollte von
- einer ehrlichen, im allgemeinen als „*anständig*" bezeichneten Haltung,
- den Grundtugenden der „*Weisheit, Gerechtigkeit, Tapferkeit und Mäßigung*",[213]
- ethischen und moralischen Normen, im Besonderen
  - „Handle nur nach derjenigen Maxime, durch die du zugleich wollen kannst, dass sie ein allgemeines Gesetz werde."[214] oder
  - gemäß dem allgemein verständlichen Spruch:
    „Was Du nicht willst das man Dir tut, das füg auch keinem anderen zu."
- gemeinsam vereinbarten Spielregeln.

Dieses insgesamt als „*fair*" bezeichnete Verhalten hat mehrere Dimensionen des wahrgenommenen Fehlverhaltens, der „*Unfairness*" (siehe Tab. 3.17):[215]
- Das Verhalten bewirkte einen ungünstigen Zustand, d. h.
  - andere Verhaltensweisen bzw. Möglichkeiten wären als besser eingeschätzt worden,
  - die entstandene Lage ist ungünstig, aber ein Schaden ist nicht eingetreten.

---

[213] Vorländer K. Die Geschichte der Philosophie, III.VIII.24: Platons Begründung der Ethik. In: Kietzmann, P (Hrsg). Berlin 1903; http://www.textlog.de/6130.html.http://www.textlog.de/6130.html
[214] Kant I. Ausgabe der Preußischen Akademie der Wissenschaften. Berlin 1900; AA IV,421/GMS, BA 52; http://www.korpora.org/Kant/aa04/421.html.
[215] Rigotti T. Vertrauen als betriebliche Ressource. http://www.bertelsmann-stiftung.de/cps/rde/xbcr/SID-44088537-CB31EF9B/bst/06_Thomas_Rigotti.pdf.

Tab. 3.18: Fragen zum Vertrauen zwischen zwei Kooperationspartnern.

Partner A		Abmachungen, Verträge		Partner B
		Wie werden sie ausgehandelt?		
		Wie werden sie eingehalten?		
		Triftigkeit der Gründe für erwünschte Änderungen?		
		Wie werden die Gründe mitgeteilt?		
	▶ ◀	**Zusammenarbeit**	▶ ◀	
		Offenheit der Verständigung?		
		Gerechte Aufteilung • der Pflichten und der Rechte? • der Lasten und der Nutzen?		
		Fairness des Umgangs?		

- Das Verhalten bestand in ungünstigen Handlungsweisen, d. h.
  - der oder die Verantwortliche hätte anders handeln können,
  - das Ergebnis der Handlungsweise ist unangenehm.
- Das Verhalten bestand in schädigenden, verletzenden Handlungsweisen, d. h.
  - durch die Handlung ist ein subjektiv empfundener und/oder objektiv erkennbarer Schaden eingetreten,
  - der oder die Verantwortliche hätte anders handeln müssen,
  - durch die Handlung sind ethisch/moralische Normen missachtet worden.

Das personelle Vertrauen prägt auch das Vertrauen in der Zusammenarbeit zwischen Institutionen, wie z. B. zwischen zwei Unternehmen. Denn Träger jeglicher Zusammenarbeit sind Menschen; Verträge, Technik und Geld sind dabei nur Mittel zum Zweck. Entscheidend für das Vertrauen bei solcher Art Zusammenarbeit sind dann (siehe Tab. 3.18)[215]

- die gegenseitigen Abmachungen und Verpflichtungen,
  - die Art und Weise, wie sie ausgehandelt werden,
  - die Frage, ob sie und wie sie eingehalten werden,
  - die Triftigkeit der Gründe für notwendig angesehene Veränderungen,
  - die Wege und Art und Weise, wie diese Gründe dem Partner mitgeteilt werden;
- die praktische Art der Zusammenarbeit
  - die Offenheit der Verständigung über Pläne, Methoden, Ergebnisse und Schlussfolgerungen,
  - die vertragsgemäße und/oder gerechte Aufteilung
    - der Pflichten und Lasten,
    - der Nutzen,
  - die Fairness des alltäglichen Umgangs miteinander.

Einem Unternehmen bieten sich durch eine Kultur des Vertrauens wesentliche Vorteile.[216,217]
Im Besonderen
- werden intern gestärkt
  - bei jedem einzelnen Mitarbeiter
    - die Selbstständigkeit und das Verantwortungsgefühl,
    - die Bereitschaft, sich in Entscheidungsprozesse einzubringen,
    - die Einsicht zur Duldung der notwendigen Kontrollmaßnahmen,
    - die Arbeitszufriedenheit und die Gesundheit,
    - die Leistungsbereitschaft und die Arbeitsleistung,
  - die Zusammenarbeit der Mitarbeiter durch Verbesserung
    - des Austauschs, der Weitergabe und der Annahme von Informationen,
    - der Bereitschaft und Fähigkeit zur Lösung von Problemen,
    - der Entscheidungsfindung
    - der Arbeitsleistung,
  - die Bindung der Mitarbeiter und der Kapitalgeber an das Unternehmen;
- werden nach außen hin erleichtert
  - Partnerschaften und Kooperationen, im Besonderen
    - die gemeinsame Ausarbeitung von Zielsetzungen und Strategien
    - die Arbeitsteilung,
    - der Leistungswille,
    - die inhaltliche, zielorientierte Umsetzung von Verträgen
  - die Zusammenarbeit mit Aufsichtsbehörden,
  - die Kundenbindung
    - als stabilen Faktor für den Verkauf,
    - als wesentlichen Wettbewerbsvorteil.

Insgesamt gesehen lehrt die Erfahrung:[218]
- Vertrauen ist einerseits ein freiwilliges Geschenk des Vertrauensgebers, welches
  - weder gefordert noch befohlen, noch gekauft werden kann,
  - nur Personen oder Institutionen erhalten, die als vertrauenswürdig wahrgenommen werden,
  - ohne jegliche Absicherung ist und daher das Risiko der „*Fehlinvestition*" in sich trägt.
- Vertrauen ist andererseits auch die Antwort auf Vorschussleistungen
  - von vertrauensbildenden Maßnahmen des Vertrauensnehmers, die
    - mit erheblichem Aufwand und mit großem Zeitbedarf verbunden sein können,
    - gleichermaßen das Risiko einer Fehlinvestition in sich tragen, weil ohne jegliche Absicherung,
  - die zum Ergebnis haben, als vertrauenswürdig wahrgenommen zu werden.

---

216 Osterloh M, Weibel A. Vertrauen gut, Kontrolle besser? In: Dies. Investition Vertrauen: Prozesse der Vertrauensentwicklung in Organisationen. Gabler, Wiesbaden 2006:73–4.
217 Osterloh M, Weibel, A. Investition Vertrauen. Gabler, Wiesbaden 2005:15–32.
218 Osterloh M, Weibel A. Vertrauen gut, Kontrolle besser? In: Dies. Investition Vertrauen: Prozesse der Vertrauensentwicklung in Organisationen. Gabler, Wiesbaden 2006:73–4.

- Ein zweiseitiges Vertrauensverhältnis
  - verbraucht sich nicht, sondern wächst überproportional,
  - beschränkt sich nicht auf das ursprüngliche Gebiet der Vorschussleistung bzw. des Geschenks, sondern breitet sich aus,
  - kann jedoch durch Fehlverhalten
    - abrupt und nachhaltig zerstört werden,
    - in Abneigung und Verachtung bis hin zu Feindschaft umschlagen.
- Ein zerstörtes Vertrauensverhältnis
  - bedarf zum Wiederaufbau der Vertrauenswürdigkeit des Vertrauensnehmers
    - keiner vielen und beteuernden Worte und Äußerlichkeiten, sondern
    - dessen überzeugende vertrauensbildende Maßnahmen als Vorschussleistung und zwar in einem weitaus größeren Ausmaß und mit längerem Zeitbedarf als bei dem erstmaligen Erwerb,
  - ist aber auch nach Wiederaufbau belastet durch die Erfahrung der mangelnden Vertrauenswürdigkeit. Diese Lebenserfahrung verdeutlicht sich beispielsweise in unterschiedlichen Sprüchen:
    - „Wer einmal lügt, dem glaubt man nicht, auch wenn er dann die Wahrheit spricht."
    - „Es ist besser, sich mit zuverlässigen Feinden zu umgeben, als mit unzuverlässigen Freunden."[219]
    - „Die Strafe des Lügners ist nicht, dass ihm niemand mehr glaubt, sondern dass er selbst niemandem mehr glauben kann."[220]
  - kann nur dann beständig sein, wenn beim Vertrauensnehmer sich die Einsicht entwickelt hat, dass
    - ein erneutes Vertrauen ein weitaus größeres Geschenk der Vertrauensgeber darstellt, als das erste, enttäuschte Vertrauen,
    - durch einen erneuten Vertrauensbruch seine Vertrauenswürdigkeit vollends und nachhaltig zerstört wird.

Die Erfahrung lehrt auch, bei zwischenmenschlichen Beziehungen, gerade auch in einem Arbeitsverhältnis, ein angemessenes Verhältnis von Vertrauen zur Kontrolle zu finden, indem gemäß der Tugend der Weisheit und der Mäßigung gehandelt wird, ausgedrückt in dem Motto:
- „Es ist gleich falsch, Allen oder Keinem zu trauen."[221]

oder etwas humorvoller:
- „Wer andern gar zu wenig traut, hat Angst an allen Ecken;
Wer gar zu viel auf andre baut, erwacht mit Schrecken.

---

219 http://www.zitate-online.de/autor/steinbeck-john.
220 Shaw GB. http://www.zeit-und-wahrheit.de/shaw-zitat-die-strafe-des-luegners-ist-13233.
221 Seneca LA. http://www.lebens-zitate.de/es-ist-gleich-falsch-allen-oder-keinem-zu-trauen-lucius-annaeus-seneca.

Tab. 3.19: Aufbau und Aufrechterhaltung eines Vertrauensverhältnisses in der Forschung.

Führungskraft			Mitarbeiter		
Aufbau des Vertrauens					
Wahrnehmung ►	Mitarbeiter ist vertrauenswürdig	►	◄ Vertrauensbildende Maßnahmen	◄	Vorschussleistung
Geschenk ►	Vertrauen				
			Aufbau des Vertrauens		
Vorschussleistung	Vertrauensbildende Maßnahmen	►	◄ Führungskraft ist vertrauenswürdig	◄	Wahrnehmung
			Vertrauen	◄	Geschenk
	▼		▼		
		Beidseitiges Vertrauen			
Aufrechterhaltung des Vertrauens		▼ ▼	**Aufrechterhaltung des Vertrauens**		
►	Ehrlichkeit und Glaubwürdigkeit			◄	
	Offenheit				
	Überlegtes, gemäßigtes Verhalten, Fairness				
	Leistungsbereitschaft				
	Transparenz aller Bewertungen und Entscheidungen				
	Gerechte Beurteilungen und Würdigungen				
	Loyalität				

Es trennt sie nur ein leichter Zaun, die beiden Sorgengründer;
Zu wenig und zu viel Vertraun sind Nachbarskinder." [222]

Für einen Erfolg in der Arzneimittelforschung ist das zweiseitige, personenbezogene Vertrauen zwingend notwendig,
- da bei den zahlreichen experimentellen Unwägbarkeiten und Unsicherheiten
  - absolute Zuverlässigkeit, Glaubwürdigkeit und Vertrauenswürdigkeit aller Beteiligten für jedes Experiment, für jede Bewertung und für jede Entscheidung erforderlich sind,
- weil eine Fehlentscheidung bedingt durch die Wahl ungeeigneter Methoden, durch gefälschte Ergebnisse, durch unsachliche Bewertungen und durch falsche Schlussfolgerungen
  - nur mit erheblichem Kontrollaufwand zu entdecken ist,
  - häufig erst Jahre später anhand der Fehlentwicklung offenbar wird
    - und sich damit die bisherigen meist hohen Investitionen als nutzlos erweisen,
  - das Erreichen des gemeinsamen Zieles gefährdet oder unmöglich macht.

---

[222] Busch W. Schein und Sein. http://www.wilhelm-busch-seiten.de/gedichte/schein40.html.

Vertrauen gehört somit zu dem wertvollsten Kapital einer Unternehmens- und Forschungsleitung. Ist dieses Kapital durch Fehlverhalten z. B. einer Führungskraft gegenüber den Mitarbeitern zerstört,
- ist die Führungskraft kaum noch in der Lage, den Führungsaufgaben in ausreichender Weise nachzukommen,
- muss eine verantwortungsbewusste Unternehmensleitung die Führungskraft von ihren Aufgaben entbinden,
- sind Querversetzungen der Führungskraft innerhalb des Unternehmens nur mit großem Vorbehalt vertretbar.

Zwar gilt für jeden potenziellen Vertrauensgeber auch: *„Misstrauen ist ein Zeichen von Schwäche!"*[223] Dennoch, in Anbetracht des hohen Zeitaufwandes, der hohen Risiken und des hohen Finanzbedarfes für die Findung und Entwicklung eines innovativen Arzneimittels sollte in der Arzneimittelforschung
- einerseits die Gefahr überschaubar gehalten werden, dass Fehlentscheidungen verursacht werden durch eine mangelnde Vertrauenswürdigkeit einer der Beteiligten, sei er oder sie Führungskraft oder Mitarbeiter;
- andererseits einem Mitarbeiter oder einer Führungskraft, welchem bzw. welcher die notwendige Vertrauenswürdigkeit nicht von vorneherein zugebilligt werden kann, die Möglichkeit geboten werden, diese durch einen Lern- und Qualifizierungsprozess von vertrauensbildenden Maßnahmen zu erwerben. Solch ein Prozess bedarf jedoch
  - des Wohlwollens aber auch der Kontrolle seitens aller Beteiligten,
  - der kritischen, vorurteilslosen Begleitung seitens der Unternehmensführung.

3.6 Erfahrene Inkompetenz

Eine beträchtliche Zahl von Führungskräften, im Besonderen Forschungsleiter, aber auch Mitglieder in der Unternehmensleitung, scheitert an der Leitungsaufgabe, weil
- entweder keine Erfahrung in der Führung vorliegt oder
- ihre Charakterzüge und Prägungen,
  - aufgrund derer sie erfolgreich ihre frühere Tätigkeit ausgeübt haben und wegen der sie z. B. zur Führungskraft berufen wurden,
  - ihren Aufgaben und Verpflichtungen als Führungskraft entgegenstehen.

Für eine Führungskraft ist mangelnde Erfahrung ein Zustand, der naturgemäß mit zunehmender Erfahrung immer geringer wird, vorausgesetzt
- die Intelligenz und der Charakter lässt die Einsicht in die eigene Unerfahrenheit zu und
- der Wille und die soziale Kompetenz liegt vor
  - von den Mitarbeitern zu lernen und
  - an den Aufgaben zu wachsen.

---

[223] Gandhi M. http://www.zitate-online.de/sprueche/historische-personen/1445/misstrauen-ist-ein-zeichen-von-schwaeche.html.

Anders ist die Lage, wenn die Führungskraft überfordert ist, weil Einsicht, Wille und soziale Kompetenz zum Lernen fehlen.
Durch diese Überforderung handelt die Führungskraft häufig
- zwar eingeübt und geschickt aufgrund ihrer Intelligenz und bisherigen Berufserfahrung („*skilled*"),
- jedoch mehr oder weniger unfähig und unsachverständig in Hinblick auf ihre Aufgaben als Führungskraft („*incompetence*"), indem
  - Probleme direkt, vorschnell und alleine entschieden werden ohne
    - die Bewertung durch ihre fachkompetenten Mitarbeiter anzufordern und in Anspruch zu nehmen,
    - den Hintergrund des Problems zu klären,
    - Analyse des Problems,
    - Erarbeitung der Optionen und Auswahl der bestmöglichen Entscheidung,

    oder
  - Problemlösungen „*auf die lange Bank*" geschoben werden.

Diese erfahrene Unfähigkeit, diese „*erfahrene Inkompetenz*" („*skilled incompetence*"[224]), z. B. eines Forschungsleiters, führt zu unterschiedlichen Folgen (siehe Tab. 3.20):
- Bei Vermeidung von Entscheidungen
  - wird Konflikten durch geschicktes Taktieren ausgewichen,
  - ist die Kontrolle der Bewertungen von Forschungsplänen, Forschungsprojekten und der Tätigkeit von Mitarbeitern mangelhaft,
  - wird die Verantwortung für Sachprobleme auf fachfremde Personen delegiert, z. B.
    - auf die Unternehmensbereiche Vermarktung, Verkauf, Finanzen, Verwaltung und/oder
    - auf externe Beraterfirmen,
  - erfolgen Übersprungreaktionen, indem statt der Forschungsleitung andere Schwerpunkte für die eigene Tätigkeiten gesetzt werden wie z. B.
    - in wissenschaftlichen Gremien,
    - in politischen Vereinigungen.
- Bei Fehlentscheidungen ist vorherrschend
  - die Unterwürfigkeit gegenüber Vorgesetzten in Form von widerspruchslosem Gehorsam gegenüber
    - Weisungen von Mitgliedern der Unternehmensleitung oder des Aufsichtsgremiums,
    - Anordnungen von Beraterfirmen, die von der Unternehmensleitung beauftragt wurden,
  - das autoritäre Verhalten gegenüber Kollegen und Untergebenen
    - von denen Gehorsam statt kritisches Denken eingefordert wird,
    - indem Personen und Projekte willkürlich bewertet werden und/oder

---

224 Argyris C. Skilled Incompetence. In: Harvard Business Review vom 01. 09. 1986; http://www.sladenconsulting.com/resources/skilled%20incompetence.pdf.

Tab. 3.20: Symptome und Folgen der „erfahrenen Unfähigkeit" in der Forschungsleitung.

Symptome		Folgen
Vermeidung von Entscheidungen durch		
	Ausweichen von Konflikten, politisches Taktieren	• Häufung unerledigter Aufgaben • Versiegende Zahl neuer innovativer Entwicklungs- und Produktkandidaten • Beauftragung von Beraterfirmen zur Lösung von Forschungsfragen
	Mangelhafte Kontrolle von Plänen, Arbeiten und Mitarbeitern	
	Delegation der Verantwortung an unbeteiligte Dritte	
	Beschäftigung überwiegend mit Themen außerhalb der eigentlichen Aufgaben	
Fehlentscheidungen durch		
	• Unterwürfigkeit gegenüber Vorgesetzten • Autoritäres Verhalten gegenüber Mitarbeitern • Verhinderung von Transparenz der Bewertungen und Entscheidungsfindungen • Willkürliches Eingreifen in Bewertungs- und Entscheidungsprozesse • Unabgesprochene/voreilige Weitergabe von unreifen Sachinformationen	• Innere oder äußere Kündigung der kreativen Mitarbeiter • Häufiger Wechsel der Zielvorgaben und Forschungsstrategien • Zweifel an Bewertungen und Entscheidungen • Häufiger Abbruch von Produktentwicklungen auch in späten Phasen • Zerstörung der Glaubwürdigkeit der Forschung
Verhaltensstörungen aufgrund von		
	Ängsten und Selbstzweifeln	Autoritätsverlust durch Zerstörung des Vertrauens und der Wertschätzung der Mitarbeiter
	Selbstüberschätzung und Überbewertung des eigenen Könnens	

  - • indem fachfremde Personen (innerhalb oder außerhalb des Unternehmens) mit der Entscheidung von wissenschaftlichen Fragen beauftragt werden,
  – das willkürliche Eingreifen in Bewertungs- und Entscheidungsprozesse aufgrund von
    • Vorurteilen und Ängsten,
    • Selbstüberschätzungen.

Durch die erfahrene Unfähigkeit können bei Führungskräften Verhaltensstörungen und Neurosen entstehen wie z. B.
- durch Selbstüberschätzung und Überbewertung des eigenen Könnens bewirkte
  – übersteigerte Distanz und Überheblichkeit gegenüber Untergebenen und Kollegen,
  – kumpelhaftes Verhalten gegenüber Vorgesetzten,
  – Beratungsresistenz gegenüber Mitarbeitern, Kollegen und Vorgesetzten,
- durch Ängste vor dem Versagen und durch Selbstzweifel bedingte
  – Vermeidungsstrategie von beruflichen und sozialen Kontakten,
  – würdelose Anbiederung gegenüber Untergebenen und Kollegen.

Gleich ob Entscheidungen vermieden oder Fehlentscheidungen gefällt werden, das Ergebnis der *„erfahrenen Unfähigkeit"* einer Führungskraft kann dramatisch sein.

Ist z. B. der Forschungsleiter erfahren-unfähig, wird die Innovationskraft des gesamten Unternehmens beschädigt.[225]

Ein hohes Risiko, dass Personen mit *„erfahrener Unfähigkeit"* in die Forschungsleitung berufen werden, ist dann gegeben,[153] wenn

- in der Unternehmensleitung
    - keine Fachkompetenz für den Bereich Forschung und Entwicklung vorliegt,
    - ein autoritärer Führungsstil vorherrscht,
    - die Besetzung von Leitungsfunktionen nach Gutdünken und Wohlverhalten erfolgt, z. B. solche Wissenschaftler ausgewählt werden, welche
        - allen Mitgliedern der Unternehmensleitung *„gefallen"*,
        - diensteifrig, gehorsam und unterwürfig sind,
        - sich zugunsten der Unternehmensleitung autoritär gegenüber Kollegen und Untergebenen verhalten,
    - keine Bereitschaft vorliegt, für die Besetzung von Leitungsfunktionen
        - Minimalanforderungen auszuarbeiten,
        - Kandidaten einem transparenten Auswahlverfahren zu unterziehen;
- Beraterfirmen mit der Lösung von Personalproblemen in der Pharmaforschung beauftragt werden, da diese im Regelfall überfordert sind,
    - die Anforderungen der medizinisch-biologischen Forschung im Pharmabereich zu erkennen und zu beurteilen und daher
        - die erfolgträchtigen Eigenschaften eines Wissenschaftlers kaum ausreichend verstehen können,
        - nicht wissen, welche Eigenschaften zu den Führungskompetenzen in der Forschung gehören,
    - weil sie als Auftragnehmer der Unternehmensleitung das notwendige Vertrauen der Wissenschaftler nur schwer erwerben können;
- fragwürdige *„Seiteneinsteiger"* mit der Forschungsleitung eines Pharmabetriebes beauftragt werden, hierzu gehören z. B.
    - akademische Wissenschaftler,
        - soweit sie wissenschaftlich bestenfalls Mittelmaß darstellen,
        - die in ihrer akademischen Laufbahn gescheitert sind bzw. keine Zukunft mehr sehen,
        - welche keine Erfahrung in der Arzneimittelforschung und in der Personalführung aufweisen;
    - Personen aus den unterschiedlichsten *„Klüngeln"*, welche bereits in der Forschungsleitung anderer Pharmafirmen erfolglos waren und daher weggelobt wurden,
    - Personen, welche im Verdacht stehen, Günstlinge von Mitgliedern der Unternehmensleitung zu sein, z. B. durch

---

225 Jensen I, Jörgensen S, Sapienza AM. Skilled Incompetence in the Management of R&D. Drug Dev Res 1995;35:1–6.

- Verwandtschaft,
- gemeinsame Promotions- oder Assistenzzeiten,
- gemeinsame Tätigkeiten in einer Beraterfirma,
- gemeinsame Mitgliedschaften und Tätigkeiten in Serviceclubs oder in politischen oder religiösen Vereinigungen.

Eine erfahrene Inkompetenz der Forschungsleitung ist relativ leicht an eindeutigen Symptomen erkennbar.[226]
Diese betreffen zum einen das Verhalten der Forschungsleitung, z. B. wenn sie
- autoritär spontane Entscheidungen fällt,
  - welche ohne Rückkopplung mit den fachkompetenten Mitarbeitern festgelegt wurden,
  - den Widerspruch der Wissenschaftler hervorrufen;
- ohne sachliche Gründe fortlaufend
  - neue Forschungsziele und neue Forschungsstrategien definiert,
  - ausgearbeitete Bewertungen umstößt,
  - dringende Entscheidungen vertagt;
- keine Transparenz zulässt
  - bei der Bewertung von Forschungszielen, Forschungsstrategien, Versuchsplanungen und Versuchsergebnissen,
  - bei der Würdigung der wissenschaftlichen Arbeit der Untergebenen;
- den Bewertungsprozess von Leitstrukturen, Entwicklungskandidaten und Entwicklungssubstanzen in unsachlicher, autoritärer Weise beeinflusst;
- ohne Absprache mit den Mitarbeitern sich nach außen hin zu Sachthemen äußert.

Diese sind aber auch erkennbar am Verhalten der Unternehmensleitung, im Besonderen, wenn diese Aufgaben der Forschungsleitung ohne deren Widerspruch übernimmt, so z. B.[154]
- Entscheidungen zu Fragen fällt, welche im fachlichen und disziplinarischen Zuständigkeitsbereich der Forschungsleitung liegen, wie zu
  - Forschungszielen und Forschungsstrategien
  - Entwicklungskandidaten und Entwicklungssubstanzen,
  - Personalstrategien und Personalbesetzungen in der Forschung;
- ankündigt, die Firma mitsamt ihrer Forschung strategisch neu „*aufzustellen*",
  - um sie der Marktentwicklung anzupassen,
  - indem Beraterfirmen beauftragt werden, neue Schwerpunkte zu setzen;
- mit anderen Firmen Kooperationen und Lizenzvereinbarungen abschließt, unabhängig davon ob
  - sie in Konkurrenz stehen zur eigenen Forschungstätigkeit und
  - Synergien für die eigene Forschung erkennbar wären.

---

226 Jensen I, Jörgensen S, Sapienza AM. Skilled Incompetence in the Management of R&D. Drug Dev Res 1995;35:1–6.

Auf ein innovatives Arzneimittelunternehmen hat eine erfahrene Unfähigkeit der Forschungsleitung die kurz- wie auch langfristigen Folgen,[227] dass

- die Mitarbeiter demotiviert werden durch
  - unsachliche, autoritäre Entscheidungen der Forschungsleitung,
  - unsinnige und überbordende Verwaltungsarbeit,
  - Einschränkung der Entscheidungsfreiheit;
- die Qualität der Arbeiten, der Bewertungen und der Entscheidungen in der Forschung abnehmen und somit
  - Arbeiten sich verzögern oder wiederholt werden müssen,
  - das Risiko von Fehlentscheidungen dramatisch zunimmt;
- die Forschungs- und Entwicklungskosten erheblich ansteigen und zwar durch
  - die Verzögerung von Entscheidungen
  - die Häufung von Fehlentscheidungen und
  - organisatorische Mängel;
- die Chance, innovative Arzneimittel erfolgreich zu entwickeln, dramatisch sinkt.

Die Möglichkeiten, eine erfahrene Unfähigkeit durch äußeren Einfluss zu beheben, sind äußerst beschränkt, denn

- es kann sein, dass eine Unternehmensleitung diese Unfähigkeit einer Forschungsleitung nicht als Problem erkennt,
  - da mangelnder Widerspruch und fehlende Eigeninitiative der Forschungsleitung als bequem empfunden werden,
  - weil die Forschungsleitung problemlos von der Unternehmensleitung „geführt" werden kann oder
  - weil das für Forschung und Entwicklung zuständige Mitglied in der Unternehmensleitung selbst alle Merkmale der erfahrenen Unfähigkeit aufweist.
- Es kann aber auch sein, dass die Unternehmensleitung von der Forschungsleitung ihren Beitrag zur Findung und Entwicklung von innovativen Arzneimitteln erwartet. Dann hat die Unternehmensleitung die Möglichkeit,
  - den Forschungsleiter zu einem Lernprozess zu zwingen, der beinhaltet
    - zu erkennen, dass seine Arbeit direkt abhängig ist von der Arbeit und dem Vertrauen seiner Mitarbeiter,
    - soziale Kompetenz zu erwerben, indem er Untergebene mit dem gleichen Respekt behandelt wie Vorgesetzte,
    - seine Schwächen und Stärken zu analysieren und auf dieser Grundlage die Schwächen zu beheben,
    - Bewertungen und Entscheidungen in gegebenen Fristen erarbeiten zu lassen und diese Erarbeitung zu moderieren oder
  - sich von dem Forschungsleiter zu trennen, falls dieser
    - sich als lernunfähig erweist und

---

227 Jensen I, Jörgensen S, Sapienza AM. Skilled Incompetence in the Management of R&D. Drug Dev Res 1995;35:1–6.

- weder eine Führungskompetenz noch eine soziale Kompetenz aufbauen kann und
- eine führungskompetente Person in die Forschungsleitung zu berufen,
  - welche auf ihre Arbeit und Funktion angemessen vorbereitet und geschult wurde.

4 Von der Verantwortung der Unternehmensleitung

4.1 Aufbau und Aufrechterhaltung einer Innovationskultur

Kultur kann sehr breit definiert werden.[228] Letztlich stellt Kultur die Gesamtheit dessen dar, was Menschen alleine oder in einer Gemeinschaft an Geistigem, Wissenschaftlichem, Technischem und Künstlerischem geschaffen haben und was sich zwischenmenschlich in Denk- und Handlungsweisen äußert.

Eine Innovationskultur wiederum beinhaltet die Ausrichtung der Gesamtheit aller Bestrebungen, Strukturen, Prozesse und aller Verhaltensweisen innerhalb einer Organisation auf die andauernde Schaffung von Neuem, von Innovationen.[229]

Wie bekannt, bestimmt das Neue, d. h. die Innovation, den Fortschritt, der Fortschritt wiederum die Wettbewerbsfähigkeit.

Die Innovationsfähigkeit eines Pharmaunternehmens ist umso größer,
- je mehr treibende Kräfte vorherrschen, welche
  - Fehlentscheidungen verhindern durch Förderung
    - des Fachwissens und der Kritikkompetenz,
    - von sachbezogenen Bewertungen und Entscheidungen im Konsens der Beteiligten,
  - die Trägheit der eigenen Strukturen verringern, z. B. durch
    - Transparenz und Teilhabe an Entscheidungsfindungen,
    - materielle und immaterielle Leistungsanreize und
    - gerechte Würdigungen und berechtigten Tadel,
  - neue Ideen und Quergedanken fördern durch Nutzung von
    - konstruktiver Kritik und Widerspruch,
    - ungewöhnlichen, atypischen Gedankengängen,
    - Ungehorsam bei bislang als unerlaubt Erklärtem und
- je weniger Mitarbeiter es als vorteilhafter und sinnvoller empfinden, sich den treibenden Kräften des Innovationsprozesses zu entziehen, z. B. durch
  - Unterwürfigkeit gegenüber Vorgesetzten,
  - Dienst nach Vorschrift,
  - passives Verharren im Denken und Handeln,
  - Übersprungreaktionen z. B. durch Ersatzbeschäftigung mit
    - internen Verwaltungsarbeiten und
    - externer Berufs- und/oder Parteipolitik.

Zwar sollte ein innovatives Pharmaunternehmen in allen seinen Teilen bestrebt sein, innovative Arzneimittel auf den Markt zu bringen. Die Umsetzung dieses recht allgemein gehaltenen Anspruchs

---

[228] http://lehrerfortbildungbw.de/bs/bsa/bgym/lehrgang/doc/cultural_awareness/global_studies_lak_esslingen.pdf.
[229] Eggers T, Zettel C. Innovationskultur stärken. http://www.fitfuerinnovation.de/wp-content/uploads/2011/07/Fit_Fuer_Innovation_AK2.pdf.

- ist einerseits abhängig von der Innovationskultur des Unternehmens,
- ist andererseits leichter gesagt als getan.

Denn gerade auch hier gilt: *„Wie der Herr, so's Gescherr."*[230] Oder anders gesehen: *„Es fängt der Fisch zuerst vom Kopf zu stinken an."*[231]

An autoritär-diktatorischen Systemen, welche bereits untergegangen oder in ihrer Existenz bedroht sind wegen
- ihrer Erstarrung im Vergangenen,
- ihrer mangelnden Anpassungs- und Reformfähigkeit und/oder
- des Verlustes ihrer Glaubwürdigkeit,

können wesentliche Ursachen für Innovations- und Reformfeindlichkeit abgelesen werden.

Gemeinsam ist diesen Systemen eine aus dem menschlichen Drang nach Macht und Herrschaft erklärliche Struktur, welche gestützt wird durch[232]
- Lehren und Doktrinen, welche als absolute Wahrheit hingestellt werden, wie z. B. die Lehrmeinungen
    - enthalten in den Schriften von Marx, Engels, Lenin und Stalin oder
    - formuliert in den Lehrsätzen und gesetzlichen Vorschriften von unterschiedlichen Religionen;
- ein als *„unfehlbar"* sich verstehendes Lehramt,
    - wie beispielsweise
        - das Zentralkomitee der Bolschewistischen Partei oder
        - die Glaubenskongregation im Vatikan,
    - dessen Aufgabe es ist
        - den Menschen die Anwendung des Lehrgutes vorzuschreiben,
        - für die Reinhaltung der Lehre zu sorgen,
        - Häresien zu entlarven und zu ahnden;
- die grundsätzliche Ablehnung
    - Amt, Lehrmeinungen und Doktrinen in Frage zu stellen,
    - autoritäre Festlegungen durch rationale, dem Wissen und der Erkenntnis folgende Überlegungen und Schlussfolgerungen zu ersetzen,
    - Entscheidungsfindungen
        - am jeweiligen Fachwissen auszurichten und damit
        - dem Wissen und der Erkenntnis von heute anzupassen.

Mehr oder weniger sind derartige autoritäre Strukturen auch in Wirtschaftsunternehmen zu finden.

---

230 Duden. Redewendungen: Wörterbuch der deutschen Idiomatik. In: Der Duden in zwölf Bänden, Band 11. 2. Aufl., Dudenverlag, Mannheim 2002:346.
231 Erasmus D (von Rotterdam). Adagia. http://www.let.leidenuniv.nl/Dutch/Latijn/ErasmusAdagia.html.
232 Dahm H. Zum Lebenswerk von Gustav A Wetter: Ist das Zeitalter der Ideologien zu Ende? Z Polit 1993;40(2):158–83; http://sowiport.gesis.org/search/id/gesis-solis-00168017.

Denn je größer das Unternehmen, umso größer ist die Gefahr, dass
- das hierarchische System autoritäre bürokratische Strukturen durchsetzt und
- mithilfe der bürokratischen Strukturen die Innovationskultur und die Innovationskraft schwinden.

So kann beispielsweise am Untergang verschiedener Pharmafirmen abgelesen werden, wie schnell eine autoritäre Machtausübung jegliche Innovationskraft und Zukunftsperspektive zerstört,
- im Besonderen, wenn die Unternehmensleitung fordert, dass die Untergebenen sich ihren Anordnungen bedingungslos und widerspruchslos zu unterwerfen haben, häufig mit der Folge, dass
  - die unterwürfigen Untergebenen ihrerseits den gleichen Machtanspruch erheben gegenüber ihren Untergebenen,
    - sodass eine Kaskade der psychischen Gewaltausübung von oben nach unten entsteht, die alle Hierarchiestufen einschließt mit Unterwerfung nach oben und Machtausübung nach unten,
    - wobei diese Kaskade dann noch verstärkt wird, wenn Personen mit „Radfahrerprofil"[233], – d. h. mit dem Persönlichkeitssyndrom der gleichzeitigen Unterwürfigkeit gegenüber autoritäre Vorgesetzte und der Aggression gegen Untergebene –, an die Schaltstellen der Macht in den einzelnen Hierarchiestufen berufen werden und
  - im Zuge dieser psychischen Gewaltausübung
    - das selbständige, explorative Denken, das Schöpfen von Ideen, das Prüfen und Erfinden gelähmt wird,
    - die Breite und Tiefe von Forschungsaktivitäten drastisch eingeengt werden,
    - jegliches sachorientierte Arbeiten, Bewerten und Entscheiden zum Erliegen kommt und
    - die Wissenschaftler demotiviert und demoralisiert werden;
- wobei die treibende Kraft für das Mitmachen sein kann
  - die Angst vor Ausgrenzung, der Degradierung oder vor dem Verlust des Arbeitsplatzes,
  - die Lust an der Unterwerfung und Gewaltausübung oder
  - ein eiskalt berechnendes, rücksichtsloses Karrierestreben.

Insoweit gleicht dann dieses System der Unterwerfung und Machtausübung demjenigen in anderen Organisationen, wie z. B. in so manchen politischen Parteien aber auch in einigen Religionen.[234]

Andererseits dürfte es einsichtig sein, dass im Tagesgeschäft von Planung, Herstellung, Fertigung, Qualitätskontrolle, Vertrieb und Verkauf von Waren eine hierarchisch geordnete Befehlskette notwendig ist, welche sich dadurch auszeichnet, dass
- der Leiter bzw. eine Leitungsebene das „absolute Sagen" hat,

---

233 http://www.spektrum.de/lexikon/psychologie/autoritaere-persoenlichkeit/1819.
234 Mertes K. Gewalt und Unterwerfung. Die Zeit 2015;5:56.

- die Untergebenen zu gehorchen haben, indem sie
  - ihre Leistung nach Vorschrift oder Vorgaben erbringen,
  - den Arbeitsablauf nicht stören.

Um in diesem Tagesgeschäft die Leistung zu steigern, werden Mitarbeiter in unterschiedlicher Weise kontrolliert und gezielt motiviert:
- aktiv, z. B. durch
  - die Aufforderung zur Selbstidentifikation mit dem Selbstverständnis, der *„Corporate Identity"* des Unternehmens,
- passiv, z. B. durch
  - überschaubare Zusatzleistungen und Zugeständnisse, um die Vorstellung beim Mitarbeiter zu wecken, er sei in die Verantwortung für das Unternehmen einbezogen worden, z. B. durch
    - Gewinnbeteiligungen in begrenzter Höhe,
    - ein begrenztes Mitspracherecht, z. B. über die Gewerkschaften,
    - werbewirksame Würdigungen von besonderer Leistung, z. B. durch Prämien für das Erreichen von Leistungszielen und/oder für Verbesserungsvorschläge,
  - Tadel und Abmahnungen bei Fehlleistungen.

All diese Motivationsaktionen stellen ein Spiegelbild wie auch eine Stütze des autoritären Systems dar zur Verbesserung der Organisation und Ableistung des Tagesgeschäftes, da sie
- zum einen im Befehlsfluss von oben nach unten *„ausgeteilt"* werden,
- zum anderen wie *„Gleitmittel"* für das Tagesgeschäft wirken,
  - sowohl auf der Leistungsstufe unten,
  - wie auch auf dem Leistungspfad von unten nach oben.

Um jedoch die Zukunft eines innovativen Unternehmens zu sichern, reicht ein noch so perfekt organisiertes, leistungsbezogen motiviertes und gewinnbringendes Tagesgeschäft nicht aus.

Notwendig für die Zukunftssicherung ist ein steter Fluss von Innovationen für den unerfüllten Bedarf von Heute und für die Bedürfnisse von Morgen.

Dieses Ziel wird im Bereich der Pharmaindustrie je nach Ausgangslage in unterschiedlicher Weise angegangen (siehe Tab. 4.1).

Bei erfindergeführten Unternehmen steht im Vordergrund eine Idee, eine Erfindung, welche der Erfinder versucht, gemäß seinem Geschäftsplan zu einer Innovation zu entwickeln und zu vermarkten. Für dieses Ziel
- wurde auf Initiative des Erfinders hin eine Firma gegründet,
  - welche finanziert wird von Investoren, die an die Zukunftsträchtigkeit der Idee bzw. Erfindung glauben,
  - in welcher der Erfinder die Geschäftsführung inne hat, wodurch
    - die Geschäftsführung über die notwendige wissenschaftliche Fachkompetenz verfügt und
    - forschende Wissenschaftler dominieren;

Tab. 4.1: Innovationsfähigkeit in Abhängigkeit von der Fachkompetenz bei Forschungsentscheidungen.

Unternehmensleitung		Kaufmännisch dominiert	Erfindergeführt
	Medizinisch-biologisches Fachwissen	Sehr gering	Hoch
	Forschungsplanungen	Wenig	Hoch
	Entscheidungen	Wenig	Hoch
Forschungsleitung			
	Medizinisch-biologisches Fachwissen	Wenig	Hoch
	Forschungsplanungen	Wenig	Hoch
	Entscheidungen	Gering	Hoch
Wissenschaftlicher Mitarbeiter			
	Medizinisch-biologisches Fachwissen	Wenig	Hoch
	Forschungsplanungen	Gering	Hoch
	Entscheidungen	Gering	Hoch
Ergebnis			
	Entscheidungsfindung	Autoritär-diktatorisch	Sach- und konsensbezogen
		Planwirtschaft (von oben herab)	Anpassungsfähig
		Wenig fachkompetent	Fachkompetent
		Gehäuft fehlerhaft	Bestmöglich
	Chancen/Risiken	Risikoreich bis innovationsunfähig	Chancenreich

▒ Sehr gering ▓ Gering ■ Wenig ■■■■■ Hoch

- gibt die Geschäftsführung das Forschungsziel vor, wobei
  - sich die Mitarbeiter an der Ausarbeitung und Umsetzung der Forschungsstrategien zum Erreichen des Zieles aktiv beteiligen und
  - Bewertungen und Entscheidungen unter Führung des Erfinders weitgehend im Konsens der Beteiligten erfolgen.

In kaufmännisch geführten Unternehmen hat Vorrang das mehr oder weniger große Tagesgeschäft.

- Daher besitzt die Mehrzahl der Mitglieder der Geschäftsführung zwar eine betriebswirtschaftliche oder kaufmännische Fachkompetenz,
  - während die medizinisch-biologische Fachkompetenz zur Beurteilung der Forschungs- und Entwicklungsprozesse für Innovationen meist unterrepräsentiert ist.
- Forschung und Entwicklung werden in solchen Unternehmen auf zwei grundsätzlich unterschiedliche Wege geleitet:
  - entweder von oben nach unten, d. h.
    - Planung der Forschung und Entwicklung ähnlich dem Tagesgeschäft durch die Geschäftsführung,
    - mit der Vorgabe zumindest von Forschungszielen, der Kosten und dem Zeitbedarf,
    - mit allen Risiken, welche durch die Misserfolge der Planwirtschaft belegt sind;
  - oder von unten nach oben, d. h.
    - Planung der Forschung und Entwicklung seitens aller, der Aufgabe und den zu lösenden Problemen am nächsten stehenden Mitarbeiter,
    - in Form eines sich selbst fortlaufend optimierenden zielführenden Systems,
    - mit allen Chancen, dargelegt durch die Entstehungsgeschichten zahlreicher Innovationen.

Der Erfolg der jeweiligen Art der Unternehmensführung hängt natürlich auch davon ab, ob und welche Unternehmensziele von der Unternehmensführung vorgegeben wurden und über welche Produktstrategie die Wettbewerbsfähigkeit gesichert werden soll, durch
- Nachahmerprodukte (Generika), bei denen, wenn überhaupt, nur kleine Vorteile im Vergleich zum Originalprodukt der Konkurrenz erarbeitet werden können, wie z. B.
  - ein eigener Handelsname und/oder Aufmerksamkeit erregende Werbung,
  - günstigere Preise durch vereinfachte Herstellungsverfahren, und/oder verminderte Vertriebskosten,
  - verbesserte Qualität der Produkte,
    - wobei deren Variabilität durch gesetzliche Standards enge Grenzen gesetzt sind;
- Nachahmerprodukte, bei denen eine verbesserte Wirkung und/oder verbesserte Verträglichkeit erreicht wird durch
  - neue Kombinationen von pharmazeutischen Wirkstoffen und/oder
  - neue galenische Zubereitungen;
- Derivate von im Markt befindlichen pharmazeutischen Wirkstoffen, wobei die Ergebnisse der klinische Prüfung unterscheiden lassen zwischen
  - Schrittinnovationen,
    - bei welchen eine deutlich verbesserte Wirksamkeit und/oder Verträglichkeit nachzuweisen ist und
  - Scheininnovationen,
    - die keine eindeutige Verbesserung von Wirksamkeit und/oder Verträglichkeit aufweisen,
    - bei denen zu entscheiden ist, ob und zu welchem Preis sie für den Markt zugelassen werden sollen;

- vollkommen neue innovative pharmazeutische Wirkstoffe, welche
  - eine neue oder bessere Wirkungsweise aufweisen und
  - einen bislang ungesättigten medizinischen Bedarf erfüllen, im Besonderen, wenn sie
  - wirksam sind bei bislang nur unzureichend oder nicht behandelbaren Erkrankungen.

Wie bekannt, bieten innovative Arzneimittel den größten Wettbewerbsvorteil. Innovationen haben wiederum ihren Ursprung im Ideenreichtum der Wissenschaftler. Ein von Innovationen abhängiges Unternehmen muss daher zusätzlich zum Tagesgeschäft die Förderung des Einfallsreichtums für Ideen und deren Verwirklichung in das Zentrum seiner Bemühungen stellen.
Hierzu sind praktisch nur zwei Wege möglich:
- Ideenfindung und Verwirklichung durch eine eigene Forschungs- und Entwicklungseinheit,
- Lizenznahmen von Erfindungen, innovativen Entwicklungskandidaten und/oder innovativen Marktprodukten aus der Forschung und Entwicklung von Kooperationspartnern.

Die Entscheidung, ob und in welchem Ausmaß einer der Wege oder beide Wege beschritten werden,
- ergibt sich aus der Erarbeitung der Stärken und Schwächen der Forschung und des Unternehmens,
- ist Bestandteil der Festlegung
  - von Forschungszielen und Forschungsstrategien und
  - von Unternehmenszielen und Unternehmensstrategien und
- fällt somit letztlich die Unternehmensleitung.

Grundsätzlich macht eine Entscheidung für innovative Arzneimittel nur dann Sinn, wenn die Rahmenbedingungen so gestaltet sind, dass Innovationen im eigenen Unternehmen entstehen können und/oder frühzeitig erkannt, zügig entwickelt und erfolgreich vermarktet werden. Das Ausmaß dieser Rahmenbedingungen bestimmt die Innovationskultur des Unternehmens.
Diese Innovationskultur beginnt und endet bei den Entscheidungen und Verhaltensweisen der Mitglieder der Unternehmensleitung;
- daher darf die Analyse der Stärken und Schwächen eines Unternehmens nicht vor der Unternehmensleitung halt machen,
- denn erst durch Kenntnis der Stärken und der Schwächen der Unternehmensleitung kann die Frage beantwortet werden,
  - ob die Unternehmensleitung über die für eine Innovationskultur notwendigen Qualifikationen verfügt,
  - ob die Forschung unter den gegebenen Bedingungen eine realistische Chance hat, das Forschungsziel eines innovativen Arzneimittels zu erreichen und ob hierbei die Unternehmensleitung

- die Innovationskraft der Forschung stützt und fördert oder
- mehr schadet als nutzt und daher besser untätig wäre,
- ob und wie die Innovationskultur verbessert werden kann, z. B.
  - in der Unternehmensleitung durch Schulung der verantwortlichen Mitglieder oder durch Personalveränderungen oder
  - durch Aufspaltung des Unternehmens in eine Gesellschaft, welche innovative Arzneimittel zum Ziel hat und eine weitere Gesellschaft, welche vorwiegend Nachahmerprodukte bzw. Generika vermarktet.

Es ist naheliegend, dass ein Aufsichtsgremium kaum in der Lage ist, selbst eine Stärken-Schwächen-Analyse der Unternehmensleitung durchzuführen, da dieses Aufsichtsgremium im Regelfall
- die Mitglieder der Unternehmensleitung aus seinem Beziehungsnetzwerk berufen hat und
- nicht über die notwendigen Informationen und die Fachkompetenz verfügt, den Einfluss der Unternehmensleitung auf die Innovationskultur analysieren und bewerten zu können.

Notwendig ist hierfür die Fachkompetenz und die spezifische Erfahrung besonders der forschenden wissenschaftlichen Mitarbeiter im Unternehmen. Diese könnten vom Aufsichtsrat mit der Stärken-Schwächen-Analyse der Unternehmensleitung beauftragt werden, falls eine neutrale, fachkompetente Person (z. B. aus einem akademischen Forschungsinstitut)
- die Moderation der Analyse, die Auswertung und die Anonymisierung des Ergebnisses übernimmt, um
  - eine bestmögliche Sachlichkeit und Objektivität der Analyse und Bewertung zu gewährleisten,
  - den Betriebsfrieden nicht zu beeinträchtigen und
  - die Mitarbeiter vor nachträglichen Sanktionen durch die Unternehmensleitung zu schützen;
- als Informationsvermittler dient zwischen dem Aufsichtsrat, den wissenschaftlichen Mitarbeitern und der Unternehmensleitung.

In Hinblick auf die Stärkung der Innovationskultur dürfte bei der Stärken-Schwächen-Analyse der Unternehmensleitung von besonderer Wichtigkeit sein (siehe Tab. 4.2)
- die andauernde Lernbereitschaft,
  - damit keine Erstarrung in bequeme oder veraltete Denkmuster eintritt, wie z. B.
    - Ämter bereits als eine Garantie für richtige Entscheidungen anzusehen,
    - sachliche Kritik an Entscheidungen als *„Majestätsbeleidigung"* persönlich zu nehmen oder grundsätzlich abzulehnen,
    - die direkte Zusammenarbeit über Hierarchiestufen hinweg mit untergeordneten Ebenen des Unternehmens als *„unter der Würde"* zu erachten,
  - um das eigene Unternehmen zu verstehen, im Besonderen

Tab. 4.2: Faktoren, die die Innovationskultur im Arzneimittelunternehmen bestimmen.

Unternehmensleitung				Forschende Wissenschaftler	
Lernfähigkeit und Lernbereitschaft				Fachkompetenz	
Verstehen und Nachvollziehen		▶	◀	Informationspflicht	
				Medizinischer Bedarf	
				Forschungsziele, Forschungsstrategien	
				Projekt-/Produktbewertungen	
				Ehrlichkeit, Wahrhaftigkeit	
Vertrauen		▶	◀	Leistungsbereitschaft	
Freiräume				Ideenreichtum	
Entscheidungsprozesse					
Transparenz				Kritikkompetenz	
Förderung, Teilhabe		▶	◀	• Widerspruch • Konstruktive Kritik • Vorschläge	
Verarbeitung und Verbesserung					
Entscheidungen					
Nachvollziehbarkeit		▶	◀	Vertrauen	
Glaubwürdigkeit					
Würdigung der Mitarbeiter					
Gerechte Vergütungsstrukturen		▶	◀	• Überprüfungen • Vorschläge • Spielregeln	
Ehrungen					
Planungssicherheit					
Langfristige Finanzierung				Parameter/Spielregeln für • Projekt- und Produktbewertungen, • sachliche, wahrheitsgetreue Bewertungen	
Beendigung von Forschungsprojekten		▶	◀		
Neuaufnahme von Arbeitsgebieten					
▲	▼	**Forschungsleitung**		▲	
Wissen, Anträge, Korrekturen	Beauftragungen, Entscheidungen			Inspiration, Motivation	
				Koordination, Moderation	
				Kontrolle	

- die Stärken und Schwächen der eigenen Arzneimittel, der eigenen Forschung, deren Forschungsziele und Forschungsstrategien und des gesamten eigenen Unternehmens,
- die medizinischen Bedürfnisse des Marktes,

- damit die eigenen Fähigkeiten nicht überschätzt werden,
- um nicht eigenmächtig und ohne Abstimmung mit den Betroffenen bzw. den fachkompetenten Mitarbeitern
  - Personalentscheidungen für die Forschung zu treffen,
  - die Forschungsleitung zu bestimmen,
  - Ziele und Strategien in der Forschungseinheit festzulegen,
- damit Bewertungen und Entscheidungen in der Forschung und Entwicklung nachvollzogen und in die Unternehmensstrategie eingeordnet werden können; dieses betrifft besonders
  - Aussagen zu experimentellen und klinischen Ergebnissen,
  - Abschätzungen von Chancen und Risiken,
  - die Komplexität der Entscheidungen im Rahmen der Entwicklung von Produkten;
- die Förderung von Widerspruch und Kritik,
  - weil diese die wesentlichen Kräfte darstellen für die Verbesserung des Bestehenden im Unternehmen, im Besonderen in Bezug auf
    - Personalführung und Zusammenarbeit,
    - Bewertungs- und Entscheidungsprozesse,
    - Ausarbeitung von Zielen und Strategien;
- die Förderung von Leistungsbereitschaft im Unternehmen durch
  - eine eigene vorbildliche Leistung,
  - das Vertrauen in die Tätigkeit der Mitarbeiter, wobei dieses Vertrauen sich im Besonderen äußert in
    - der Gewährung von Freiräumen für das Denken und Prüfen von neuen Ideen,
    - einer ausschließlich sachbezogenen und gemäßigten, d. h. angemessenen Kontrolle der Arbeit jedes Einzelnen,
    - verbindlichen Eckpunkten für die langfristige Finanzierung von Forschung und Entwicklung,
  - die gemeinsame Erarbeitung und Fortentwicklung von Spielregeln für die Zusammenarbeit, welche
    - für alle ausnahmslos zu gelten haben,
    - sich an ethische Grundsätze orientieren müssen,
    - Wege der direkten Berichterstattung unter Umgehung hierarchischer Zwischenebenen enthalten sollten,
  - die Würdigung der Tätigkeit der Mitarbeiter, erkennbar an
    - leistungsorientierten und gerechten Vergütungsstrukturen,
    - materiellen und immateriellen Ehrungen von außergewöhnlichen Leistungen;
- die Gewährleistung von Planungssicherheit von Forschung und Entwicklung durch
  - Beständigkeit in der Entscheidung für gemeinsam erarbeitete Forschungsziele,
    - mit der Festlegung von Regeln für deren Überprüfung und Anpassung an den Stand der wissenschaftlichen Erkenntnis und der Entwicklung des Marktes,
    - mit langfristiger Absicherung der Finanzierung der Forschungs- und Entwicklungsarbeiten,
  - gemeinsame Vereinbarungen in Bezug auf Bewertungskriterien für
    - die Fortführung oder Beendigung eines Forschungsprojektes oder der Produktentwicklung,

- die Aufnahme eines neuen Arbeitsgebietes,
- Lizenznahmen.

Es versteht sich von selbst, dass zur Stärkung der Innovationskraft all diese Verhaltensmaßnahmen der Unternehmensleitung
- Vorleistungen sein müssen,
  - die anhaltend und in überzeugender Weise erbracht werden,
  - um die forschenden Mitarbeiter zu denjenigen Gegenleistungen zu motivieren, welche als notwendige, aber nicht hinreichende Voraussetzungen für Innovationen gelten,
- nicht von der Erfüllung von Vorbedingungen abhängig gemacht werden dürfen,
  - denn weitgehend vergebens dürfte es sein, die Gegenleistung von den forschenden Mitarbeitern zu fordern, ohne dass die entsprechend notwendigen Vorleistungen von der Unternehmensleitung erbracht worden wären.

Durch eine ausgewogenes Verhältnis einerseits zwischen
- dem auslösenden *„Geben"* und dem nachfolgendem *„Nehmen"* der Unternehmensleitung und
- dem *„Erhalten"* und dem nachfolgenden *„Geben"* der forschenden Mitarbeiter

entsteht eine Innovationskultur im gesamten Unternehmen, welche geprägt ist von
- dem Willen beider Seiten, zu informieren und zu lernen,
- Ehrlichkeit, Wahrhaftigkeit und Glaubwürdigkeit,
- Vertrauen und der Vertrauenswürdigkeit,
- beidseitiger Wertschätzung,
- beidseitiger Leistungsbereitschaft und
- dem Ziel einer bestmöglichen Leistung in Form von Innovationen.

Störungen dieses Verhältnisses beeinträchtigen sofort das gefühlte wie auch das mit der Vernunft erfasste *„Arbeitsklima"* für Innovationen, beschädigen das Vertrauen, vermindern die Leistungsbereitschaft wie auch die Leistung, im Besonderen durch
- die Sorge um die Zielsetzung der eigenen Arbeit, um die Zukunftsperspektive, sodass
  - die Ängste um den eigenen Arbeitsplatz neue Gedanken, neue Ideen zur Lösung von Sachproblemen blockieren und
  - alle Gedanken nur noch um die Sinnhaftigkeit der eigenen Arbeit kreisen;
- andauernde Diskussionen im Kollegenkreis, welche
  - die Sorgen um das eigene Wohl, die Ängste vor der Zukunft und die Nabelschau der Befindlichkeiten verstärken und
  - zur Lähmung des Arbeitswillens führen, einen Großteil der Arbeitszeit fressen und einen weitgehenden Stillstand der Arbeit bewirken.

Die Erfahrung lehrt, dass bei nicht wenigen der ehemals innovativen Pharmafirmen, welche ihre Selbständigkeit verloren haben oder die gänzlich vom Markt verschwunden sind,

- die Unternehmensleitung ihrer Verantwortung für die Gestaltung einer innovativen Unternehmenskultur über Jahre hinweg nicht gerecht geworden war; als besonders charakteristische Verhaltensweisen der Unternehmensleitung zeigten sich:
  - Leistungen, erbracht in der Forschung, wurden entweder überhaupt nicht wahrgenommen oder nicht angemessen gewürdigt,
  - willkürlich wurde *„von oben nach unten"* in wesentliche Sachentscheidungen der Forschung und Entwicklung eingegriffen,
  - ein direkter Informationsaustausch von den wissenschaftlichen Mitarbeitern zur Unternehmensleitung wurde ausdrücklich abgelehnt oder praktisch unterbunden,
  - Führungskräfte der Forschung mit fragwürdiger oder mangelhafter Qualifikation, häufig mit offensichtlicher *„erfahrener Inkompetenz"* (siehe Kap. 3.6), wurden ohne Rücksprache mit den wissenschaftlichen Mitarbeitern berufen,
  - eine dauerhafte Sicherung der Finanzierung von Forschung und Entwicklung wurde abgelehnt und stattdessen abhängig gemacht vom Erfolg des Tagesgeschäftes,
  - Einbußen und Misserfolge des Verkaufes im Tagesgeschäft wurden nicht ausgeglichen durch Kürzungen in der Verwaltung und in der Hierarchie, sondern
    - mit einschneidenden Kürzungen von Personal und Budget der Forschung kompensiert und zugleich
    - der Forschung als Leistungsziel mindestens eine Verdoppelung der Anzahl der Entwicklungssubstanzen pro Jahr vorgeschrieben;
- das Aufsichtsgremium sein bisheriges Versagen ummantelt hatte mit der Berufung neuer Mitglieder in die Unternehmensleitung, welche von anderen Firmen weggelobt worden waren, und die wiederum den *„Untergang"* des Unternehmens beschleunigend
  - eine kurzfristige betriebswirtschaftliche Erhöhung des Gewinnes durchsetzten und hierzu
  - Budget und Personal besonders der Forschung und Entwicklung noch weiter kürzten.

Es klingt paradox, dürfte aber eine weitere gängige Erfahrung darstellen: Zu den wesentlichen treibenden Kräften für die Zerstörung der Innovationskultur scheint der Markterfolg mit innovativen Arzneimitteln zu gehören,
- zum einen, weil eine erfolgreiche Forschungsmannschaft in die Gefahr läuft,
  - alle Mittel auf das Ziel einer Wiederholung des Erfolges zu konzentrieren und dadurch
  - die Freiheit verliert, Alternativen zu denken und zu prüfen, oder
  - durch den Erfolg, durch das Geld in ihrer Innovationskraft gelähmt zu werden, denn *„Erfolg verführt zur Trägheit"*;
- zum anderen, weil der wachsende Umsatz einer stärkeren kaufmännischen und betriebswirtschaftlichen Führung bedarf, um den sich ergebenden Gewinn zu schützen vor
  - einer wachsenden, häufig weniger sach- als mehr interessensbegründeten Begehrlichkeit aller Bereiche im Unternehmen, z. B.
    - mehr Geld zu fordern für die Vermehrung von Personal und Ausweitung nicht zielführender Arbeiten,

- • höhere Gehälter anzustreben, gerade auch im übertariflichen Bereich;
- einer wuchernden Verwaltung und Bürokratie und
- einem übersteigerten Selbstbewusstsein aller Bereiche des Unternehmens mit der Gefahr
  - • in eine Überheblichkeit zu münden mit der Folge,
  - • dass die Ideenvielfalt, der Mut zum Wagnis und Leistungsbereitschaft gelähmt wird.

Anteilseigner scheinen sich dieser Gefahren mehr oder weniger bewusst zu sein. Daher ist es die Regel, dass sie bei wachsendem Umsatz über das Aufsichtsgremium versuchen, durch eine vorwiegend kaufmännisch ausgerichtete Unternehmensleitung ein Maximum an Gewinn für sich zu sichern. Und da eine kaufmännische Führung, wenn überhaupt, dann doch eher die Produktentwicklung fördert als die explorative Forschung, wird letztere zu Lasten der Innovationskultur und damit des Zuflusses neuer innovativer Arzneimittel gekürzt.

Diese Mechanismen mögen einer der Gründe sein für
- ■ die Kürzung der Gelder für die explorative Forschung zugunsten der Produktentwicklung (siehe Kap. 2.2.2), mit der Folge dass
  - neben Schrittinnovationen in beträchtlicher Zahl auch Scheininnovationen entwickelt werden und
  - das Geschäft mit Nachahmerprodukten und Generika innerhalb des Unternehmens aufgebaut wird parallel zu oder in Konkurrenz zu innovativen Arzneimitteln;
- ■ die sinkende Zahl an Neuzulassungen von innovativen Arzneimitteln.

4.2 Lernbereitschaft

Lernen ist ein individueller Vorgang, welcher unser Wissen und unsere Fähigkeiten begründet und der uns die Einsicht ermöglicht, unser Verhalten zum Besseren hin zu ändern.

Je nach persönlicher Veranlagung und Interessenslage kann das bewusste Lernen
- ■ Lust vermitteln, Freude machen, leicht fallen oder
- ■ langweilig, sogar quälend sein.

Entscheidend für das Lernen ist eine Reihe von Faktoren. Zu diesen gehören (siehe Tab. 4.3)[235]
- ■ die Wahrnehmung, welche abhängig ist von
  - unserer Fähigkeit zur Aufnahme und Verarbeitung von Reizungen unserer Sinnesorgane wie auch zur gedanklichen Arbeit,
    - • diese Fähigkeiten sind bei jedem Menschen mehr oder weniger begrenzt,
    - • sodass wir individualspezifisch nur selektiv wie auch nur partiell wahrnehmen können,
  - dem Vorwissen, welches

Tab. 4.3: Lernen als Prozess des Wissenszuwachses.

Vorwissen		Neues I		Vorwissen
		Sinnesreize / Einfälle		
		Aufnahme / Gedanken		
		Einordnung		
		Wahrnehmung		
		Gedankliche Verarbeitung		
Wissen I		Gedächtnis		Wissen I
		Abrufsignale		
		Wiederholung		
		Neues II		
Vorwissen I		Sinnesreize / Einfälle		Vorwissen I
		Aufnahme / Gedanken		
		Einordnung		
		Wahrnehmung		
		Gedankliche Verarbeitung		
Wissen II		Gedächtnis		Wissen II
		Abrufsignale		
		Wiederholung		

▪ Initiales Vorwissen   ▪ Wissen/Vorwissen – nach Neuem I   ▪ – nach Neuem II

- sich mit dem Lernprozess fortlaufend verändert,
- im Gedächtnis gespeichert ist und dort als Information abgerufen wird,
- aber auch im Rahmen des Vergessens durch Zerfall, durch Überlagerung konkurrierender Informationen oder wegen mangelhafter Abrufsignale nicht mehr zugänglich sein kann,
– dem Anteil des Vorwissens im Neuen, denn
- um in der Lage zu sein, Neues wahrzunehmen, muss das Neue zu einem überwiegenden Teil bereits Bekanntes enthalten,[235,236]
- wie bereits JW Goethe formulierte: *„man erblickt nur was man schon weiß und versteht"*,[237]
– dem eigenen Wollen und Fühlen, welches seine Ausrichtung erfährt durch
- die eigene Begabung und die Veranlagungen,
- die Prägungen im Zuge der elterlichen Erziehung, der Ausbildung, Schulung und der zunehmenden Erfahrung,
- den Einfluss des sozialen und beruflichen Umfelds,
- Vorurteile, Liebe, Abneigung, Angst oder Hoffnung;
▪ die gedankliche Verarbeitung des Wahrgenommenen,
– indem das Neue mit dem bereits Bekannten aus dem Vorwissen verglichen und gedeutet wird, wobei diese Verarbeitung
- bewusst in den Phasen der gewollten Aufmerksamkeit und Konzentration erfolgt und
- zu einer fortlaufenden Ergänzung und Neuordnung des Wissens führt;
▪ das Gedächtnis,
– welches in beschreibender Weise vielfältig unterteilt wird, im Besonderen gemäß
- seiner Dauer in das (sensorische) Ultrakurzzeit-, Kurzzeit- (Arbeits-) und Langzeitgedächtnis,
- dem Zeitpunkt der Wahrnehmung und Speicherung in Neugedächtnis und Altgedächtnis,
- seiner Funktion in das (deklarative) Wissensgedächtnis und das (prozedurale) Verhaltensgedächtnis,
– welches in den Funktionszuständen von mehreren Billionen Synapsen der Nervenzellen eines Gehirnes angelegt ist, wobei
- die Effizienz dieser Synapsen durch Funktionsveränderungen, durch reaktive Neubildungen und durch Absterben (insgesamt als synaptische Plastizität bezeichnet) gegeben ist[238] und

---

235 Gomes CA, Mayes A. The kinds of information that support novel associative object priming and how these differ from those that support item priming. Memory. 2014;22:1–27.
236 Saylor MM, Sabbagh MA, Baldwin DA. Children use whole-part juxtaposition as a pragmatic cue to word meaning. Dev Psychol 2002;38(6):993–1003.
237 Goethe JW von. Brief an Friedrich von Müller, 24. April 1819. In: Gedenkausgabe der Werke, Briefe und Gespräche. Zürich und Stuttgart 1948;13:142; http://gutezitate.com.
238 Caroni P, Donato F, Muller D. Structural plasticity upon learning: regulation and functions. Nat Rev Neurosci 2012;13(7):478–90.

- der Gedächtnisinhalt nach entsprechender Aktivierung der zugehören Nervenzellen durch biochemische Veränderungen der prä- und postsynaptischen Signalübertragung wie auch durch postsynaptische Membranverdichtungen kurz- oder langfristig anhaltend eingetragen wird,[239]
- in welchem Begriffe von der Wirklichkeit gespeichert und verwaltet werden,[240] wobei
  - ein Abruf des Gedächtnisinhaltes die passenden Abrufsignale benötigt,
  - wiederholte Abrufe des Gedächtnisinhaltes dessen Speicherung verfestigt,
  - im vorbewussten Gedächtnis ein Abruf erst bei erhöhter Aufmerksamkeit erfolgt;
- die Wiederholung einer Wahrnehmung von Sinnesreizen oder von Gedanken
  - welche das Gedächtnis an das Wahrgenommene stärken und das Vergessen verhindern kann,[241]
  - andererseits jedoch auch in der Lage ist, spezifische Gedächtnisinhalte zu zerstören.[242]

Dieses Wissen um die Grundzüge des Lernprozesses ermöglicht einige grundsätzliche Aussagen zur Bedeutung der Lernfähigkeit für die Innovationskultur in einem Unternehmen:
- Grundsätzlich gilt, dass die Unternehmensleitung durch ihr Verhalten und durch ihre Fähigkeiten das Ausmaß der Innovationskultur und die Stärke der Innovationskraft in einem Unternehmen bestimmt.
- Entscheidend ist ein einschlägiges Vorwissen in der Unternehmensleitung,
  - denn ohne Vorwissen können die Fragen, Probleme, Chancen und Risiken in der Forschung und Entwicklung weder wahrgenommen noch verstanden werden,
  - um dieses Vorwissen sollten sich alle Mitglieder der Unternehmensleitung bemühen,
    - das für die Forschung zuständige Mitglied in der Unternehmensleitung muss jedoch für seine Tätigkeit zumindest durch eine medizinisch-naturwissenschaftliche Ausbildung qualifiziert sein,
    - ohne diese Qualifikation (wie z. B. bei Kaufleuten, Betriebswirten oder Juristen) kann die Unternehmensleitung wohl kaum die Verantwortung für die Inhalte einer Arzneimittelforschung und -entwicklung wahrnehmen.
- Daher gilt auch,
  - dass ohne Zustimmung ihres für die Forschung qualifizierten und zuständigen Mitgliedes die Unternehmensleitung keine Entscheidung zu Fragen der Forschung und Entwicklung treffen darf,

---

239 Meyer D, Bonhoeffer T, Scheuss V. Balance and stability of synaptic structures during synaptic plasticity. Neuron 2014;82(2):430–43.
240 Caroni P, Chowdhury A, Lahr M. Synapse rearrangements upon learning: from divergent-sparse connectivity to dedicated sub-circuits. Trends Neurosci 2014;37(10):604–14.
241 Zhang Y, Smolen P, Baxter DA, Byrne JH. The sensitivity of memory consolidation and reconsolidation to inhibitors of protein synthesis and kinases: computational analysis. Learn Mem 2010;17(9):428–39.
242 Segaert K, Weber K, de Lange FP, Petersson KM, Hagoort P. The suppression of repetition enhancement: a review of fMRI studies. Neuropsychologia 2013;51(1):59–66.

- da aber auch eine einzelne medizinisch- naturwissenschaftlich kompetente Person alleine nicht in der Lage ist, die komplexen Fragestellungen in der Arzneimittelforschung zu überschauen,
  - muss jegliche Entscheidung zu Forschungs- und Entwicklungsthemen immer von den wissenschaftlichen Mitarbeiter in der Forschung und Entwicklung vorbereitet werden und
  - darf von der Unternehmensleitung keine Entscheidung zu Forschungsthemen gefällt werden, welche sich nicht im Konsens befindet mit den wissenschaftlichen Mitarbeitern in der Forschung.
- Für den Fall, dass sich das für die Forschung zuständige Mitglied der Unternehmensleitung als unfähig erwiesen hat, sollte die Entscheidung der wissenschaftlichen Mitarbeiter in der Forschung für die Unternehmensleitung maßgebend sein.

Des Weiteren ist entscheidend der ausdrückliche Wille der Unternehmensleitung,
- über einen fortlaufenden Lernprozess
  - die Forschungsziele, Forschungsstrategien und Produktbewertungen zu verstehen, auch, um sie wenigstens in ihren Grundzügen sachlich- kritisch hinterfragen zu können;
- die sachbezogene Kritik im Unternehmen an der Unternehmensleitung zu fördern,
  - weil diese Kritik einen wesentlichen Teil des eigenen Lernprozesses hin zur Förderung der Innovationskultur darstellt,
  - besonders dann, wenn sie von den in der Forschung und Entwicklung für Innovationen tätigen Mitarbeiter stammt.

Zur Lernbereitschaft der Unternehmensleitung gehört aber auch, zu verstehen, dass Wissenschaftler nur dann schöpferisch in der explorativen Forschung tätig sein können, wenn
- ihnen der notwendige Freiraum gegeben wird, hierzu gehört
  - das Ertragen ihrer persönlichen Eigenarten und Verhaltensweisen (siehe Kap. 2.2.1)
  - eine angemessene Zeit zum Denken, Überlegen und Überprüfen,
  - die Sicherung der Finanzierung der Forschung und Entwicklung über mehr als zwölf Jahre, wobei
    - die Finanzierung von Forschungsprojekten und Entwicklungssubstanzen erfolgsabhängig erfolgt,
    - das Gesamtbudget jedoch nicht in Frage gestellt werden sollte;
- sie geschützt werden vor unangemessene Belastungen, z. B. durch
  - unnötige Verwaltungsarbeit,
  - Dienstleistungen für persönliche Ziele und Belange, z. B. von Mitgliedern der Unternehmensleitung.

Die Verpflichtung der Unternehmensleitung, von der Forschung zu lernen, steht als Holschuld der Unternehmensleitung einer Bringschuld der wissenschaftlichen Mitarbeiter gegenüber, das für sie zuständige Mitglied der Unternehmensleitung im ausreichenden Maße zu informieren. Diese Bringschuld beinhaltet

Tab. 4.4: Bringschuld und Holschuld im forschenden Pharmaunternehmen.

Unternehmensleitung			Wissenschaftliche Mitarbeiter
▼			▼
Holschuld	►	Forschungsziele Forschungsstrategien Forschungsberichte Projektbewertungen Projektentscheidungen ◄	Bringschuld
Bringschuld			Bringschuld
▼	▼	▼	▼
Vorwissen/Qualifikation	Leistungsbereitschaft		Lehrfähigkeit
Lernfähigkeit	Kritikkompetenz		Kritikfähigkeit
Beständigkeit	Wahrhaftigkeit		Redlichkeit
Besonnenheit	Sachlichkeit		Besonnenheit
Vertrauenswürdigkeit	Vertrauen		Vertrauenswürdigkeit
Freiräume	Sicherheit		Ideenreichtum

- die Darstellung der Forschungsziele, Forschungsstrategien und Projekt- und Produktbewertungen in einer verständlichen Form und zumutbaren Länge,
  - wobei der Text umso leichter zu verstehen ist, je mehr
    - das Neue auf bereits bekannte Begriffe bezogen wird,
    - das Wissen vermittelt im Text Rücksicht nimmt auf das Hintergrundwissen des Lesers;[243]
- bei jeder Projektbeschreibung mitzuliefern
  - eine klare und wirklichkeitsgetreue Begründung der Risiken und der Chancen und
  - eine bestmögliche Schätzung der Kosten und des Zeitbedarfs.

Selbstverständlich bedarf jede ausführliche Berichterstattung einer übersichtlichen und kurzen Zusammenfassung. Naheliegend, dass die nicht fachkompetenten Mitglieder der Unternehmensleitung vorrangig diese Zusammenfassung lesen.

---

243 Bucher HJ. Pressekommunikation. De Gruyter Niemeyer, 1986;19–24; http://books.google.de/books?id= ZDUsDt9qD9MC&pg=PA21&lpg=PA21&dq=textl%C3%A4nge+verst%C3%A4ndnis&source=bl&ots= olCM7xf3Mq&sig=rx7yJIZwMWK0fB7MM_FI5GVN190&hl=de&sa=X&ei=JwI4VJTvMqe3ygOm1YGACg&ved= 0CDcQ6AEwBA#v=onepage&q=textl%C3%A4nge%20verst%C3%A4ndnis&f=false.

Doch unter dem Schlagwort *„effiziente Kommunikationsstrategie"* wird nicht selten gefordert, einen komplizierten Sachverhalt wie ein Forschungsprojekt ausschließlich schlagwortartig und in einer Länge von maximal einer Textseite als Entscheidungsgrundlage für die Unternehmensleitung darzustellen. Solch eine Forderung lässt darauf schließen, dass man
- der menschlichen Trägheit und Bequemlichkeit entgegenkommen möchte und damit
- die Verantwortung der Unternehmensleitung für Entscheidungen im Bereich der Forschung und Entwicklung nicht ernst nimmt.

Wird eine solche Forderung sogar von demjenigen Mitglied in der Unternehmensleitung erhoben, welches zuständig ist für Forschung und Entwicklung, dürfte durchaus die Frage berechtigt sein, ob dieses Mitglied
- in seinen geistigen Fähigkeiten, d. h., mental überfordert ist und daher
  - keine Lust hat, lesen und lernen zu wollen, oder sogar
  - Schwierigkeiten hat, ausführliche Berichte zu verstehen;
- die Prioritäten seiner Tätigkeit nicht verantwortungsvoll festlegen kann und somit
- überhaupt geeignet ist für die ihm zugefallene Tätigkeit in der Unternehmensleitung.

Denn in einem innovativen Pharmaunternehmen muss die Leitung in allen Einzelheiten über die wesentlichen Vorgänge in der Forschung und Entwicklung informiert sein, um diese verstehen und Bewertungen und Entscheidungen der Forschung mittragen zu können.

Als Grundlage für dieses Mittragen dienen Berichterstattungen der forschenden Mitarbeiter an die Unternehmensleitung.

Doch gleich wie in anderen Bereichen des menschlichen Lebens besteht auch bei dieser Informationsübertragung das *„Sender-Empfänger-Problem"*.[244] Dieses Problem verringert sich in dem Maße,
- in welchem der Sender in der Lage ist, seine Aussagen
  - logisch zu strukturieren, inhaltlich zu differenzieren und sachgemäß zu artikulieren und
  - freizuhalten von subjektiven Verzerrungen und Entstellungen;
- je mehr der Empfänger
  - seine Aufmerksamkeit auf den Inhalt der Information richtet,
  - zielorientierte Aufnahmeverfahren für die Kernaussagen entwickelt und
  - den Informationsfluss zeitabhängig kontrollieren kann.

Um Informationen unverfälscht empfangen, verstehen und verarbeiten zu können, muss daher die Unternehmensleitung, muss zumindest das für Forschung und Entwicklung zuständige Mitglied der Unternehmensleitung
- die ausführlichen Berichte und Bewertungen der forschenden Mitarbeiter lesen und
- direkt zu den Informationsquellen gehen, zu den forschenden Mitarbeitern, um die Bewertungen und Entscheidungen mit ihnen zu erörtern.

---

244 http://www.vier-ohren-modell.de/schulz-von-thun-die-grundidee-des-vier-ohren-modells.

Dieser Vorgang bedarf seiner Vorbereitung, seiner Vermittlung, Moderation und Kontrolle, – eine anspruchsvolle Aufgabe für die Forschungsleitung.

Anders als durch diesen Lernprozess zwischen den forschenden Mitarbeitern und der Unternehmensleitung

- kann die Unternehmensleitung ihre Verantwortung für den Bereich der Arzneimittelforschung nicht ausreichend wahrnehmen,
  - denn anders als nur so könnte die Unternehmensleitung keine tragfähige Entscheidungen treffen für langfristige Investitionen in Chancen für Innovationen und für die damit verbundene Übernahme von Risiken;
- kann sich keine Unternehmenskultur entwickeln, welche
  - in der Forschung und Entwicklung das Risiko von Fehlentscheidungen mindert und
  - die Entwicklung von Innovationen fördert.

Beraterfirmen können hier mit ihrer betriebswirtschaftlichen und kaufmännischen Expertise kaum helfen! Mit dieser können sicherlich Mängel in betriebswirtschaftlich bedeutsamen Strukturen und Abläufen sowie Einsparpotenziale beim Tagesgeschäft identifiziert werden.

Für die Beantwortung der komplexen fachspezifischen Fragen zur gezielten Förderung von Innovationen in der Arzneimittelforschung ist diese Expertise aber bei Weitem nicht ausreichend.

Wird sie trotzdem für eine Analyse und Bewertung der Forschung und Entwicklung eingesetzt, lehrt die Erfahrung, dass das Risiko hoch ist, dass durch kurzsichtiges betriebswirtschaftliches Denken

- die Leistungsbereitschaft und nachfolgend die Fachkompetenz im Forschungsbereich verloren gehen;
- die bisherige Investitionen in Forschung und Entwicklung weitgehend als Verlust abgeschrieben werden müssen;
- das Pharmaunternehmen abrutscht
  - von langfristig angelegten innovativen Forschungszielen und dem angestrebten Markterfolg mit innovativen Arzneimitteln
  - hin zur kurzfristigen Entwicklung und zum Vertrieb von Generika und Nachahmerprodukten.

Die Folgen der Überforderung einer Unternehmensleitung, welche nicht über die medizinisch- naturwissenschaftliche Qualifikation, nicht über das notwendige Vorwissen, nicht über die notwendige Fähigkeit und Bereitschaft zum Lernen verfügt und daher keine Innovationskultur aufbauen und aufrechterhalten kann, sind mehr als deutlich am Schicksal so manchen Pharmaunternehmens ablesbar:

- Sowohl global aktive innovative Pharmafirmen wie auch erfindergeführte Ausgründungen sind vom Markt verschwunden durch
  - unqualifizierte Entscheidungen einer kaufmännisch orientierten Unternehmensleitung und/oder
  - ein kurzsichtiges betriebswirtschaftliches Denken von Wagniskapitalgebern.

- Viele ehemals innovative Pharmafirmen haben sich zu reinen Produktentwicklungs- und Vertriebsgesellschaften entwickelt, weil eine kaufmännisch orientierte Geschäftsführung
    - die Risiken und Chancen in der Forschung von innovativen Arzneimitteln falsch eingeschätzt hatte und/oder
    - entsprechend ihrer kaufmännischen Fachkompetenz entschieden hatte, den vom Risiko her überschaubaren Bereich des Arzneimittelvertriebs von Nachahmerprodukten zum Schwerpunkt des Geschäftes zu machen.

Somit sollte sich jedes Mitglied in der Unternehmensleitung einer innovativen Pharmafirma vergegenwärtigen:
- Die Förderung der Innovationskultur ist eine notwendige, wenn auch nicht hinreichende Voraussetzung für die Entwicklung innovativer Arzneimittel.
- Für die Förderung der Innovationskultur ist maßgeblich die Unternehmensleitung verantwortlich.
- Beschädigungen der Innovationskultur durch aktive und passive Einschränkungen des Lernens, der Kritik, des Ideenreichtums aber auch der Geldmittel zerstören die Zukunftsperspektiven mit innovativen Arzneimitteln.

4.3 Kritikkompetenz

Kritik stellt eine Tätigkeit der Vernunft dar. Mithilfe von Maßstäben dient sie der Findung dessen, was als richtig, als wahr, als berechtigt, als zielführend angesehen werden darf.

Zu unterscheiden ist die Selbstkritik von der Objektkritik.

Selbstkritik stellt die Überprüfung des eigenen Handelns dar. Sie spielt eine Rolle, wird auch missbraucht als Methode, um individuelle Persönlichkeiten zu kontrollieren, zu brechen und/oder im Sinne von gesetzten bzw. gelehrten Maßstäben umzuformen.[245]

Die Beichte in der katholischen Kirche und das Schuldbekenntnis im Stalinismus sind unterschiedliche Beispiele derartiger Einflussnahmen.

Mit der Objektkritik wird eine Sachlage beurteilt, wobei die Kritik die Sache selbst wie auch die mit der Sache befassten Personen treffen kann. Je nach Zielsetzung der Kritik wirkt sie destruktiv oder konstruktiv auf die Sachlage.

Entscheidend für die Auswirkungen jeder Form von Kritik sind die gesetzten Maßstäbe.

In der Arzneimittelforschung
- gelten als wesentliche Maßstäbe der Kritik
    - der Stand des Wissens und der Erkenntnis,
    - das Forschungsziel und die technischen und methodischen Gegebenheiten und
    - die ethischen und gesetzlichen Rahmenbedingungen zum Erreichen des Zieles;

---

[245] Erren L. Selbstkritik und Schuldbekenntnis, Kommunikation und Herrschaft unter Stalin (1917–1953). Oldenbourg Wissenschaftsverlag, München 2008:17–9.

- dient die Kritik
  - der Aufklärung eines Sachverhaltes mit der Absicht, Veränderungen zu planen und durchzuführen,
  - sodass das Forschungsziel besser, schneller oder überhaupt erreicht werden kann;
- wird die Kritik begrenzt
  - durch das Ausmaß und die individualspezifischen Unterschiede im Wissen, Erkennen und Empfinden,
    - denn „*man erblickt nur was man schon weiß und versteht*",[246]
  - durch das Erscheinungsbild des Sachverhaltes,
    - welches objektiv erkennbar und/oder subjektiv empfunden wird.

In Anbetracht dieser individualspezifischen Grenzen ist es nachvollziehbar, dass Kritik dann die bestmögliche Zielführung bewirkt, wenn
- alle fachkompetenten Beteiligten mit ihren unterschiedlichen Sehweisen eine Sachlage kritisch beurteilen,
- die Sichtweisen, die Ausgangspunkte, die Fachperspektiven so unterschiedlich wie möglich sind und
- die letztendlich kritische Bewertung einer Sachlage im Konsens aller fachkompetenten Beteiligten erfolgt.

Die derartige Erarbeitung eines bestmöglichen kritischen Urteils ähnelt derjenigen der „*Wahrheitsfindung*", für deren methodischen Weg die „*Konsensustheorie*" entwickelt wurde.[247,248]

Die Konsensustheorie besagt, dass eine Aussage dann als wahr, als richtig zu gelten hat, wenn sie Anerkennung von allen vernünftigen Gesprächspartnern verdient und über sie ein grundsätzlich unbegrenzter Konsens hergestellt werden konnte. Um diese Bedingungen zu erfüllen, benötigt eine Aussage
- Verständlichkeit;
- Wahrhaftigkeit,
  - wird diese angezweifelt, können die Zweifel kaum durch den der Unwahrhaftigkeit verdächtigten Sprecher selbst zerstreut werden;
- Wahrheit,
  - diese muss bei Zweifel im Diskurs geklärt werden;
- Richtigkeit,
  - diese ist nur diskursiv einlösbar.

---

[246] Goethe JW von. Brief an Friedrich von Müller, 24. April 1819. In: Gedenkausgabe der Werke, Briefe und Gespräche. Zürich und Stuttgart 1948;13:142; http://gutezitate.com.
[247] Habermas J. Wahrheitstheorien. In: Fahrenbach H (Hrsg). Wirklichkeit und Reflexion. Neske, Pfullingen 1973:211–65.
[248] Habermas J. Moralbewußtsein und kommunikatives Handeln. Suhrkamp, 1983; http://de.wikipedia.org/wiki/Wahrheit.

Im Zuge solcher Art „*Wahrheitsfindung*" stellt Kritik die treibende Kraft dar für die bestmögliche Verständlichkeit, Wahrheit und Richtigkeit einer Aussage.

In diesem Sinne dient Kritik der Überprüfung jeglicher wissenschaftlichen Aussage, jeder wissenschaftlichen Theorie.

> „Eine Theorie zu überprüfen, das bedeutet immer, dass man versucht, ihren schwachen Punkt zu finden, den Punkt, der uns veranlassen kann zu denken, dass sie dort falsch sein könnte. Das erlaubt schon, viele Theorien auszuschließen. Damit eine Theorie wissenschaftlich ist, muss sie überprüfbar sein, d. h. sie muss sich der Kritik und der Widerlegung aussetzen. Da viele versuchen, die Theorie zu kritisieren und zu widerlegen und sogar ihre ganze Intelligenz daran setzen, um deren schwachen Punkte zu entdecken, können wir sagen, dass die wissenschaftlichen Theorien das beste sind, was wir auf dem Gebiet der Erkenntnis besitzen."[249]

Kritik ist somit Antrieb und Wegweiser zur Findung des richtigen Weges, gerade auch bei Fragestellungen in solchen komplexen Situationen wie der forschenden Suche nach neuen Arzneimitteln.

Um diese Funktionen der Kritik nutzen zu können, bedarf es der Wechselwirkung zwischen (siehe Tab. 4.5)[250]

- der aktiven Kritikfähigkeit des Kritikers, – des „*Kritiksenders*", um im Sender-Empfänger- Schema zu bleiben –, welche umfasst
  - ein ausreichendes Beurteilungsvermögen, gewährleistet durch
    - Fachkompetenz, d. h. durch einen sachlichen Maßstab,
    - ethische Kompetenz, d. h. durch den ethischen Maßstab, und
    - das eigenständige, vernünftige Denken d. h. durch die Vernunft als Maßstab,
  - ein hinreichendes Mitteilungsvermögen mit
    - dem notwendigen Selbstwertgefühl,
    - einer ausreichenden Konfliktfähigkeit und Konfliktbereitschaft und
    - einem guten Einfühlungsvermögen in den Kritikempfänger;
- der passiven Kritikfähigkeit des „*Kritikempfängers*", zu dieser sind notwendig
  - Selbstbeherrschung zur
    - Hemmung der ablehnenden Gefühle gegen Kritik,
    - Förderung der einsichtigen Vernunft,
    - bereitwilligen Aufnahme von Kritik,
  - ein ausreichendes Beurteilungsvermögen
    - ähnlich dem des Kritikers (durch Fachkompetenz, ethische Kompetenz und eigenständiges vernünftiges Denken)
    - mit der zusätzlichen Fähigkeit, sich in die Sehweise des Kritikers hineinversetzen zu können,
    - um die Kritik prüfen, verstehen und verwerten zu können,

---

[249] Popper K. Die Wege der Wahrheit; Interview mit L'Express, Februar 1982. Aufklärung und Kritik 1994;2:38; http://www.gkpn.de.

[250] Bruce A. Kritikkompetenz im Management: Der Einfluss der Kritikkompetenz auf den beruflichen Erfolg von Führungskräften. Dissertation, Universität zu Köln, Köln 2006; http://www.google.de/url?ub.unikoeln.de%2F1930%2F1%2FKritikkompetenz_im_Management_Annette_Bruce_060707.pdf.

Tab. 4.5: Kritikkompetenz umfasst die aktive und passive Kritikfähigkeit.

Kritikgeber	Kritikempfänger
Aktive Kritikfähigkeit	Passive Kritikfähigkeit
Beurteilungsvermögen	**Beurteilungsvermögen**
Sachlicher Maßstab	Sachlicher Maßstab
Fachkompetenz	Fachkompetenz
Ethische Kompetenz	Ethische Kompetenz
Eigenständiges vernünftiges Denken	Eigenständiges vernünftiges Denken
Mitteilungsvermögen	Hineinversetzen in die Lage des Kritikgebers
Selbstwertgefühl	Verstehen, Prüf- und Bewertungsvermögen
Konfliktfähigkeit	**Selbstbeherrschung**
Konfliktbereitschaft	Hemmung ablehnender Gefühle
Einfühlungsvermögen	Einsichtige Vernunft
	Bereitwillige Aufnahme
Vertrauenswürdigkeit	**Vertrauensbereitschaft**

- Vertrauen in den Kritiker mit der grundsätzlichen Bereitschaft,
    - gemäß der Kritik Veränderungen herbeizuführen,
    - mit dem Kritiker zu kooperieren.

Das Ausmaß der aktiven wie auch passiven Kritikfähigkeit einer Person bestimmt deren Kritikkompetenz.
Je höher die Kritikkompetenz,
- umso besser entwickelt sich das soziale Verhalten,
- umso weniger sind Sachentscheidungen mit Fehlern behaftet.

Welche Bedeutung der Kritikkompetenz zukommt, zeigt sich in einer Studie, welche belegt, dass in einem Unternehmen das Ausmaß der Kritikkompetenz einer Person direkt korreliert mit der Wahrscheinlichkeit seines Aufstiegs in höhere Positionen.[251]
- Ursache dürfte sein, dass eine erhöhte Kritikkompetenz über ein verbessertes soziales Verhalten die konstruktive Mitwirkung an bestmöglichen Sachentscheidungen erkennbar steigert.

Da das Risiko von Fehlentscheidungen und Fehlentwicklungen in der Arzneimittelforschung besonders hoch ist, kommt hier der Kritikkompetenz aller Entscheidungsträger eine erhebliche Bedeutung zu.

---

[251] Bruce A. Kritikkompetenz im Management: Der Einfluss der Kritikkompetenz auf den beruflichen Erfolg von Führungskräften. Dissertation, Universität zu Köln, Köln 2006; http://www.google.de/url?ub.unikoeln. de%2F1930%2F1%2F Kritikkompetenz_im_Management_Annette_Bruce_060707.pdf.

Aber ähnlich wie bei der Fachkompetenz gilt auch hier die Regel, dass die geringste Kritikkompetenz unter den Beteiligten letztlich die Höhe des Risikos bei der Findung und Entwicklung innovativer Arzneimittel bestimmt. Mangelt es an Kritikkompetenz, sinken die Erfolgschancen.

Besonders dramatisch wirkt sich in der Unternehmensleitung und in der Forschungsleitung eine mangelnde Kritikkompetenz aus, weil diese
- auf der Mitarbeiter- und Laborebene
  - jede noch so hohe Kritikkompetenz ins Leere laufen lässt,
  - das Vertrauen und die Leistungsbereitschaft zerstört;
- Fehlentscheidungen der Unternehmensleitung und der Forschungsleitung vorprogrammiert.

Wer kennt nicht Vorstandmitglieder oder Forschungsleiter, deren Kritikkompetenz derart mangelhaft ist, dass
- sie jegliche noch so berechtigte, noch so empathisch vorgetragene Kritik
  - als Verletzung ihrer Person oder ihres Amtes ansehen und
  - aus der ihnen mit dem Amt gegebenen Vollmacht ablehnen;
- sie den Bezug zur Wirklichkeit weitgehend verloren haben und daher
  - überheblich und willkürlich entscheiden?

Forschende Arzneimittelfirmen, im Besonderen deren Aufsichtsgremien, müssen daher Sorge tragen, dass
- der Erwerb von Kritikkompetenz ein erklärtes Ziel der Personalführung darstellt,
- die Ebene der Unternehmensleitung und Forschungsleitung ein gleiches und hohes Maß an Kritikkompetenz entwickelt wie die wissenschaftlichen Mitarbeiter,
- diese Kritikkompetenz genutzt wird durch gemeinsame, offene und kritische Sachdiskussionen, um bestmögliche Entscheidungen zu treffen,
- Personen, welche keine ausreichende Kritikkompetenz besitzen oder entwickeln wollen, auf keinen Fall zu Führungskräften befördert werden.

4.4 Autorität und Gehorsam

Unter Autorität wird gemeinhin verstanden die soziale Stellung einer Person oder einer Institution, welche Menschen derart beeinflussen können, dass deren Denken und Handeln im Sinne der Autorität ausgerichtet wird.[252]
Diese Beeinflussung kann erfolgen[253]
- Kraft einer allgemein akzeptierten gesellschaftliche Rolle, welche z. B.
  - naturgegeben ist wie bei den Eltern und engen Verwandten,

---

[252] http://de.wikipedia.org/wiki/Autorit%C3%A4t (Abruf 14. 10. 2014).
[253] Sedlacek HH. Gehorsam in Glaube, Liebe, Glück und Leben: Wirkliches und die Lehrmeinungen Roms. Verlag Traugott Bautz, Nordhausen 2013:104–10.

- von Amts wegen vorgegeben ist wie bei Lehrern, Polizisten, Richtern, Ordnungsbehörden;
- durch Überzeugung, beeindruckendes Verhalten, Charisma, welche Anerkennung, Respekt oder Bewunderung auslösen, wie z. B. bei
  - Leistungsträgern, genialen Wissenschaftlern,
  - Künstlern und Schauspielern;
- auf der Grundlage eines Arbeits- und Leistungsvertrages,
  - wie z. B. in einem Wirtschaftsunternehmen;
- durch die Verlockung und Gewährung von Vorteilen oder durch die Androhung und Zufügung von Benachteiligungen oder körperlichen Bestrafungen, sodass
  - opportunistisches Verhalten stimuliert wird oder
  - Ängste ausgelöst werden und
  - Gehorsam erzwungen wird.

Autorität ermöglicht somit die Ausübung von Macht über andere Menschen. Je größer die Handlungsfreiheit der Autorität, umso größer ist auch die Möglichkeit der Machtausübung.

Die Bekundung der Autorität, d. h. der Weg der Machtausübung kann unterschiedlich sein durch

- Handlungen, welche die intellektuelle und/oder soziale Kompetenz der Autorität belegen, wie z. B.
  - gerechte, maßvolle Entscheidungen,
  - konsensbegründete Entscheidungen in Fällen von Konflikten,
  - durch Großzügigkeit, Freundlichkeit, Respekt gegenüber den Mitmenschen,
  - wo angebracht durch Nachsicht und Barmherzigkeit;
- Äußerlichkeiten, welche beeindrucken sollen, wie z. B.
  - der schwarze Anzug der Berater, der Banker, der Vorstandsmitglieder,
  - die Paradeuniformen des Militärs,
  - die Gewänder und Talare der Geistlichen und Bischöfe;
- Gewaltausübungen, wie z. B.
  - sprachlich durch Kommandotöne, Schreien, Drohungen, Beleidigungen,
  - psychisch durch Verbreitung von Ängsten, wie z. B. durch
    - Androhung von Benachteiligungen und Bloßstellungen,
    - Androhung von Höllenqualen, von Folter,
  - physisch durch
    - Abstufungen, Gehaltskürzungen, Versetzungen, Kündigungen,
    - Verletzungen und Tötung.

In Wirtschaftsunternehmen, so auch in Pharmaunternehmen, verfügt die Unternehmensleitung über die größte Handlungsfreiheit und damit über die größte Macht und Autorität. Es ist an ihr, zu entscheiden, wie sie diese Macht ausübt:

- Je mehr ihr Handeln bestimmt wird von intellektuellen Fähigkeiten, Fachkompetenz, Führungskompetenz, Lernbereitschaft, sozialer Kompetenz und Kritikkompetenz,
- umso überzeugender wirkt ihre Autorität auf die Mitarbeiter,

- umso mehr werden die Mitarbeiter
  - der Unternehmensleitung vertrauen,
  - sich leistungsbereit einbringen in die Arbeiten, Bewertungen und Entscheidungen zum Erreichen des gesetzten Zieles und
  - die auf ihren Bewertungen und Entscheidungen ruhenden Maßgaben der Unternehmensleitung befolgen.

In forschenden, auf innovative Arzneimittel ausgerichteten Pharmaunternehmen kann Autorität kaum anders ausgeübt werden als durch überzeugende Fähigkeiten und Leistungen.
Mit allen anderen Wegen der Machtausübung würden Führungskräfte
- sich lächerlich machen,
  - wer kennt nicht solche Mitglieder in einer Unternehmensleitung, welche ihre mangelnden Fähigkeiten
    - verstecken hinter pompösen Dienstzimmern, luxuriösen Dienstwagen und überzogenen Ansprüchen im Arbeitsalltag,
    - ausgleichen wollen durch autoritäres Gehabe, Forderungen nach dienstbotmäßigen Verhalten der Untergebenen und drastischen Zugangsbeschränkungen für Mitarbeiter,
    - überspringen durch übertriebenen Tätigkeitsdrang in Standesvertretungen, akademischen Institutionen, Wissenschaftsvereinigungen, politischen Verbänden;
- die Innovationskraft des Unternehmens zerstören, weil
  - Unterwürfigkeit und Gehorsam sich als erfolgreiche Strategien für die Karriere der Mitarbeiter herausbilden, sodass
    - Kritikkompetenz unterdrückt und als karriereschädlich empfunden wird,
    - Entscheidungen im Konsens aller fachkompetenten Beteiligten weder gewollt noch möglich sind,
    - Fehlentscheidungen praktisch vorprogrammiert werden, da eine Entscheidung so schlecht ist wie die schlechteste Qualifikation der an der Entscheidung aktiv Beteiligten.

Ähnliches gilt natürlich auch für die Autoritätsausübung in anderen industriellen Unternehmen und nichtindustriellen Organisationen.
So wird beispielsweise aus politischer Sicht[254] Autorität gesehen als *„eine Eigenschaft, die*
- *Personen (oder Gruppen) zugeschrieben wird, die*
  - *aufgrund ihrer Persönlichkeit und Überzeugungskraft oder ihrer Intelligenz und Sachkenntnis bzw.*
  - *kraft ihres Amtes und Ansehens Vorbildfunktion haben;*

---

[254] http://www.bpb.de/nachschlagen/lexika/politiklexikon/17137/autoritaet.

- *auch Institutionen und Organisationen zugeschrieben* [wird], *denen es* [analog zu Personen oder Gruppen] *gelingt, rechtmäßig anerkannten Einfluss zu erringen"*.

Trotz dieser Einsicht „landen" immer wieder Personen in Führungspositionen, auch von Pharmaunternehmen, die auffallend innovationsunfähig sind und daher ihre mit dem Amt verliehene Autorität innerhalb von wenigen Monaten verspielen.
Die Ursache mag in unterschiedlichen, nicht auf das Interesse des Unternehmens ausgerichteten Einflüssen auf die Besetzung von Führungspositionen liegen.
Derartige Einflüsse sind beispielsweise (siehe Tab. 4.6)
- Seilschaften,
  - welche sich zur Aufrechterhaltung des Zugangs zu Führungspositionen bilden, gerade auch unter den wenig hierfür Geeigneten; denn eine inkompetente Führungskraft wird rein aus Selbstschutz kaum eine kompetente Person für eine Führungsposition empfehlen, weder in dem eigenen, noch in einem anderen Unternehmen,
  - entstanden aus dem Korpsgeist von Studentenverbindungen, Serviceclubs, politischen Parteien oder der Ehemaligen von Beraterfirmen, welche bewirken, dass
    - persönliche Bindungen höher bewertet werden als die Verantwortung für das Unternehmen,
    - Unfähige nicht als unfähig wahrgenommen und in Führungspositionen berufen werden,
  - entstanden aus gemeinsamer Zeit und Tätigkeit, z. B. während der Ausbildung an akademischen Instituten (z. B. als Doktoranden) oder in Sportvereinen;
- die Geschäftsstrategie so mancher Beraterfirma,
  - welche Mitarbeiter, deren Fähigkeiten und Leistung nicht für eine Karriere im eigenen Haus ausreiche, für Führungspositionen in anderen Firmen weiterempfehlen,
    - um dort „*Brückenköpfe*" zur Einwerbung von Aufträgen und zur Vermittlung weiterer Mitarbeiter in Führungspositionen einzurichten,
    - wobei durch die Inkompetenz dieser „*Weggelobten*" das Risiko groß ist, dass die Firmen über kurz oder lang in die eine oder andere wirtschaftliche Schräglage geraten,
    - was wiederum der Beraterfirma Aufträge zur betriebswirtschaftlichen Sanierung der Firmen verschafft;
- die Geschäftsstrategie so mancher Investoren,
  - deren einziges Interesse der kurzfristige Gewinn ist und
  - welche daher nach dem Erwerb von Kapitalanteilen an einer Firma die Unternehmensleitung mit gehorsamen Personen ihrer Wahl besetzen, deren Expertise und einziger Auftrag ist
    - die Bilanz der Firma durch Kostenreduktionen „*aufzumöbeln*", um sie als „*schöne Braut*" „*an den Mann*" zu bringen, d. h. bestmöglich zu verkaufen, oder
    - die Firma in ihre Einzelteile zu zergliedern, um diese Einzelteile gewinnbringend zu veräußern,

Tab. 4.6: Ursachen für die Berufung innovationsunfähiger Führungskräfte.

Innere Einflüsse	Äußere Einflüsse
Versagen der Unternehmensleitung	Investoren (Berufung investorenhöriger, auf kurzfristigen Gewinn ausgerichteter Führungskräfte)
Angst vor Verlust der eigenen Machtposition	
Mangelhafte Förderung fähiger eigener Mitarbeiter	Beraterfirmen (Aufbau von Netzwerken für die Beschaffung von Aufträgen durch das Wegloben eigener Mitarbeiter in Führungspositionen)
Berufung bequemer unfähiger externer Personen	
Korpsgeist – aus anderen/ehemaligen Tätigkeiten wie z. B. in Beraterfirmen, Politik, Studentenverbindungen, Religionsgemeinschaften	Politische Parteien; Regierung (Gewährung von wirtschaftspolitischen Vorteilen als Gegenleistung für die Berufung einer bestimmten Person)
Seilschaften (gemeinsame Doktorandenzeit am gleichen Institut, Sportsfreunde; Serviceclubs)	Gewerkschaften (Gewährung von betriebswirtschaftlichen Vorteilen als Gegenleistung für die Berufung einer bestimmten Person)

- die daher keinerlei Interesse haben an einer innovationsfähigen und starken Unternehmensleitung;
- die Willensschwäche der Unternehmensleitung, einen „Kuhhandel" abzulehnen,
  - bei welchem ein betriebswirtschaftlicher Vorteil dem Unternehmen gewährt wird, wenn dieses als Gegenleistung eine bestimmte Person auf einen Führungsposten im Unternehmen beruft;
- die Angst der Unternehmensleitung vor Verlust der eigenen Machtposition mit der Folge, dass
  - fähige eigene Mitarbeiter nicht gefördert und nicht geschult werden für die Übernahme von Verantwortung in der Unternehmensleitung, sondern
  - bevorzugt bequeme, unkritische und innovationsunfähige Personen in die Unternehmensleitung aufgenommen werden, seien es
    - „weggelobte" Mitarbeiter von Beraterfirmen,
    - „weggelobte" Führungskräfte anderer Firmen oder
    - gescheiterte oder amtsmüde Politiker.

Autorität hat je nach Begründung und der Art der Machtausübung den freiwilligen oder den erzwungenen Gehorsam zur Folge. Und wie bereits beschrieben, bedeutet Gehorsam dabei die Unterordnung unter einer Autorität, indem das Handeln und Denken nach Maßgabe dieser Autorität ausgerichtet wird.[255]

Eine derartige Autorität kann sein eine Person, eine Gemeinschaft von Personen, eine Institution, ein als von Gott kommend angesehenes Regelwerk oder aber auch das eigene Gewissen.

---

[255] Sedlacek HH. Gehorsam in Glaube, Liebe, Glück und Leben: Wirkliches und die Lehrmeinungen Roms. Verlag Traugott Bautz, Nordhausen 2013:104–10.

Tab. 4.7: Die Qualitäten des Gehorsams in Hinblick auf die Forschung.

Art des Gehorsams	Freier Entschluss	Einsicht in die Zweckmäßigkeit	Vertrauen in die Autorität	Vorteile im Tagesgeschäft	Vorteile in Forschung
Freiwillig	Hoch	Hoch	Hoch	Hoch	Hoch
Solidarisch	Hoch	Gering	Hoch	Hoch	Gering
Erzwungen	Gering	Gering	Gering	Hoch	Gering
Kadaver	Hoch	Gering	Hoch	Hoch	Gering

Bewertung: ■ Gering   ■■■■■ Hoch

Ein Gehorsam kann vielgestaltig sein[255] (siehe Tab. 4.7),
- dem Verständnis des Inhaltes der Anweisung nach
    - sinnvoll oder unsinnig,
- dem Zweck der Anweisung nach
    - solidarisch;
        - der solidarische Gehorsam hat zur Grundlage, dass er zum Vorteil einer Gemeinschaft dient, beim solidarischen Gehorsam sind die eigenen Wünsche von untergeordneter Bedeutung,
        - der militärische Gehorsam ist ein Beispiel des solidarischen Gehorsams;
- der Art der Reaktion auf die Einflussnahme nach
    - freiwillig, sich unterordnend;
        - der freiwillige Gehorsam beruht auf der Einsicht, dass die von der Autorität gebotenen Maßstäbe wertvoll und für einen persönlich gültig sind,
        - Grundlage des freiwilligen Gehorsams ist somit das Vertrauen in die Autorität, der ich gehorche, die Einsicht und die hieraus resultierende Überzeugung von der Richtigkeit, dem Sinn oder der Zweckmäßigkeit meines Gehorsams, oder
    - erzwungen, unfreiwillig.

In einem Wirtschaftsunternehmen wird durch den Arbeitsvertrag von den Mitarbeitern Gehorsam gegenüber den Anordnungen des Vorgesetzten verlangt. Der Vorteil liegt auf der Hand: Innerhalb des Unternehmens kann Macht ohne Behinderung durch Ungehorsam und Widerspruch der Untergebenen ausgeübt werden. Für den reibungslosen Ablauf des Tagesgeschäftes ist eine derartige Macht notwendig.

In der Forschung entstehen die Erfindungen und Innovationen jedoch nicht aus Gehorsam, sondern aus dem Ideenreichtum, aus dem Widerspruch, aus der Kritik der Mitarbeiter.

Denn Kritik stellt die treibende Kraft dar für die Entwicklung von Ideen zu Innovationen. Dieses gilt besonders auch in der Arzneimittelforschung.

Daher dürfte hier die Forderung nach Gehorsam zu Anordnungen, welche
- nicht das Fegefeuer der Kritik durchgestanden haben,
- von persönlichen Gefühlen, Meinungen, Vorurteilen oder einsamen Entscheidungen des Vorgesetzten herrühren,
- willkürlich und autoritär sind,

grundsätzlich als innovationsschädlich gelten.

Zwar sollte man annehmen dürfen, dass die meisten forschenden Wissenschaftler den Mut aufbringen, gleich welchen Anordnungen ihres Vorgesetzten dann zu widersprechen, wenn die wissenschaftliche Sachlage, die eigene Überzeugung, wenn Vernunft und Einsicht der Anordnung entgegenstehen, aber die Erfahrung lehrt, dass dieser Mut doch seltener ist als erwartet.

Denn grundsätzlich ist es bequemer und vorteilhafter, durch Gehorsam sich jeglicher Verantwortung zu entledigen für das, was im Namen und Auftrag des Vorgesetzten getan werden soll. Ein derartiger Gehorsam schließt das Nachdenken über eine Anordnung des Vorgesetzten aus, weil Gedankenarbeit zu unstatthaften Folgerungen, Widerspruch und Ungehorsam führen könnte. Stattdessen werden von Vorneherein Konflikte vermieden. Und solch eine konfliktlose, verantwortungslose Vorgehensweise kann durchaus angenehm sein, getragen vom Lob, dem Wohlwollen und der Förderung des Vorgesetzten, oder vom Gruppengeist der Herde der gleichermaßen Gehorsamen.[256]

Doch solch ein Gehorsam hemmt Kritik, beeinträchtigt eine bestmögliche Entscheidungsfindung und zerstört allein schon hierdurch die Innovationskraft.

Im klaren Gegensatz zu den einsamen willkürlichen Entscheidungen und Gehorsamsforderungen des Vorgesetzten stehen diejenigen Entscheidungen, die im Konsens aller fachkompetenten, der Sachlage am nächsten stehenden Beteiligten im Sinne des gemeinsam zu erreichenden Innovationszieles erarbeitet worden sind (siehe Kap. 4.3).

Derartige Konsensentscheidungen besitzen einen vollkommen anderen Stellenwert, da durch den Konsens
- die Wahrscheinlichkeit einer Fehlentscheidung auf das bestmögliche Minimum vermindert worden ist und
- eine Entscheidung eine eigene, überzeugende Autorität erwirbt, welche zu einem freiwilligen Gehorsam führen sollte
  - bei allen nicht direkt an der Entscheidung Beteiligten,
  - im Besonderen bei den Führungskräften und den Mitgliedern der Unternehmensleitung, und
- ein Motivationsschub bei allen Beteiligten ausgelöst wird.

Bei derartigen, im Konsens getroffenen Entscheidungen besitzt die Unternehmensleitung
- mit der sachlichen Berechtigung,
  - welche sich aus dem Konsens einer breiten, einer bestmöglichen Fachkompetenz ergibt und
- aus der Pflicht
  - welche sich aus der Verantwortung der Position als Unternehmensleitung, aus dem Amt heraus ergibt,
- die umfassende Befugnis
  - den notwendigen Gehorsam aller Mitarbeiter zu verlangen;

---

256 Sedlacek HH. Gehorsam in Glaube, Liebe, Glück und Leben: Wirkliches und die Lehrmeinungen Roms. Verlag Traugott Bautz, Nordhausen 2013:104–10.

Tab. 4.8: Die Vorteile einer Entscheidungsfindung im Konsens der Fachkompetenz.

Parameter		Entscheidungsfindung	
		Willkürlich und autoritär	Konsens der Fachkompetenz
Autorität	Amt und Stellung	Hoch	Hoch
	Inhaltlich	Gering	Hoch
Überzeugungskraft		Gering	Hoch
Gehorsam	Erzwungen	Hoch	Gering
	Freiwillig	Gering	Hoch
Irrtumswahrscheinlichkeit	Gering	Gering	Hoch
	Hoch	Hoch	Gering
Motivationskraft		Gering	Hoch
Innovationskraft		Gering	Hoch

Legende: Gering – Schlecht / Gut; Hoch – Schlecht / Gut

- dieses jedoch nur unter der Voraussetzung, dass eine im Konsens getroffene Entscheidung im Sinne einer *„lernenden Beständigkeit"*
  - fortlaufend oder regelmäßig, aber immer im Konsens aller fachkompetenten, dem Entscheidungsproblem am nächsten stehenden Beteiligten dem Erkenntnisfortschritt angepasst wird und
  - nicht verwässert oder verunstaltet wird durch die Willkür formal entscheidungsbefugter hierarchischer Ebenen.

Durch diese Form von Autorität, die erwächst aus der Fachkompetenz und der Kritikkompetenz der Beteiligten, durch diesen Gehorsam, dessen Grundlagen Einsicht und Überzeugung sind, fördert die Unternehmensleitung Innovationen, indem der Weg dorthin gebahnt wird durch
- Verminderung der Risiken und
- Erhöhung der Chancen.

5 Die Bedeutung der Rahmenbedingungen

5.1 Anmeldungen von Schutzrechten für Erfindungen

Entdeckungen stellen die Grundlage von Erfindungen dar. Technisch gesehen sind dabei zu unterscheiden:
- eine Entdeckung,
  - als die erstmalige Beschreibung von etwas Naturgegebenem, sei es
    - ein Element,
    - ein Lebewesen (Flora, Fauna) oder
    - ein Naturgesetz und
- eine Erfindung,
  - als die Anwendung des Naturgegebenen zur Herstellung eines Mittels zur Lösung eines Problems.

Eine Erfindung sollte demnach als schöpferische Leistung beinhalten:
- die Lösung eines bekannten Problems mit einem neuen Mittel,
- die Lösung eines neuen Problems mit einem bekannten Mittel oder
- die Lösung eines neuen Problems mit einem neuen Mittel.

Während Entdeckungen nicht patentierbar sind, können für Erfindungen Schutzrechte erworben werden, wenn
- die Erfindung neu ist; das bedeutet
  - sie darf nicht vorveröffentlicht oder Teil einer bereits vorliegenden Patentanmeldung oder eines Patentes sein,
- die Erfindung eine erfinderische Höhe besitzt, d. h.
  - sie darf im Vergleich zum Stand der Technik nicht naheliegend sein,
- die Erfindung gewerblich nutzbar ist, was bedeutet,

Tab. 5.1: Die Unterschiede zwischen einer Entdeckung und einer Erfindung.

Entdeckung	Erfindung			
Neues Element	Verwendung ► Mittel		Lösung ► Problem	
Neues Lebewesen (Flora; Fauna) ►	Mittel ► Verwendung			
Neues Naturgesetz				
	▼	▼	▼	▼
	Neu	Neu	Neu	Neu
	Bekannt	Bekannt	Neu	Neu
	Neu	Neu	Neu	Bekannt

- dass die Erfindung eine „*technische Lehre*", d. h. eine konkrete Anweisung enthält, wie z. B. unter Nutzung von Naturgesetzen ein Problem gemäß der Erfindung neu gelöst werden kann.

Schutzrechte dienen dem Schutz von geistigem Eigentum, indem ausschließlich der Schutzrechtsinhaber durch ein hoheitlich erteiltes Recht, – das „*Ausschließlichkeitsrecht*" –, ermächtigt wird, die gewerbliche Nutzung des geschützten geistigen Eigentums zu erlauben oder zu verbieten, somit über ein „*Benutzungsrecht*" und ein „*Verbotsrecht*" verfügt.
Schutzrechte umfassen
- Patente,
- Gebrauchsmuster,
- Geschmacksmuster und
- Marken (Warenzeichen).

Im Arzneimittelmarkt sind von besonderer Bedeutung
- Patente zum Schutz der gewerblichen Nutzung technischer Erfindungen; Patente
  - sind nach nationaler und/oder internationaler Anmeldung im Rahmen eines nationalen und/oder internationalen Patenterteilungsverfahrens entweder nur registriert und/oder auf Patentfähigkeit sachlich geprüft worden,
    - wobei die sachliche Prüfung die Neuheit, die erfinderische Tätigkeit und die gewerbliche Anwendung im Vergleich zum Stand der Technik umfasst,
  - gelten in dem Land, in welchem sie erteilt wurden,
    - das sogenannte „*Territorialprinzip*",
  - besitzen eine Laufzeit von in der Regel 20 Jahren, wobei in der EU die Laufzeit für Patente für zugelassene Arzneimittel verlängert werden kann[257]
    - auf Antrag um fünf Jahre als ergänzendes „*Schutzzertifikat für Arzneimittel*", und
    - bei Vorlage von anerkannten Studien über Kinderarzneimittel um weitere sechs Monate als „*pädiatrische Verlängerung*";
- Gebrauchsmuster zum Schutz der gewerblichen Nutzung von technischen Erfindungen,[258] welche
  - ohne sachliche Prüfung auf Neuheit, erfinderische Leistung und gewerbliche Anwendung nur registriert werden, d. h.
    - vom Patentamt in die Gebrauchsmusterrolle eingetragen werden,
  - zwar Schutz für eine Substanz, wie z. B. ein Arzneimittel, aber nicht für Verfahren, Herstellung und Verwendung gewähren,
  - eine maximale Laufzeit von zehn Jahren besitzen,
  - nur in Deutschland möglich sind und
  - dem schnellen Schutz dienen
    - während eines langwierigen Patenterteilungsverfahrens;

---

[257] http://www.dpma.de/patent/index.html.
[258] http://www.dpma.de/gebrauchsmuster/index.html.

Tab. 5.2: Grundsätzlich verfügbare Schutzrechte.

Schutzrechte	Ausschließlichkeitsrechte	Sachliche Prüfung	Laufzeit
Patent	Zur gewerblichen Nutzung einer technische Erfindung	Ja (auf Neuheit; erfinderische Tätigkeit, gewerbliche Anwendbarkeit)	20 Jahre (für Arzneimittel verlängerbar um 5 Jahre bzw. 5,5 Jahre)
Gebrauchsmuster (nur in Deutschland)	Zur gewerblichen Nutzung einer technischen Erfindung (keine Verfahrens-und Verwendungsansprüche)	Nein	10 Jahre
Geschmacksmuster	Zur gewerblichen Nutzung einer Farb-und Formgestaltung	Nein	4 Jahre (verlängerbar auf bis zu 20 Jahre)
Marke (Warenzeichen)	Zur gewerblichen Nutzung der Kennzeichnung einer bestimmten Ware oder Dienstleistung	Ja (auf Schutzfähigkeit)	10 Jahre (beliebig oft verlängerbar)

- Marken zum Schutz der gewerblichen Nutzung der Kennzeichnung bestimmter Waren, Dienstleistungen oder Namenszeichen von Unternehmen, der Unternehmenskennzeichen, welche
  - national beim jeweiligen Patentamt angemeldet werden zur Eintragung als Marke in das Markenregister,
  - international über das nationale Patentamt (z. B. das Deutsche Patent- und Markenamt/DPMA) registriert werden können,
    - in der EU als Gemeinschaftsmarke bei dem „*Harmonisierungsamt für den Binnenmarkt*" in Alicante,[259]
    - weltweit aufgrund des Madrider Markenabkommens/MMA innerhalb einer Prioritätsfrist von sechs Monaten bei der Weltorganisation für Geistiges Eigentum (*World Intellectual Property Organization/WIPO*),[260]
  - vom jeweiligen Amt
    - geprüft werden auf Schutzfähigkeit und Schutzhindernisse,
    - nicht jedoch geprüft werden auf die Prioritätsrechte bereits bestehender gleicher oder ähnlicher Marken,
  - eine Laufzeit von zehn Jahren haben, die beliebig oft verlängert werden kann und
  - der Kundenbindung dienen, z. B. bei Ärzten und Patienten,
    - gerade auch dann, wenn z. B. das Patent für ein Arzneimittel abgelaufen ist.

In innovativen Pharmaunternehmen werden Erfindungen hauptsächlich in der Forschung gemacht und vorwiegend durch Patentanmeldungen geschützt.

Anmeldung und Erwerb von Patenten für Erfindungen ist im Pharmamarkt eine existenzielle Notwendigkeit,

---

[259] https://oami.europa.eu/ohimportal/de.
[260] http://www.wipo.int/madrid/en.

- um für die aus den Erfindungen sich ergebenden innovativen Arzneimittel international möglichst das alleinige Benutzungsrecht und ein umfassendes Verbotsrecht gegen Konkurrenten zu erzielen,
- um aus diesem Alleinstellungsmerkmal den Verkaufspreis für ein innovatives Arzneimittel so zu gestalten, dass
  - alle seine Kosten einschließlich der vergangenen und der zu erwartenden Forschungskosten finanziert werden können,
  - ein angemessener Gewinn erwirtschaftet werden kann zur Befriedigung der Anteilseigner des Pharmaunternehmens.

Der Erwerb von Schutzrechten für Erfindungen ist durch landesspezifische Gesetze[261] und durch internationale Vereinbarungen wie das *„Europäische Patentübereinkommen/EPÜ"*[262] und das global gültige *„Patent Cooperation Treaty/PCT"*[263] festgelegt. Diese enthalten Regeln

- zur Gültigkeit und zu den Grenzen des Patentrechts,
- zur Patentierbarkeit einer Erfindung,
- zu den Personen, welche zur Einreichung und Erlangung eines Patents berechtigt sind,
- zu den Formerfordernissen und zu den Wirkungen einer Patentanmeldung,
- zum Erteilungs-, Einspruchs- und Beschwerdefahren und
- zu den Auswirkungen auf das nationale und internationale Recht.

So sind bis zur Erteilung eines Patentes mehrere Arbeitsschritte zu durchlaufen. Diese beinhalten

- die Abfassung einer Patentanmeldung durch die Erfinder, welche umfasst
  - eine Darstellung des Standes der Technik und des bislang ungelösten Problems,
  - eine Beschreibung der Erfindung zur Lösung des Problems mit Darstellung
    - der Neuheit der Erfindung und
    - der erfinderischen Tätigkeit,
  - den Beleg der gewerblichen Anwendbarkeit der Erfindung durch die Beschreibung von Beispielen,
  - die Ansprüche für Schutzrechte, welche sich aus der Erfindung ergeben,
  - eine Zusammenfassung;
- die nationale den Zeitpunkt der Priorität bestimmende Einreichung der Patentanmeldung
  - z. B. beim Deutschen Patent und Markenamt/DPMA[264]
- spätestens zwölf Monate nach der Prioritätsanmeldung die internationale Patentanmeldung

---

[261] http://www.epo.org/law-practice/legal-texts/national-law_de.html.
[262] http://www.epo.org/law-practice/legal-texts/epc_de.html.
[263] http://www.uspto.gov/patents/process/file/efs/guidance/indexing-pct-new-appl.pdf.
[264] http://www.dpma.de/patent/index.html.

- beim „*Europäischen Patentamt/EPA*", als europäische Patentanmeldung[265] mit der Möglichkeit, in den 38 Staaten des „*Europäischen Patentübereinkommens/EPÜ*" einen Patentschutz zu erhalten und/oder
- bei einem der mittlerweile 148 Vertragsstaaten des Patentkooperationsvertrages „*Patent Cooperation Treaty/PCT*" der internationalen „*Patent Cooperation Union/PCU*",
  - z. B. über das DPMA oder das EPA,[266] welche die Anmeldung an die Weltorganisation für geistiges Eigentum „*World Intellectual Property Organization/WIPO*"[267] übermitteln, die wiederum das internationale Anmeldeverfahren steuert;
- 18 Monate nach der Prioritätsanmeldung
  - die Veröffentlichung der Patentanmeldung, meist mit Recherchebericht, durch die Prüfbehörde;
- 22 Monate nach der Prioritätsanmeldung oder drei Monate nach Zusendung des internationalen Rechercheberichtes
  - der Antrag auf internationale vorläufige Prüfung durch den Anmelder;
- spätestens 28 Monate nach der Prioritätsanmeldung (gemäß Regel 69.2 PCT-Ausführungsverordnung ggfs. auch andere Fristen)
  - die Zusendung des internationalen vorläufigen Rechercheberichtes;
- spätestens 30 Monate nach der Prioritätsanmeldung
  - die Einleitung der nationalen Phasen der internationalen (PCT-)Anmeldung auf Antrag und in den von dem Anmelder ausgewählten Ländern,
  - nachfolgend die Sachprüfung, Patenterteilung und Veröffentlichung der Patenterteilung in Form der Patentschrift durch die nationalen Patentämter;
- spätestens 31 Monate nach der Prioritätsanmeldung
  - die Einleitung der regionalen EP-Phase,
  - danach Sachprüfung, Patenterteilung und Veröffentlichung der Patenterteilung in Form der Patentschrift durch das EPA,
    - spätestens drei Monate nach Veröffentlichung der Patenterteilung durch das EPA die Einleitung der nationalen Phasen in den von dem Anmelder ausgewählten Ländern des EPÜ, und
    - ggfs. Einspruch gegen eine konkurrierende Patenterteilung durch das DPMA;
- spätestens neun Monate nach Veröffentlichung der Patenterteilung durch das EPA,
  - ggfs. Einspruch gegen eine konkurrierende Patenterteilung.

Grundsätzlich liegen die Rechte an einer Erfindung beim Erfinder.[268] Häufig ist der Erfinder auch der Anmelder der Erfindung.

Hat ein Erfinder seine Rechte an der Erfindung an einen Dritten teilweise oder gänzlich abgetreten, z. B.

---

[265] http://www.epo.org/applying/international_de.html.
[266] http://www.wipo.int/export/sites/www/pct/en/texts/pdf/pct.pdf.
[267] http://www.wipo.int/pct/en.
[268] http://www.gesetze-im-internet.de/arbnerfg.

Tab. 5.3: Stufen von der Patentanmeldung bis zur Patenterteilung.

►	Zeitpunkt der Priorität	Anmeldung des Patentes beim nationalen Patentamt	z. B. DPMA
Danach ab dem Prioritätsdatum			
≤	12 Monate	Internationale Anmeldung	
		► Beim Europäischen Patentamt/EPA, gemäß dem Europäischen Patentübereinkommen/EPÜ	38 Staaten sind Mitglied des EPÜ
		► Bei einem Vertragsstaat des Patentkooperationsvertrages (Patent Cooperation Treaty/PCT) der international Patent Cooperation Union/PCU, welche die Anmeldung an die World Intellectual Property Organization/WIPU übermitteln, die das internationale Anmeldeverfahren steuert	148 Staaten sind PCT-Vertragsstaaten; z. B. DPMA oder auch die EPA
	18 Monate	Veröffentlichung der Patentanmeldung	Durch Patentämter
≤	22 Monate	4-Monats-Frist: Antrag auf vorläufige Prüfung	Durch Anmelder
≤	28 Monate	Zusendung des internationalen vorläufigen Prüfungsberichtes	Durch Patentämter
≤	30 Monate	Einleitung der nationalen Phasen der internationalen (PCT-)Anmeldung in den von dem Anmelder ausgewählten Ländern	Antrag des Anmelders
>	30 Monate	Sachprüfung, Patenterteilung und Veröffentlichung der Patenterteilung durch die nationalen Patentämter der PCT-Vertragsstaaten	Durch Patentämter in den ausgewählten PCT-Staaten
≤	31 Monate	Einleitung der regionalen (europäischen) EP-Phase	Durch EPA
>	31 Monate	Sachprüfung, Patenterteilung und EP-Patenterteilung	
≤ 3 Monate nach Veröffentlichung der Patenterteilung		Einleitung der nationalen Phasen in den von den Erfindern ausgewählten Ländern des EPÜ	Durch Patentämter der EPÜ Vertragsstaaten
≤ 9 Monate nach Veröffentlichung der Patenterteilung		Einspruch gegen die Patenterteilung	Durch betroffene Dritte

- durch Verkauf oder
- als Arbeitnehmer im Rahmen eines Dienstverhältnisses an den Arbeitgeber,

so können Käufer oder Arbeitgeber Anmelder sein.

Nach dem Arbeitnehmererfindungsgesetz[268] hat der Arbeitgeber grundsätzlich Anspruch auf die Diensterfindung. Im Ausgleich hierfür steht dem Arbeitnehmer ein angemessener Vergütungsanspruch zu.

Ähnliches gilt für technische Verbesserungsvorschläge, z. B. für das Herstellverfahren eines Arzneimittels, welche nicht patentierbar oder sonst wie schutzrechtsfähig sind, aber vom Unternehmen in Anspruch genommen werden.

Erfindungen auf dem Gebiet der Arzneimittelforschung entstehen überwiegend, wenn nicht fast ausschließlich während der Dauer eines Arbeitsverhältnisses im Rahmen der dem Arbeitnehmer obliegenden Tätigkeit und/oder unter Nutzung der Erfahrungen, Arbeiten und/oder technischen Geräten des Arbeitgebers bzw. Dienstherren. Sie sind somit „*gebundene*" Erfindungen, sogenannte Diensterfindungen.

Für solche Diensterfindungen gelten gemäß dem Arbeitnehmererfindergesetz[111] folgende grundsätzliche Regeln:

- Der Erfinder ist verpflichtet, unverzüglich und schriftlich dem Arbeitgeber
    - die Erfindung anzumelden,
    - die Erfindung zu beschreiben mit Darstellung der technischen Aufgabe, ihrer erfindungsgemäßen Lösung und des Ablaufes, wie die Erfindung zustande gekommen ist.
- Der Arbeitgeber hat dem Arbeitnehmer innerhalb von maximal vier Monaten nach Eingang der ordnungsgemäßen Erfindungsmeldung schriftlich zu erklären,
    - ob er die Erfindung freigibt,
    - ob er die Erfindung unbeschränkt oder beschränkt in Anspruch nimmt.
        - Erfolgt keine fristgemäße Erklärung seitens des Arbeitgebers, gilt die Erfindung als freigegeben.
- Ist die Inanspruchnahme durch den Arbeitgeber
    - unbeschränkt, so gehen alle Rechte an der Diensterfindung an den Arbeitgeber über,
    - beschränkt, so erwirbt der Arbeitgeber nur ein nichtausschließliches Recht zur Benutzung der Diensterfindung.
        - Wird bei beschränkter Inanspruchnahme die Arbeitnehmerverwertung der Erfindung durch den Arbeitgeber unbillig erschwert, so kann der Arbeitnehmer verlangen, dass der Arbeitgeber innerhalb von zwei Monaten die Erfindung unbeschränkt in Anspruch nimmt oder freigibt.
- Bei Inanspruchnahme einer Erfindung hat der Arbeitgeber
    - die Verpflichtung und alleinige Berechtigung, diese Erfindung im Inland zur Erteilung eines Schutzrechts anzumelden, es sei denn
        - die Diensterfindung ist frei geworden,
        - der Arbeitnehmer hat einer Nichtanmeldung zugestimmt,
        - ein Gebrauchsmusterschutz wird als zweckdienlicher angesehen,
        - der Arbeitgeber will eine als schutzwürdig anerkannte Erfindung geheim halten;
    - die Berechtigung, eine unbeschränkt in Anspruch genommene Erfindung im Ausland zur Erteilung von Schutzrechten anzumelden.
        - In Ländern, in denen der Arbeitgeber Schutzrechte nicht erwerben will, hat er die Erfindung dem Arbeitnehmer freizugeben.
        - In Ländern mit freigegebener Erfindung kann sich der Arbeitgeber ein nicht ausschließliches Recht zur Nutzung der Erfindung gegen eine angemessene Vergütung vorbehalten.

- Der Arbeitnehmer hat gegen den Arbeitnehmer einen Anspruch auf eine angemessene Vergütung,
  - sobald der Arbeitgeber
    - eine Erfindung unbeschränkt in Anspruch genommen hat,
    - eine Erfindung beschränkt in Anspruch genommen hat und sie benutzt.
- Bei Bemessung der Vergütung sind die wirtschaftliche Verwertbarkeit der Erfindung, die Aufgaben und die Stellung des Arbeitnehmers im Betrieb sowie der Anteil des Betriebes an dem Zustandekommen der Erfindung maßgebend.

Diese Regeln bieten den Rahmen, in welchem Arzneimittelfirmen Innovationen fördern oder auch blockieren können.

Gefördert werden Innovationen durch
- die möglichst frühe Erkennung, ob eine Erfindung patentwürdig ist oder nicht. Notwendig sind hierzu
  - die zügige Durchführung der Experimente zum Beleg des technischen Nutzens der Erfindung,
  - die schnelle Klärung des Standes der Technik durch eine umfassende Patent- und Literaturrecherche;
- eine schnelle Entscheidung des Unternehmens, ob es die Erfindung in Anspruch nimmt,
- die zügige Erstellung einer Patentanmeldung, welche
  - den Erfindungsgedanken so umfassend wie möglich beansprucht,
    - im besonderen durch sinnvoll gewählte und nachvollziehbare Abstraktionsebenen,
  - im Prüfungsverfahren weder aus formalen noch aus inhaltlichen Gründen einen berechtigten Anlass zum Widerspruch gibt;
- einen möglichst geringen Zeitbedarf zwischen der erstmaligen Beschreibung der Erfindung und ihrer Anmeldung zum Patent beim zuständigen Patentamt,
  - denn das Datum der ersten Anmeldung gilt als Prioritätsdatum,
    - welches darüber entscheidet, ob im Vergleich zu dem Zeitpunkt der Patentanmeldungen gleicher oder ähnlicher Erfindungen der Konkurrenz die angemeldete Erfindung neu ist und damit die Priorität beanspruchen kann.

Gerade beim Umgang mit Arbeitnehmererfindungen beweist sich die Innovationskultur eines Unternehmens. Denn bedeutsam für die Förderung von Innovationen sind die Fragen:
- Gibt es ein beidseitiges Vertrauensverhältnis zwischen der Forschungsleitung und den wissenschaftlichen Mitarbeitern,
  - sodass ein steter intensiver Informationsaustausch stattfindet,
    - im Rahmen dessen die Erfinder bereits ihre ersten Ideen zur Lösung eines Problems vorbehaltslos der Forschungsleitung mitteilen können;
  - aufgrund dessen die Erfinder keine Befürchtung haben müssen, dass der Forschungsleiter das Vertrauen missbraucht, indem er

- vertrauliche Informationen aus Geschwätzigkeit oder aus Eigennutz an Dritte auch innerhalb des Unternehmens weiterleitet oder
- sich Kraft seiner disziplinarischen Funktion in eine Erfindergemeinschaft hineindrängt,
- sodass die Forschungsleitung bereits im Vorfeld der formalen Patentanmeldung beurteilen kann, ob die Erfindung vom Arbeitgeber unbeschränkt oder beschränkt in Anspruch genommen wird und hierdurch
    - keine Verzögerungen auftreten wegen Formfehlern, welche der Arbeitgeber bei der Erfüllung der Meldepflicht des Arbeitgebers sehen könnte, und
    - die gesetzlich festgelegte Frist von maximal vier Monaten auf wenige Tage vermindert wird?
- Sind die wissenschaftlichen Mitarbeiter geschult worden, ihre Erfindungen gemäß den formalen Erfordernissen einer Patentanmeldung so zu beschreiben, dass
    - der Stand der Technik, der Erfindungsgedanke, Beispiele zum Beleg des Erfindungsgedankens und die Patentansprüche so eindeutig und so umfassend wie möglich dargestellt sind,
    - die Erstellung der Endfassung und deren Einreichung beim Patentamt durch das Patentbüro des Unternehmens oder durch eine beauftragte Patentanwaltskanzlei ohne Zeitverzug, d. h. innerhalb von wenigen Tagen erfolgen kann,
    - die Erfinder in der Lage sind, der beauftragten Patentanwaltskanzlei bei der Herstellung der Endfassung der Patentanmeldung korrigierend zur Seite stehen zu können,
        - indem alle nicht zweckdienlichen Formulierungen und unklaren oder unberechtigten Patentansprüche erkannt und aus der Endfassung entfernt werden und
        - die Logik der Abstraktionsebenen der Patentansprüche sinnvoll und nachvollziehbar ist,
        - sodass in den länderspezifischen Prüfungsverfahren der Patentanmeldung zeitverzögernde und kostenträchtige Widersprüche, Korrekturen und Einschränkungen weitgehend vermieden werden?
- Hat die Unternehmensleitung ausreichende Kapazitäten in Form von Personal- und Finanzmittel zur Verfügung gestellt, sodass der Entwurf einer Patentanmeldung zügig und fachgerecht bearbeitet und ohne Verzögerung beim Patentamt eingereicht werden kann,
    - entweder von dem firmeneigenen Patentbüro, wobei hier bedeutsam ist,
        - ob eine ausreichende Zahl von Patentanwälten die Qualität der Arbeit sichert oder
        - ob aus anderen Bereichen abgeschobene, häufig demotivierte, im Patentwesen unerfahrene und nicht geschulte Akademiker sich gezwungen sehen, den Job mehr schlecht als recht zu erledigen,
    - oder durch Beauftragung einer einschlägig qualifizierten und erfahrenen Patentanwaltskanzlei?
- Hat die Unternehmensleitung ein sinnvolles Programm für die Auslandsanmeldungen von Erfindungen entwickelt, welches umfasst

Tab. 5.4: Die Anmeldung und Betreuung von Patenten als Innovationsfaktor.

Faktoren	Fördernd	Schädlich
Unternehmensleitung		
Kapazität der Betreuung von Patentanmeldungen	Deckt voll den Bedarf	Ist limitierender Faktor und verzögert Patentanmeldungen
Qualifikation der Mitarbeiter in der Patentabteilung	Hoch durch Patentanwälte	Niedrig durch abgeschobene, demotivierte, im Patentwesen unerfahrene Akademiker
Programm für Auslandsanmeldungen von Erfindungen	Deckt weltweit alle wesentlichen Märkte ab	Beschränkt, maßgeblich sind die entstehenden Kosten
Erfindervergütungen	Angemessene Regelung, der Wert einer Erfindung wird von fachkompetenten, urteilsfähigen Mitarbeitern beurteilt	Vergütungsverhinderungsstrategie: der Wert einer Erfindung wird von Mitarbeitern beurteilt, welche weder fachkompetent noch urteilsfähig sind
Forschungsleitung		
Vertrauen	Hoch, daher werden Erfindungen frühzeitig dem Arbeitgeber gemeldet	Niedrig, daher werden Erfindungen zurückgehalten,
Eigenes Interesse	Tritt hinter dem Interesse der Mitarbeiter zurück	Erfindungen werden nicht vertraulich gehalten und/oder für die eigene Karriere benutzt
	Entscheidungen des Arbeitgebers über Inanspruchnahme erfolgt innerhalb weniger Tage	Disziplinarische Position wird missbraucht, um als Miterfinder aufgeführt zu werden
Schulung im Patentwesen	Mitarbeiter können eine Patentanmeldung professionell abfassen und ebenbürtig mit Patentanwälten diskutieren	Mitarbeiter sind den Patentanwälten ausgeliefert

- die Festlegung von Ländern, in denen in eigenem Namen Erfindungen zum Patent angemeldet werden, weil man
    - dort im Markt bereits selbst aktiv ist,
    - plant, dort selbst oder über einen Lizenznehmer aktiv zu sein,
- die Festlegung von Ländern, in denen ein lizenznehmender Kooperationspartner die Anmeldungen tätigen soll?
- Hat die Unternehmensleitung die Arbeitnehmererfindervergütung in einer Weise geregelt,
    - welche für die Mitarbeiter glaubhaft und vertrauenswürdig ist,
        - d. h. welche den Wert einer Erfindung in angemessener, motivierender Weise berücksichtigt,
        - wobei den Wert nur fachkompetente Mitarbeiter beurteilen können, oder

- dass die Mitarbeiter sich übervorteilt und um ihren Verdienst gebracht fühlen müssen?

Je zügiger und fachkundiger Erfindungsmeldungen und Patentanmeldungen im Unternehmen bearbeitet werden,
- umso motivierter sind die wissenschaftlichen Mitarbeiter,
  - ihre Erfindungen dem Arbeitgeber mitzuteilen und für deren Anmeldung und Erteilung als Patent Sorge zu tragen;
- umso mehr steigt die Chance, dass
  - die Priorität der eigenen Anmeldung vor derjenigen der Konkurrenz liegt,
  - Patente für diese Erfindungen erteilt werden;
- umso breiter und sicherer wird die patentrechtliche Grundlage des Unternehmens für die Entwicklung von Innovationen;
- umso stärker wird die Wettbewerbsposition des Unternehmens.

Es gehört somit zur Pflicht der Unternehmensleitung einer innovativen Pharmafirma, die Patentanmeldungen ihrer Mitarbeiter
- innerbetrieblich qualitativ und quantitativ, personell und finanziell bestmöglich betreuen zu lassen und
- außerbetrieblich durch renommierte und seriöse Patentanwaltskanzleien zum Patent zu verhelfen.

Einsparungen im Patentwesen schädigen im Kern die Zukunft eines innovativen Pharmaunternehmens, es sei denn, die Einsparungen beschränken sich auf Patentanmeldungen, welche durch zunehmendes Wissen und durch die Entwicklung für das Unternehmen wertlos geworden sind.
Denn es gilt auch,
- je weniger die wissenschaftlichen Mitarbeiter ihre Erfindertätigkeit im Rahmen des Innovationsprozesses gefördert sehen durch Forschungsleitung und Unternehmensleitung,
- umso weniger werden sie sich auch für die Absicherung des Patentschutzes ihrer Erfindungen und den sich hieraus ergebenden Arzneimittel bemühen.

Diese strategische Absicherung von Patenten umfasst (siehe Tab. 5.5)
- die Anmeldung von *Ausbaupatenten*", d. h., von Erfindungen, welche das ursprüngliche Patent ergänzen wie z. B.
  - neue Verfahren zur Herstellung des geschützten Stoffes,
  - neue Verwendungen des geschützten Stoffes im Sinne
    - einer neuen Zubereitung oder
    - einer neuen Anwendung;
- die Einsprüche gegen ein vom deutschen (mit Frist von drei Monaten nach Veröffentlichung der Patentschrift)[269] oder europäischen Patentamt (mit Frist von neun Monaten nach Veröffentlichung der Patentschrift)[270] erteiltes Patent der Konkurrenz,

---

[269] http://www.dpma.de/service/veroeffentlichungen/mitteilungen/2002/mdp_nr07_2002_anl.html.
[270] http://www.epo.org/applying/european/oppositions_de.html.

Tab. 5.5: Strategische Absicherung von Patenten.

Ausbaupatente		
	Neue Verfahren zur Herstellung des geschützten Stoffes	
	Neue Verwendungen des geschützten Stoffes im Sinne	
		• einer neuen Zubereitung oder
		• einer neuen Anwendung
Einsprüche gegen konkurrierende Patente aus triftigem Grund		
	• Der beanspruchte Gegenstand wird nicht als patentfähig angesehen.	
	• Die Offenbarung der Erfindung wird als nicht so deutlich und vollständig erachtet, dass ein Fachmann sie ausführen könnte.	
	• Die Beschreibung des beanspruchten Gegenstands in der Patentschrift geht über den Inhalt der ursprünglichen Patentanmeldung hinaus.	
	• Wesentliche Teile des Inhalts sind von einem anderen Patent ohne Genehmigung entnommen worden (gilt nur für deutsches Patent).	
Sperrpatente		
	Verhinderung, dass ein Dritter zum Konkurrenten wird	
Vorratspatente		
	Als Abstandshalter für die Konkurrenz	
Sperrpublikationen		
	Um für eigene Ergebnisse mit geringer erfinderischer Höhe und geringer Wahrscheinlichkeit eines Patentschutzes nicht Patentansprüche in Erfindungen der Konkurrenz zu finden	

- welches den Schutz von Erfindungen im Umfeld der eigenen Erfindung beansprucht, falls beim konkurrierenden Patent
    - der beanspruchte Gegenstand nicht als patentfähig angesehen wird,
    - die Offenbarung der Erfindung als nicht so deutlich und vollständig erachtet wird, dass ein Fachmann sie ausführen könnte,
    - die Beschreibung des beanspruchten Gegenstands in der Patentschrift über den Inhalt der Patentanmeldung in ihrer ursprünglich eingereichten Fassung hinausgeht und/oder
    - belegt werden kann, dass wesentliche Teile des Inhalts von einem anderen Patent ohne Genehmigung entnommen wurden (dieser Einspruchsgrund ist beschränkt auf ein deutsches Patent);
- die Anmeldung von „*Sperrpatenten*",
    - welche die Hürden erhöhen, dass ein Dritter mit eigenen Erfindungen zum Konkurrenten wird;
- die Anmeldung von „*Vorratspatenten*" im Umfeld der eigenen Erfindung
    - als „*Abstandshalter*" für die Konkurrenz;

- die Veröffentlichung von „*Sperrpublikationen*" im Umfeld der eigenen Erfindung,
  - um für eigene Ergebnisse mit geringer erfinderischer Höhe und geringer Wahrscheinlichkeit eines Patentschutzes nicht Patentansprüche in Erfindungen der Konkurrenz zu finden.

5.2 Finanzierung von Forschung und Entwicklung

5.2.1 In innovativen Pharmaunternehmen

Wie bereits dargestellt, ist die Forschung und Entwicklung eines innovativen Arzneimittels ein stufenweise ablaufender Iterationsprozess, der im Durchschnitt etwa 12–15 Jahre benötigt. Während dieser Zeit müssen in der Forschung gesichert sein
- die notwendigen personellen, technischen und finanziellen Kapazitäten
  - für die explorative Forschung und
  - für eine zügige präklinische Entwicklung und klinische Prüfung,
- eine ausreichend breite Fachkompetenz
  - um Entwicklungskandidaten finden, bestmöglich prüfen, kompetent bewerten und professionell entwickeln zu können.

Falls deutliche Kürzungen des Finanzvolumens während dieser Zeit erfolgen, bedeutet dieses praktisch
- eine Beeinträchtigung der Forschungs- und Entwicklungsprojekte mit der Folge, dass
  - der Zustrom von Entwicklungskandidaten versiegt,
  - sich der Markteintritt von Entwicklungssubstanzen zumindest verzögert und hierdurch
    - die Wettbewerbsfähigkeit im Vergleich zu Konkurrenzentwicklungen gefährdet ist,
    - die Schätzungen von Umsatz und Rendite für die geplanten neuen Arzneimittel zeitlich gestreckt und/oder vermindert werden müssen,
    - zukünftige Deckungsbeiträge für die Kosten der Forschung und Entwicklung möglicherweise nicht mehr in ausreichender Höhe erwirtschaftet werden können,
    - weitere Kürzungen der Forschungsausgaben drohen,
  - eine sich selbst verstärkende Abwärtsspirale in Gang gesetzt wird,
  - Mitarbeiter aus der Forschung in andere Bereiche versetzt werden müssen und hierdurch
    - die Fachkompetenz und Kapazität in der Forschung lückenhaft wird,
    - eine Bewertung von internen und externen Entwicklungskandidaten, – wie z. B. von Lizenzangeboten –, nur noch unzulänglich möglich ist;
- das Vertrauen der forschenden Mitarbeiter in die Beständigkeit der Unternehmensleitung und in die Innovationsfähigkeit des Unternehmens zerstört wird und
  - diese Mitarbeiter innerlich kündigen oder
  - die flexiblen Mitarbeiter das Unternehmen verlassen.

Bei Kürzungen des Finanzvolumens für Forschung und Entwicklung muss weiter bedacht werden,
- wie die verbleibende Kapazität der Forschung und Entwicklung zu bewerten ist:
  - Kann die Forschung in eigenständiger Weise überhaupt noch innovativ tätig sein?
  - Muss das Unternehmen zur Wiederherstellung der Funktionsfähigkeit seiner Forschung die Zusammenarbeit oder Fusion mit einem komplementär aktiven Partner suchen?
- wie die Zukunft des Unternehmens zu bewerten ist:
  - Kann diese überhaupt noch in innovativen Arzneimitteln gesehen werden?
  - Sollte sich das Unternehmen nicht besser voll auf das Geschäft der Vermarktung von Nachahmerprodukten bereits bekannter Arzneimittel konzentrieren?

In einem innovativen Arzneimittelunternehmen bewirken somit Kürzungen des Finanzvolumens der Forschung und Entwicklung eine Verminderung der eigenen Innovationskraft und erzwingen hierdurch eine Änderung der gesamten Firmenstrategie.

Angesichts dieser Folgen ist die Frage berechtigt, welche Gründe eine Unternehmensleitung für die Kürzung der Forschungsmittel bewegen.

Zu diesen Gründen könnten zählen
- der Verlust des Vertrauens in den Erfolg der eigenen Forschung, weil
  - von Seiten der Forschung durch falsche Angaben und/oder wirklichkeitsfremde Schätzungen unberechtigte Erwartungen geweckt wurden; Ursache könnte sein
    - eine Forschungsleitung, welche ihrer kontrollierenden und moderierenden Aufgabe nicht gewachsen und somit personell falsch besetzt ist,
    - eine unzureichende Kritikkompetenz aller Beteiligten und/oder
    - wissenschaftliche Mitarbeiter, welche Forschungsergebnisse und ihren Beitrag zu Bewertungen schönfärben, manipulieren oder fälschen, beispielsweise, um sich als besonders leistungsfähig darzustellen und hierdurch Karriere zu machen,
  - die Unternehmensleitung weder über eine ausreichende Kritikkompetenz verfügt, noch diese im Unternehmen zulässt, sodass
    - der kritische Umgang mit Forschungsergebnissen unterdrückt wird,
    - Personen mit positiven Nachrichten besonders belohnt, solche mit negative Nachrichten dagegen abstraft werden;
  - die Erwartungen der Unternehmensleitung unbegründet waren, verursacht z. B. durch
    - Selbsttäuschung,
    - mangelhaftes Aktenstudium,
    - mangelhaften Informationsaustausch zwischen Unternehmensleitung und Forschung;
- eine mangelhafte Fehlerkultur im Unternehmen, sodass
  - auftretende Fehler verschwiegen werden,
  - den Ursachen von Fehlern nicht nachgegangen wird, die Ursachen nicht behoben und damit Fehlermöglichkeiten nicht vermindert werden können;
- eine gefühlsmäßige Abneigung gegen den Forschungsbereich wegen seiner besonderen Innovationskultur,

Tab. 5.6: Gründe für Verminderung des Finanzvolumens der Forschung und Entwicklung.

Unberechtigte Erwartungen der Unternehmensleitung			Vertrauensverlust in die Forschung
	Mangelnde Kritikkompetenz der forschenden Mitarbeiter		
		Falsche Angaben, geschönte oder gefälschte Ergebnisse	
		Wirklichkeitsfremde Schätzungen und Bewertungen	
	Überforderte Forschungsleitung		
		Mangelhafte Koordination, Moderation und Kontrolle	
Unbegründete Erwartungen der Unternehmensleitung			Unzulänglichkeiten, oder mangelnde Fähigkeiten der Unternehmensleitung
	Selbsttäuschung		
	Mangelhaftes Aktenstudium		
	Mangelhafte Kommunikation mit den Mitarbeitern		
Mangelnde Kritikkompetenz der Unternehmensleitung			
	Mangelnder kritischer Umgang mit Forschungsergebnissen		
	Würdigung von Personen mit guten Nachrichten		
	Herabsetzen von Personen mit schlechten Nachrichten		
Abneigung gegen den Forschungsbereich mit			
	Der unbequemen Innovationskultur, der Kritik, dem Widerspruch		
	Dem Mangel an Autoritätsgläubigkeit		
Einengung des finanziellen Spielraums des Unternehmens			
	Verminderter Umsatz aus dem Tagesgeschäft		
		Ablehnung einer Kostenreduktion im Tagesgeschäft	
		Ablehnung einer Personalreduktion in Verwaltung und Leitung	
	Erhöhung der kurzfristigen Gewinnerwartung der Kapitaleigner		Kurzsichtigkeit der Kapitaleigner
		Ablehnung einer Kostenreduktion im Tagesgeschäft	
		Ablehnung einer Personalreduktion in Verwaltung und Leitung	
		Freigabe der Forschung als „Steinbruch" für Einsparungen	

- – mit ihrer erhöhten Neigung zum Widerspruch und dem Mangel an Autoritätsgläubigkeit,
- – welche sich von dem Betriebsklima zur Erledigung des Tagesgeschäftes deutlich unterscheidet;
- ■ eine Einengung des finanziellen Spielraums des Unternehmens, weil
  - – Umsatz und Rendite des Tagesgeschäftes gemäß der bisherigen Kostenstruktur nicht mehr die Kosten für Forschung und Entwicklung decken können und
    - • Einsparungen bei kostenträchtigen Positionen des Tagesgeschäftes nicht möglich sind oder abgelehnt werden und

- die Unternehmensleitung sich selber bei den Einsparungen ausnimmt,
- die Renditeerwartung des Unternehmens von den Anteilseignern hochgeschraubt wurden und
  - die Unternehmensleitung im Tagesgeschäft keine Möglichkeit sieht, den Profit zu erhöhen,
  - Kürzungen des Finanzvolumens der Forschung kurzfristig die Rendite anhebt,
  - die Unternehmensleitung ein größeres Interesse hat an einer Erhöhung der eigenen Erfolgsprämien durch Kürzungen der Forschungskosten als an einer weitsichtigen Sicherung der Zukunft des Unternehmens.

Meist besteht eine Gemengelage mehrerer Faktoren, welche zur Kürzungen des Forschungsetats führt. Doch gerade in forschenden Arzneimittelunternehmen sind solche Kürzungen ein öffentliches Eingeständnis der Unternehmensleitung, dass
- sie sich überfordert sieht,
  - eine Innovationskultur im Unternehmen über einem Zeitraum aufrecht zu erhalten, welcher benötigt wird um
    - eigene innovative Arzneimittel in den Markt zu bringen,
    - im Wettbewerb mit der Konkurrenz zu bestehen,
  - zugunsten der Zukunftssicherung des Unternehmens
    - weniger zukunfträchtige und/oder leicht austauschbare Bereiche, wie z. B. die Führungsebenen und die Verwaltung, zu kürzen und
    - die Forschung und Entwicklung zu erhalten;
- sie für das Unternehmen entschieden hat,
  - die Marktposition einer innovativen Arzneimittelfirma zu verlassen und
  - in weiterer Zukunft sich zu einem Unternehmen zu entwickeln, welches rein kaufmännisch mit bekannten Arzneimitteln wie Generika und Nachahmerprodukten handelt.

5.2.2 In erfindergeführten Ausgründungen

Einer gesonderten Betrachtung bedarf die Finanzierung von erfindergeführten Ausgründungen. Sie stellt eine besondere Herausforderung dar. Um diese ohne spätere herbe Enttäuschung meistern zu können, sollten sich vorab alle Beteiligte klar werden über die Ausgangslage.
Für die Erfinder bzw. für die Patentinhaber gilt im Regelfall folgende Zielsetzung:
- Die eigene medizinisch- biologische Erfindung soll bis zu einem Marktprodukt geführt werden, wobei das Marktprodukt darstellen kann
  - eine neue Methode für die Suche nach neuen pharmakologischen Wirkstoffen,
  - ein neues Arzneimittel oder
  - ein neues Diagnostikum für Erkrankungen.
- Die Kosten der Entwicklung der Erfindung sollen möglichst bis zum Marktprodukt durch einen Investor finanziert werden
  - im Rahmen einer neugegründeten Firma, einer *„Ausgründung"*,

- wobei der Investor als Gegenleistung für die bereitgestellten Finanzmittel Geschäftsanteile an der Ausgründung erhält.
- Am Gewinn aus der Vermarktung des Produktes sollen die Erfinder in angemessener Weise beteiligt werden.

Auf der anderen Seite haben Investoren das Bestreben, Investitionen dann zu tätigen, wenn
- die Chance besteht, dass das investierte Geld ein Vielfaches an Gewinn verspricht,
  - durch Minimierung des Investitionsbetrages,
  - durch Maximierung der Gewinnchancen, durch
    - vorteilhafte Bedingungen beim Erwerb von Geschäftsanteilen an einer Ausgründung,
    - Möglichkeiten, die eigenen Geschäftsanteile an der Ausgründung über mehrere Finanzierungsrunden günstig und zu Lasten der Erfinder zu vermehren,
    - vorteilhafte Bedingungen beim Verkauf der Geschäftsanteile an der Ausgründung an einen Dritten;
- das Risiko des Verlustes klein gehalten werden kann, z. B. durch
  - die Möglichkeit, jederzeit aus der Finanzierungsverpflichtung auszusteigen,
  - Aufteilung der Gesamtfinanzierung in mehrere Finanzierungsrunden, welche
    - abhängig sind vom Fortgang der Entwicklung der Erfindung und
    - den Investoren die Möglichkeit bieten, die Vertragsbedingungen zu ihren Gunsten und zu Lasten der Erfinder zu verändern,
  - Festlegung von Bedingungen, die dem Investor ermöglichen
    - die Verkaufsbedingungen (Zeitpunkt, Preis etc.) für Geschäftsanteile an der Ausgründung alleine zu bestimmen,
    - die Erfinder zu zwingen, sich an der Finanzierung zu beteiligen und/oder
    - alle Rechte an den Patenten im Eigentum der Ausgründung zu erwerben.

In Anbetracht dieser unterschiedlichen Interessenslagen gilt es für die Erfinder, im Vertrag über die Beteiligung eines Investors an ihrer Ausgründung möglichst solche Bedingungen zu vermeiden, welche
- ein erhebliches Risiko für die Entwicklung der Erfindung zu einem Marktprodukt wäre;
- für die Erfinder unübersehbare finanzielle Risiken mit sich bringen würde, z. B. steigt die Gefahr
  - der Erpressbarkeit der Erfinder durch Investoren, wenn die Erfinder
    - sich mit Eigenkapital an der Finanzierung der Betriebskosten der Ausgründung beteiligen,
    - eine Nachschusspflicht unter gleich welchen Bedingungen eingehen,
    - mit den Investoren nicht bereits bei der ersten Kapitalbeteiligung die Bedingungen einer zweiten und dritten Finanzierungsrunde festlegen,
  - einer zivilrechtlichen und/oder strafrechtlichen Auseinandersetzung, wenn die Erfinder
    - nicht eindeutige Regeln zu Lasten der Investoren festlegen, falls die Investoren von ihren Finanzierungszusagen zurücktreten und
- welche den Erfindern ihren angemessenen Anteil am Gewinn nehmen würde.

Grundlage eines Beteiligungsvertrages an einer erfindergeführten Ausgründung sollte daher sein (siehe Tab. 5.7), dass
- die Erfinder bzw. die Patentinhaber in die Ausgründung einbringen
  - die Rechte an Patentanmeldungen bzw. Patente, welche die Verwertung ihrer Erfindung schützen,
  - die Kosten für die Einzahlung des Stammkapitals der Erfinder bei Gründung der Firma,
  - das eigene Wissen, die eigene Erfahrung und die eigene Arbeitsleistung;
- die Investoren in die Ausgründung einbringen
  - Finanzmittel in einer Höhe, welche die Entwicklung der Erfindung zumindest bis zu ihrer ersten Vermarktungsfähigkeit absichern; d. h.
    - bei Methoden und Diagnostika: bis zum eindeutigen Beweis ihrer Anwendbarkeit,
    - bei neuen Arzneimitteln: bis zum ersten Beleg der klinischen Wirksamkeit und Verträglichkeit, d. h. bis einschließlich der klinischen Prüfung Phase II,
    - wobei die Zahlungen stufenweise und über mehrere Finanzierungsrunden erfolgen kann entsprechend der vereinbarten Meilensteine in der Entwicklung und der jeweils aufgelaufenen bzw. anstehenden Kosten,
  - ihr Wissen und ihre Erfahrung in der Betriebswirtschaft;
- bei der Planung der Gesamtfinanzierung die Geschäftsanteile an der Ausgründung
  - mehrheitlich bei den Erfindern verbleiben,
    - d. h. minimal bei > 50 % der Anteile,
  - minderheitlich bei den Investoren liegen,
    - d. h. maximal bei < 50 % der Anteile,
    - wobei die Investoren den für sie maximal vorgesehenen Geschäftsanteil nur dann erhalten sollten, wenn von ihnen die Gesamtsumme der vereinbarten Finanzmittel zur Finanzierung der Kosten der Entwicklung in die Ausgründung eingebracht worden ist,
    - erfolgt die Zahlung der Finanzmittel meilensteinabhängig und/oder über mehrere Finanzierungsrunden, sollten Regelungen getroffen werden, dass die Investoren nur den Bruchteil an den für sie maximal vorgesehenen Geschäftsanteil erhalten, welcher dem Anteil der bisherigen Zahlung an der vereinbarten Gesamtsumme entspricht;
- falls sich eine Erhöhung der Gesamtfinanzierung als notwendig erweisen sollte
  - eine Abtretung von Geschäftsanteilen als Gegenleistung für Finanzmittel sowohl zu Lasten der Erfinder als auch der Altinvestoren geht, z. B. durch eine Verwässerung im Rahmen einer Erhöhung des Stammkapitals, gleich
    - ob der Altinvestor die Finanzmittel einbringt oder
    - ob ein Neuinvestor die Zusatzfinanzierung übernimmt,
  - den Erfindern mit ihrem verbleibenden Geschäftsanteil jedoch eine Sperrminorität zugestanden wird;
- bei Zahlungsunwilligkeit oder Zahlungsunfähigkeit der Investoren
  - die Investoren nur den Bruchteil des für sie maximal vorgesehenen Geschäftsanteils besitzen, welcher der bisherigen Zahlung an der vereinbarten Gesamtsumme entspricht,

Tab. 5.7: Interessen und Risikominderungen bei erfindergeführten Ausgründungen.

Erfinder		Investor
Zielvorstellungen		
Entwicklung einer Erfindung zum Marktprodukt		Maximierung der Gewinnchancen einer Investition in eine Ausgründung
Finanzierung der Entwicklung durch Investor im Rahmen einer Ausgründung	▶ ◀	Minimierung des Investitionsbetrages und des Risikos
Angemessener Anteil am Gewinn		
Investitionen		
Rechte an Erfindungen, Patentanmeldungen, Patenten		Finanzierung der Kosten der Entwicklung einer Erfindung bis hin zum verkaufsfähigen Produkt
Eigenes Wissen, eigene Erfahrung, eigene Arbeit	▶ ◀	Wissen und Erfahrung in Betriebswirtschaft
Geschäftsführung der Ausgründung		
Risikominderung		
Ermittlung der Finanzierungssumme zur Entwicklung der Erfindung zu einem verkaufsfähigen/werthaltigen Produkt		Zahlung der Finanzierungssumme in Teilbeträgen meilensteinabhängig und/oder über mehrere Finanzierungsrunden
Abgabe von < 50 % der Geschäftsanteile an der Ausgründung für die gesamte Finanzierungssumme; Einbehalt von 50 % der Geschäftsanteile für Erfinder		Erwerb der Mehrheit der Geschäftsanteile über Finanzierungsrunden; Übernahme der Geschäftsführung; Erhöhtes Risiko für Erfinder
Bei Zahlung von Bruchteilen des Gesamtbetrages durch den Investor erhält der Investor auch nur einen entsprechenden Bruchteil der für ihn maximal vorgesehenen Geschäftsanteile	▶ ◀	Erwerb der Rechte an allen Patenten
		Erwerb des alleinigen Rechts, über den Verkauf von Patentrechten, Produkten oder von Anteilen der Ausgründung zu bestimmen
Sperrminorität für die Geschäftsanteile der Erfinder, falls die ermittelte Finanzierungssumme nicht ausreicht und Geschäftsanteile der Erfinder für weitere Finanzierungen zur Verfügung gestellt werden müssen		Vorbehalt, sich aus der Finanzierung herauslösen zu können bis hin zur Anmeldung einer Insolvenz
Keine finanzielle Beteiligung der Erfinder an einer Ausgründung, um die Erpressbarkeit zu mindern		Beteiligung der Erfinder an der Finanzierung der Ausgründung

– dass den Erfindern der restliche Anteil am maximal für Investoren vorgesehenen Geschäftsanteil zufällt oder sie zumindest darüber verfügen können, um einen neuen Investor zur Finanzierung der Ausgründung zu finden;

- jeglicher Verkauf von Rechten, von Produkten oder von Geschäftsanteilen der Ausgründung an Dritte von allen Gesellschaftern möglichst einstimmig zu beschließen ist, wobei
  - die Erfinder immer ein Vetorecht haben sollten, falls
    - der Verkauf die Entwicklung der Erfindung zu einem Marktprodukt beeinträchtigen könnte,
    - ihnen durch den Verkauf von Geschäftsanteilen der Verlust ihrer Mehrheit an den Gesellschaftsanteilen der Ausgründung droht und dieser drohende Verlust nicht durch das Recht einer Sperrminorität für ihre verbliebenen Anteile kompensiert wird,
  - ein Verkauf von Geschäftsanteilen der Investoren an Dritte nur möglich sein sollte,
    - wenn die Zahlung der Gesamtsumme der vereinbarten Finanzmittel zur Finanzierung der Kosten der Entwicklung in die Ausgründung durch die Investoren oder den Käufer gesichert ist.

Es gibt sicherlich eine beträchtliche Anzahl von erfindergeführten Ausgründungen, in denen ein guter, konstruktiver Kompromiss zwischen den unterschiedlichen Interessen der Erfinder und der Investoren gefunden wurde – zum Vorteil beider Seiten.

Es gibt aber auch eine nicht geringe Zahl von Ausgründungen, bei welchen ein unausgewogenes Geben und Nehmen zwischen Erfindern und Investoren zum Untergang der Ausgründung geführt hat, – zum Nachteil beider Seiten.

Daher sollten sich Erfinder in Verhandlungen mit Investoren genau bewusst sein,
- welchen innovativen Wert, welche Zukunftsperspektive, welches Umsatzpotenzial ihre Erfindung bietet;
- welche Zielvorstellungen sie haben, wobei
  - neben der Gründung einer Firma zur Entwicklung der Erfindung
  - auch die Möglichkeit besteht, eine werthaltige Erfindung an eine Pharmafirma zu verkaufen oder zu lizensieren und als Gegenleistung zu erhalten
    - die Zusicherung, dass die Erfindung zu einem Marktprodukt innerhalb eines definierten Zeitraumes entwickelt wird,
    - Bußzahlungen, falls diese Entwicklung nicht oder verspätet erfolgt oder gänzlich abgebrochen wird,
    - Vorabzahlungen, Meilensteinzahlungen und Lizenzgebühren und
    - Umsatzbeteiligungen nach der Marktzulassung.

In Anbetracht dieser Alternative sind Erfinder mit einer werthaltigen Erfindung gegenüber Investoren in einer starken Verhandlungsposition und können daher die Vertragsbedingungen zur Finanzierung einer Ausgründung derart gestalten, dass
- die Erreichbarkeit ihrer Zielvorstellungen langfristig gesichert ist und
- die eigenen Risiken überschaubar bleiben.

Dagegen sind im Regelfall Investoren von den Erfindern in vielerlei Hinsicht abhängig,
- weil sie selbst nur über Geld verfügen,
  - welches sie vermehren wollen,

- aber selbst kein wirkliches Produkt in den Händen halten,
  - dessen Wert durch Geld gesteigert werden könnte.

Weil werthaltige reale Produkte nicht so häufig sind, weichen viele Investoren auf Eigenkonstruktionen aus, die sie dann „*Finanzprodukte*" nennen, deren „*Werthaltigkeit*" zum einen und deren „*Wertsteigerung*" zum anderen durch die dramatischen, weltweiten Finanzkrisen der letzten Jahrzehnte inzwischen hinlänglich bekannt sein sollten.
Somit kann man Erfindern oder ihren Dienstherren nur empfehlen, kritisch jeden an einer Kapitalbeteiligung interessierten Investor zu bewerten anhand folgender Parameter (siehe Tab. 5.8):

- Welche finanzielle Grundlage liegt vor, wie hoch ist das Investitionskapital, welches dem Investor zur Verfügung steht?
  - Wer hat ihm das Geld bereitgestellt?
  - Wie hoch ist der Maximalbetrag der Finanzierung pro Ausgründung?
  - Beteiligen sich mehrere Investoren an Finanzierungen?
    - Wenn ja wer sind die Investoren und wer ist der Leitinvestor?
    - Welche vertraglichen Abhängigkeiten bestehen zwischen dem Leitinvestor und den Koinvestoren?
    - Wird der zu investierende Vertrag rückversichert und was sind die Bedingungen dieser Rückversicherung?
- Welche Ausgründungen hat der Investor bereits finanziert?
  - Hat er Erfahrung in der Finanzierung von Ausgründungen mit medizinisch-biologischen Forschungsprodukten im Pharmabereich?
    - Was waren die Bedingungen für die Erfinder?
    - Was waren die Bedingungen für den Investor?
  - Wie wurden die Meilensteine für die Zahlungen definiert?
  - Wurden Meilensteine im Nachhinein und zu Lasten der Erfinder geändert?
  - Wie wurden nachfolgende Finanzierungsrunden gestaltet:
    - Ausgewogen zu Lasten sowohl der Investoren als auch der Erfinder?
    - Einseitig nur zu Lasten der Erfinder?
- Hat der Investor bereits Ausgründungen in die Insolvenz geführt?
  - Wenn ja, war der Grund
    - eine strategische Insolvenz, bei welcher der Investor sein Finanzierungsvolumen von einem Rückversicherer erstattet bekommen hat um es anderenorts in ein für ihn attraktiveres Projekt anzulegen,
    - eine mangelnde Beständigkeit und Beharrlichkeit des Investors, z. B. weil Meilenstein formal nicht fristgemäß erreicht worden sind,
    - ein Vertrauensbruch seitens des Investors oder der Erfinder?
  - Hat sich der Investor erpresserisch gegenüber den Erfindern verhalten?
    - Durch Androhung des Abbruchs der Finanzierung, falls die Erfinder sich nicht mit Eigenkapital an den Betriebskosten beteiligen sollten?
    - Durch Androhung einer Verweigerung jeglicher weiterer Finanzierung, falls die Erfinder als Geschäftsführer ihm nicht die Rechte an allen Erfindungen der Ausgründung übertragen?

Tab. 5.8: Kritische Fragen zur Klärung der Eignung von Investoren.

Finanzvolumen		
	Welcher Gesamtbetrag, welcher Ursprung, welche Sicherheit?	
	Maximaler Finanzierungsbetrag pro Ausgründung?	
	Bei mehreren Investoren: Wer ist Leitinvestor?	
Bisherige Geschäftspraxis		
	Erfahrung in der Finanzierung von medizinisch biologischen Forschungsprodukten?	Waren Rechte und Pflichten ausgewogen?
		Bedingungen für die Erfinder?
		Ausstiegsmöglichkeiten für den Investor?
	Meilensteine für Auszahlungen der Finanzbeträge?	Definition?
		Nachträgliche Änderungen zu Lasten der Erfinder?
	Bedingungen bei nachträglichen Finanzierungsrunden?	Ausgewogen?
		Einseitig zu Lasten der Erfinder oder des Investors?
Erpressungsversuche durch Androhung von Zahlungsverweigerung und/oder Insolvenz?		Forderung einer Finanzierungsbeteiligung durch Erfinder?
		Forderung der Übertragung der Rechte an allen Patenten auf die Investoren?
		Forderung der Übertragung der Mehrheit der Geschäftsanteile an die Investoren?
Bisherige Insolvenzen? Gründe und Folgen für Erfinder?		Strategisch, um die bisherige Finanzierungssumme durch Rückversicherer erstattet zu bekommen?
		Formal wegen nicht erreichter Meilensteine?
		Vertrauensbruch?
		Wurden vom Investor Strafanzeigen gegen die Erfinder eingereicht und mit welchem Ergebnis?
		War die Strafanzeige strategisch zu begründen?
		Diente die Strafanzeige als Feigenblatt?

- Durch Androhung einer Insolvenz, falls die Erfinder ihm nicht die Mehrheit der Geschäftsanteile gegen eine geringe Finanzierungssumme abtreten?
– Hat der Investor nach Anmeldung einer Insolvenz eine Strafanzeige gegen die Erfinder eingereicht?
  - Wie wurde die Strafanzeige gegenüber dem Gericht begründet?
  - Was ist das Prüfergebnis der Strafanzeige gewesen?
  - War die Strafanzeige Teil einer Erpressungsstrategie gegenüber den Erfindern und/oder das Feigenblatt gegenüber dem Rückversicherer für das Wagniskapital?

5.3 Bereitschaft zum Wagnis und Risiko

Die unternehmerische Entscheidung, innovative Arzneimittel auf einem definierten Indikationsgebiet oder mit einer definierten Technologie zu erforschen und zu entwickeln, beinhaltet zugleich auch, das mit dieser Zielsetzung verbundene Risiko zu tragen.

Für eine verantwortungsvolle Übernahme von Risiken müssen diese in allen Einzelheiten bekannt sein, um risikobewusst entscheiden zu können. Daher sollte jegliche Entscheidung in der Arzneimittelforschung
- möglichst begrenzt werden auf Gebiete, in denen das Unternehmen eine größere Erfahrung, eine Fachkompetenz aufweisen kann; derartige Gebiete können beispielsweise umfassen
  - die Pathophysiologie und die experimentelle wie auch klinische Pharmakologie bestimmter Erkrankungen,
  - die Herstellung von pharmazeutischen Wirkstoffen im Labor- und im Technikums- und Produktionsmaßstab durch
    - chemische Synthese,
    - Trenn- und Reinigungsverfahren für Naturprodukte,
    - wirkstoffproduzierende Zellen in großvolumigen Zellkultursystemen und/oder durch
    - Gene, welche den Wirkstoff kodieren und welche rekombiniert wurden, um sie in Produktionszellen einzuführen, damit sie dort den Wirkstoff exprimieren können,
  - die Zubereitung von pharmazeutischen Wirkstoffen für unterschiedliche Applikationsverfahren, Applikationswege und Applikationsorte,
  - die Durchführung und biometrischen Auswertung von klinischen Studien,
  - die Vermarktung von Arzneimitteln in ausgewählten Indikationsgebieten und Krankheitsfeldern;
- erst gefällt werden nach der Analyse und bestmöglichen Bewertung aller erkennbaren Risiken.

Zu einer risikobewussten Entscheidung für oder gegen ein Projekt in der Arzneimittelforschung gehört die Einschätzung (siehe Tab. 5.9)
- der wissenschaftlichen Risiken, bedingt durch
  - die mehr oder weniger gute Kenntnis der Pathophysiologie der zu behandelnden Erkrankung,
  - die mehr oder weniger gute Voraussagefähigkeit der experimentellen Testsysteme für diese Erkrankung,
  - die möglichen Nebenwirkungen einer neuen Behandlung;
- die technischen Risiken, verursacht durch
  - die Substanzklasse, in welcher ein neuer Wirkstoff gesucht werden soll und der Aufwand bzw. die Kosten seiner Herstellung,
  - die Umweltverträglichkeit des Herstellverfahrens von Vertretern dieser Substanzklasse,
  - die physikochemischen und die toxikologischen Eigenschaften dieser Substanzklasse;

Tab. 5.9: Hintergrund der Risiken für innovative Arzneimittel.

Angestrebter Innovationsgrad		
Bekannte Arzneimittel	Verbesserte Verabreichungsform	
	Neue Kombinationen	
Derivate von bekannten Arzneimitteln mit deutlichen Verbesserungen	Längere Wirkungsdauer	
	Bessere Verträglichkeit	
	Bessere Wirksamkeit	
Neue Arzneimittel für bislang nicht behandelbare Erkrankungen		

Forschende Wissenschaftler		
Demotivation	Mangelnde Würdigung	
	Mangelnde Kapazität	
	Mangelndes Vertrauen	
	Mangelnde Einflussmöglichkeiten	

Forschungsleitung		
Mangelnde Vertrauenswürdigkeit	Schwach gegenüber Vorstand	
	Dominanz der Eigeninteressen	
	Kritikinkompetenz	
	Führungsinkompetenz	

Unternehmensleitung		
Mangelnde Innovationskultur	Schwach gegenüber Aufsichtsrat	
	Dominanz der Eigeninteressen	
	Kritikinkompetenz	
	Mangelnder Lernwille	
	Mangelnde Beständigkeit	

Risikobewertung: ■ Gering   ■■■■■■■■■ Hoch   ■■ Streubereich

- die kaufmännischen und finanziellen Risiken, bedingt durch
  - mögliche Einschränkungen des patentrechtlichen Schutzes,
  - den Stand der Forschung und Entwicklung von ähnlichen Projekten bei Konkurrenzfirmen und davon abhängig
    - die mögliche Preisgestaltung, die zu erwartenden Behandlungskosten pro Patient, das Marktpotenzial einer bestmöglichen Arzneimitteltherapie der Erkrankung und das Umsatzpotenzial des eigenen innovativen Arzneimittels,
  - die Gesamtkosten und den Zeitbedarf für das Projekt.

Für diese Risikoeinschätzung ist notwendig
- die Mitwirkung der Fachkompetenz aller direkt dem Problem Nahestehenden des Unternehmens, um
  - alle erkennbaren Risiken voll umfänglich überschauen zu können,
  - die einzelnen Risiken in ihrer Bedeutung vergleichend bewerten zu können;
- die Bereitschaft aller direkt Beteiligten
  - in Anbetracht des Wissensfortschritts die Risiken
    - regelmäßig neu einzuschätzen und
    - soweit wie möglich durch Forschungs- und Entwicklungsarbeit zu mindern,
  - bei nicht überschaubaren oder zu hohen Risiken
    - die Entscheidung für ein Forschungsprojekt zugunsten anderer Projekte aufzuheben.

Ein in dieser Form fachkompetent ermitteltes und fortlaufend überwachtes Risiko kann von der Unternehmensleitung mitgetragen werden, vorausgesetzt, es herrscht Vertrauen und bestehen keine begründeten Zweifel, dass die wissenschaftlichen Mitarbeiter
- die Forschungsarbeiten entsprechend dem Stand der Technik und dem Erkenntnisfortschritt bestmöglich durchführen,
- Bewertungen wahrheitsgetreu und im Konsens aller Beteiligten erarbeiten,
- Entscheidungen über Forschungsziele, -strategien, -projekte und Entwicklungssubstanzen
  - im Konsens aller dem Entscheidungsproblem am nächsten stehenden fachkompetenten Mitarbeiter treffen und
  - mit der Unternehmensleitung abstimmen und
- Schätzungen des Risikos und der Chancen bestmöglich und verlässlich durchführen, wobei
  - die Chancen deutlich überwiegen sollten und
  - Änderungen der Risikoeinschätzung der Unternehmensleitung unmittelbar und offen mitgeteilt werden.

Dieses Vertrauen der Unternehmensleitung in die Mitarbeiter bedarf aber auch des Vertrauens der Mitarbeiter, dass
- die Entscheidungen der Unternehmensleitung
  - für die Investition in innovative Arzneimittel langfristig und beständig sind, und nicht abhängig gemacht werden
    - vom wechselnden Erfolg des Tagesgeschäftes,
    - von Änderungen der Risikoeinschätzung bei einem der Forschungsprojekte oder der Entwicklungssubstanzen,
  - zu Forschungsprojekten und Entwicklungssubstanzen
    - auf den Bewertungen und Entscheidungen der wissenschaftlichen Mitarbeiter beruhen und
    - nicht willkürlich und über die Köpfe der Mitarbeiter hinweg erfolgen;
- die Unternehmensleitung
  - keinen wissenschaftlichen Mitarbeiter, falls nicht sachlich begründet,

- persönlich bestraft für die Überbringung von negativen Ergebnissen und negativen Risikoeinschätzungen oder
- persönlich belobigt für die Nachricht guter Ergebnisse.

Das Ausmaß des Risikos, welches zu tragen ist, ist abhängig vom angestrebten Innovationsgrad des gewünschten Arzneimittels:
- Geringe Risiken bergen Projekte wie z. B.
  - verbesserte Verabreichungsformen von bekannten Arzneimitteln,
  - neue Kombinationen von bekannten Arzneimitteln,
  - Derivate von bekannten pharmazeutischen Wirkstoffen für Arzneimittel mit längerer Wirkungsdauer.
- Mittlere Risiken sind zu erwarten bei
  - Derivaten von bekannten pharmazeutischen Wirkstoffen für Arzneimittel
    - mit besserer Verträglichkeit,
    - mit besserer Wirksamkeit.
- Hohe Risiken besitzen Projekte wie
  - neue pharmazeutische Wirkstoffe für Arzneimittel mit Wirkung bei bislang nicht oder nur unzulänglich behandelbaren Erkrankungen.

Gleich wie hoch das Risiko eines Forschungsprojektes oder eines Entwicklungskandidaten ist, gleich welches Risiko die Unternehmensleitung mitträgt, der Erfolg dieser Forschung wird immer abhängig sein
- vom Grad der Fachkompetenz, Kritikkompetenz und Leistungsbereitschaft der direkt Beteiligten, welche
  - über einen Zeitraum von 12–15 Jahre diejenigen Forschungs- und Entwicklungsarbeiten vorantreiben, welche zu einer Innovation führen,
  - mit ihren Fähigkeiten Fehlentscheidungen bestmöglich zu verhindern suchen;
- vom Ausmaß des *„Kommens und Gehens"*
  - der hoch qualifizierten forschenden Wissenschaftler,
  - der führungskompetenten und innovationsfähigen Forschungsleiter und Mitglieder der Unternehmensleitung;
- von der Beständigkeit der Unternehmensleitung,
  - denn gleich
    - welchen Innovationsgrad eine Entwicklungssubstanz aufweist und
    - wie hoch die Attraktivität einer Entwicklungssubstanz sein mag,
  - keine Entwicklungssubstanz wird als Arzneimittel je den Markt erblicken,
    - wenn deren Entwicklung nicht über mindestens zwölf Jahre gefördert und finanziert wird.

Um hier das Risiko des *„menschlichen Faktors"*, des Verlustes
- des Vertrauens in die Beständigkeit und Beharrlichkeit der Unternehmensleitung und
- an Fachkompetenz, Kritikkompetenz, Führungskompetenz und Leistungsbereitschaft durch Kündigung

möglichst gering zu halten, müsste es die Zielsetzung einer klugen, auf Innovationen setzenden Personalpolitik sein,
- qualifizierte Wissenschaftler als die wesentlichen Leistungsträger für Innovationen möglichst lange im Unternehmen zu halten durch
  - motivierende finanzielle, materielle und ideelle Zuwendungen und
  - die Auswahl von Führungskräften, welche fähig sind, eine Innovationskultur zu schaffen und zu erhalten;
- die Personalwahl bei Neu- oder Ersatzeinstellungen nur gemeinsam mit den wissenschaftlichen Mitarbeitern, im Besonderen den Leistungsträgern durchzuführen;
- keine Forschungsleiter und Vorstandsmitglieder zu berufen, welche
  - von anderen Firmen weggelobt werden und von denen bekannt ist, dass
    - ihre soziale und ethische Kompetenz mangelhaft ausgeprägt ist,
    - sie weder vertrauenswürdig noch berechenbar sind,
    - sie weder Forschung aufbauen noch Innovationen auf den Weg bringen können,
    - sie sich als willfährige, unterwürfige Diener der Kapitalgeber und Anteilseigner verhalten,
  - welche empfohlen werden aus Gründen, welche nichts mit ihren Kompetenzen zu tun haben, wie z. B.
    - aufgrund eines Beziehungsnetzwerkes zu Anteilseignern oder Mitgliedern der Unternehmensleitung,
    - als Gegenleistung für die Erfüllung von Aufträgen,
    - um einer Verpflichtung aus Kooperationen mit anderen Firmen nachzukommen
    - aus politischen Gründen.

Doch auch wenn alle denkbaren Risiken bestmöglich erfasst, bewertet und soweit wie möglich minimiert sein sollten, bleibt die Arzneimittelforschung ein großes Wagnis, weil (siehe Tab. 5.10)
- die Markteintrittswahrscheinlichkeit für eine neue pharmakologische Wirksubstanz in präklinischer Entwicklung bestenfalls bei 25 % liegt,
- dagegen das Risiko eines Misserfolges bei mindestens 75 %.[271]

Diesem Wagnis, diesem Risiko steht gegenüber
- die Chance, mit innovativen Arzneimitteln
  - Neuland in der Behandlung von bislang nicht oder nur unzulänglich behandelbaren Krankheiten zu betreten, um sich hierdurch
  - einen ethisch weitgehend unstrittigen Erfolg im Markt zu verdienen und Umsatz und Gewinn des Unternehmens langfristig zu sichern,
- der Ruf, die Identität einer forschenden Pharmafirma, welche Finanzmittel investiert, um Krankheiten zu heilen und das Leiden von Patienten zu vermindern, was

---

[271] Sedlacek HH, Sapienza AM, Eid V. Ways to successful Strategies in Drug Research and Development. Wiley-VCH, Weinheim 1996:67–8.

Tab. 5.10: Der Risikoverlauf bei der Entwicklung innovativer Arzneimittel.

Risiko	> 95 % bis ≤ 75 %				
	Explorative präklinische Forschung	Präklinische Entwicklung			
			> 75 % bis ≤ 50 %	50 % bis 20 %	< 20 %
			Phase I, II	Phase II (kontrolliert)	Phase III (kontrolliert)
			Klinische Prüfung		

■ Projekte mit geringerem Risiko   ▨ Projekte mit höherem Risiko

- von Ärzten, Patienten und von der Gesellschaft gewürdigt wird und dadurch
- einen deutlichen Marktvorteil gewährt.

5.4 Vergütung von Leistung

Die Höhe der Vergütung eines Mitarbeiters wird von einer Reihe von Faktoren bestimmt. Zu diesen gehören
- der allgemeine Marktwert, welcher für Mitarbeiter gleicher oder ähnlicher Ausbildung sich ergibt aus
  - dem im Markt vorhandenen Angebot im Verhältnis zum Bedarf,
  - der Wertschöpfung, welche Mitarbeiter dieser Qualifikation zu leisten im Stande sind,
  - der Belastung am Arbeitsplatz und von den Arbeitsbedingungen und

- den kollektiven Verträgen, welche Berufsverbände und/oder Gewerkschaften mit den Arbeitgebern abgeschlossen haben;
- der individuelle Wert des Mitarbeiters für ein Unternehmen, welcher resultiert aus
  - der betrieblichen Erfahrung,
  - der Übernahme an Verantwortung,
  - der Bedeutung der Arbeitsleistung
    - für das aktuelle Geschäft,
    - für die Zukunft des Unternehmens.

Die Vergütung eines Mitarbeiters kann strukturiert sein in Form von[272]
- regelmäßigen Gehaltszahlungen und
- zusätzlichen Entlohnungen wie beispielsweise
  - Prämien für besondere betriebliche Leistungen,
  - Gratifikationen, d. h.
    - Beteiligungen am Gesamtumsatz,
  - Tantiemen, d. h.
    - Beteiligung am Gesamtgewinn,
  - Provisionen, d. h.
    - Beteiligung an dem speziell durch den Mitarbeiter veranlassten Umsatz,
  - Boni, d. h.
    - Zahlungen aufgrund einer individuellen Zielvereinbarung.

Es ist naheliegend, dass Pharmafirmen, deren Ziel es ist, innovative Arzneimittel auf den Markt zu bringen, den größten Wert legen müssen
- auf Mitarbeiter, welche
  - ideenreich neue Forschungsansätze für die Findung neuer Arzneien entwerfen und prüfen,
  - das kritische Gespür besitzen, aus diesen Forschungsansätzen die „*Innovationen von morgen*" zu erkennen,
  - beharrlich eine neue Idee bis hin zum innovativen Arzneimittel verfolgen;
- auf eine weitsichtige Unternehmensleitung, welche
  - den Findungs- und Entwicklungsprozess zu neuen Arzneimitteln unterstützt
    - und eben nicht blockiert oder zerstört,
  - den Ideenreichtum ihrer forschenden Mitarbeiter fördert,
  - das Vertrauen ihrer Mitarbeiter besitzt.

Die allgemeine Erfahrung „*das Beste wächst nur dort, wo es Tag für Tag gepflegt wird*"[273] gilt im besonderen Maße in innovativen Pharmafirmen. Dort gehört zu dieser Pflege
- neben einer Innovationskultur, einem innovationsfördernden betrieblichen Arbeitsklima,

---

[272] http://wirtschaftslexikon.gabler.de/Definition/arbeitsentgelt.html.
[273] http://www.diearbeitsrechtler.de/arbeitsrechtler.html.

- eine eindeutige Würdigung derjenigen Mitarbeiter, welche
  - ihre Selbstbestätigung in innovativen neuen Produkten und nicht in der Karriere suchen,
  - sich in Hinblick auf Innovationen als besonders leistungsfähig herausgestellt haben,
  - durch ihr Wissen, ihren Ideenreichtum und ihre kritische Projektbewertungen wesentlichen Anteil am kurz- und langfristigen Erfolg des Unternehmens haben.

Diese Würdigung kann sich zeigen
- im Aufstieg in der Hierarchie des Unternehmens, wobei solcher Art Förderungen mehrere Gefahren in sich tragen:
  - durch neue Aufgaben wird der oder die Geförderte herausgerissen aus dem Umfeld seiner/ihrer bisherigen überdurchschnittlichen Leistungsfähigkeit; als Folgen können eintreten
    - eine deutliche Schmälerung der Leistungsfähigkeit des alten Arbeitsbereiches, d. h. der Erforschung und Entwicklung von Innovationen,
    - Enttäuschung und Frustration des/der Geförderten bei seiner/ihrer neuen Arbeit,
    - Überforderung des/der Geförderten durch die neuen Aufgaben mit der Entwicklung von Verhaltensweisen der erfahrenen Unfähigkeit („*skilled incompetence*", siehe Kap. 3.1.2),
  - gemäß dem „*Peter-Prinzip*"[274] steigt jeder solange in der Hierarchie auf, bis er die Stufe erreicht hat, auf welcher er sich als inkompetent erweist; daher
    - können sich in den höchsten Hierarchiestufen durch innerbetriebliche Beförderungen als Belohnung für außergewöhnliche Leistungen Personen ansammeln, welche den dortigen Aufgaben nicht gewachsen sind,
    - ist die Versuchung groß, aus Angst vor den Folgen dieses Prinzips vermehrt Personen von außen in Leitungspositionen einzustellen, welche sich, obwohl oder gerade auch weil sie wegempfohlen wurden, im Nachhinein als weitgehend oder vollkommen inkompetent erweisen;
- in der Vergabe von Titeln wie z. B. „*Senior Scientist*" oder „*Forschungsdirektor*" oder „*Vizepräsident*", wobei diese Titel
  - dann ernst genommen werden, wenn sie
    - mit einer Erweiterung der Befugnis (z. B. Personalverantwortung, Budgetverantwortung, Mandate für Verhandlungen mit Kooperationspartnern) verbunden sind,
    - auch in der Hierarchie des Unternehmens zu Geltung kommen,
  - ohne Erweiterung von Funktion und Verantwortung intern wie auch extern eher als lächerlich empfunden werden,
    - ähnlich wie bei der Titelvergabe in religiösen oder staatlichen Systemen;

---

274 http://www.wirtschaftslexikon24.com/d/peter-prinzip/peter-prinzip.htm.

- in einer zusätzlichen und herausragenden Vergütung, welche die maßgebliche Rolle des/der Gewürdigten an der Zukunftssicherung des Pharmaunternehmens in ausreichendem Maße berücksichtigt,
  - innovationsförderlich wäre es, das Gesamtgehalt des/der Gewürdigten
    - auszurichten an das Gehalt von Personen mit ebenbürtiger Bedeutung für das Pharmaunternehmen, wie z. B. von innovationsförderlich tätigen Mitgliedern der Unternehmensleitung,
    - zu veröffentlichen, falls das Gehalt von Mitgliedern der Unternehmensleitung veröffentlicht wird,
    - in seiner Höhe abhängig zu machen von dem Anteil des Gewürdigten an dem kurz- und langfristigen Erfolg der Pharmafirma,
  - innovationsschädlich wäre es,
    - als Grundlage für eine Gehaltserhöhung eine gängige personenneutrale Arbeitsplatzbeschreibung heranzuziehen,
    - den Gewürdigten auf zukünftige Erfindervergütungen für Arbeitnehmer zu vertrösten, deren Höhe durch betriebliche Faktoren, die vom Erfinder kaum durch Leistung zu beeinflussen sind, bis auf einen (relativ gesehen) Kleinbetrag reduziert werden kann und daher nur selten einen Motivationsfaktor darstellt.

In erfindergeführten Neugründungen gehört es zum Überlebensprinzip, die ideenreichen, konstruktiven wissenschaftlichen Mitarbeiter nicht deutlich schlechter zu bezahlen als die Unternehmensleitung.

Je mehr jedoch eine Pharmafirma wächst,
- umso mehr versinkt auch der beste, der ideenreichste, der leistungsfähigste wissenschaftliche Mitarbeiter in der Anonymität der tariflich festgelegten oder übertariflich gewollten, weitgehend gleichen Gehaltsstruktur,
- umso mehr werden zusätzliche Entlohnungen (in welcher Form auch immer gewährt) für besonders kreative Leistungen zur Sicherung der Zukunft der Pharmafirma derartig begrenzt, dass sie kaum als angemessene Würdigung gewertet werden können,
- umso mehr entwickeln sich innerbetriebliche Kräfte, die Vergütung weniger nach der Leistung, sondern eher nach der jeweiligen hierarchischen Ebene auszurichten,
  - was zu Gehältern in absurder Höhe für Mitglieder der Unternehmensleitung führen kann,
  - wobei die Gehaltsfindung in der Unternehmensleitung häufig genug ein sich selber amplifizierendes System darstellt zwischen der Geschäftsführung und dem Aufsichtsgremium,
  - mit der Folge, dass
    - die innovativen Leistungsträger ihren wissenschaftlichen Arbeitsplatz verlassen wollen zugunsten einer Karriere auf der hierarchischen Leiter des Unternehmens und
    - Innovationen im Unternehmen seltener werden und schließlich vollkommen versiegen.

Tab. 5.11: Die Unterschiede zwischen Bedeutung und Gehaltsstruktur.

Staatliche, gemein-nützige Institute	Erfindergeführte Ausgründungen	Pharmafirmen		
		Hoch innovativ	Mittel innovativ	Gering innovativ

Bedeutung für die Zukunftssicherung

Institutsleitung, Geschäftsführung

Kreative Forscher

Kreative Pharmaverkäufer

Verwaltung

Durchschnittliche Gehaltsstruktur

Institutsleitung, Geschäftsführung

Kreative Forscher

Kreativer Pharmaverkäufer

Verwaltung

▪ Eher niedrig   ▪▪▪▪▪▪ Eher sehr hoch

Der sogenannte „*Innovationsstau*" in vielen global aktiven Pharmaunternehmen als beschönigender Ausdruck für den Mangel an Innovationen darf auch auf diesen durch die Gehaltsstruktur bewirkten „*Drang nach oben*" zurückgeführt werden.

Diesen Drang gilt es zu vermindern dadurch, dass die wirklichen Leistungsträger in einem forschenden, innovationsfähigen Pharmaunternehmen zumindest gleichhoch vergütet werden wie die hierarchisch über ihnen stehenden Vorgesetzten.

5.5 Staatliche Förderungen und Einflussnahmen

Von Seiten des Staates wird die Arzneimittelforschung direkt und indirekt unterstützt. Eine erhebliche indirekte Unterstützung ist gegeben durch

Tab. 5.12: Die Schwerpunkte in der Arzneimittelforschung.

Akademische und außeruniversitäre Forschungsinstitute	Erfindergeführte Ausgründungen	Pharmafirmen		
		Hoch innovativ	Mittel innovativ	Gering innovativ
Grundlagenforschung				
Translationale/explorative Forschung				
Angewandte Forschung/Produktentwicklung				
Patentanmeldungen				
Lizenznahmen				
Entwicklung von Innovationen				
Entwicklung von Nachahmerprodukten (Generika)				

■ Gering aktiv   ■■■■■ Hoch aktiv

- die Finanzierung der schulischen und universitären Ausbildung zu Medizinern, Pharmazeuten, Molekularbiologen, Biochemikern und Chemikern,
- die Bereitstellung des Systems der
  - Patentämter
  - Marktzulassung und Marktüberwachung von Arzneimitteln,
  - Krankenhäuser.

Eine direkte Unterstützung geschieht auf allen Forschungsebenen durch Finanzierung (siehe Tab. 5.12)
- der medizinisch-biologischen Grundlagenforschung
  - in welcher unbekannte biologische Strukturen und physiologische und pathophysiologische Mechanismen gesucht und aufgeklärt werden,
  - die wegen des hohen Risikos und großen Aufwandes nur sehr eingeschränkt in Pharmaunternehmen stattfindet,
  - die dagegen zum überwiegenden Teil durchgeführt wird in Forschungsinstituten der Hochschulen, der Universitäten und in außeruniversitären, nicht industriellen Forschungsgemeinschaften spezifisch für die jeweiligen Länder, so z. B. in Deutschland in der

- Max-Planck-Gesellschaft zur Förderung der Wissenschaften und in der
- Helmholtz-Gemeinschaft Deutscher Forschungszentren;
■ der explorativen Forschung,
    - welche auf der Grundlage der *„translatierten"* Ergebnisse und Erfindungen der Grundlagenforschung prüft, ob und wie diese grundsätzlich anwendbar oder verwertbar sind und
    - welche durchgeführt wird
        - hauptsächlich in innovativen Pharmaunternehmen, aber auch
        - in akademischen Forschungsinstituten wie auch
        - von außeruniversitären, nicht industriellen Forschungsgemeinschaften wie z. B.
        - in Deutschland von der Gottfried Wilhelm Leibniz Wissenschaftsgemeinschaft;
■ der angewandten Forschung,
    - welche die Praxistauglichkeit von Forschungsergebnissen prüft, und die technische Probleme zu lösen versucht und
        - Schwerpunkt der industriellen Pharmaforschung darstellt und
    - die staatlicherseits durchgeführt wird
        - weniger von akademischen Instituten,
        - mehr von speziell hierzu ausgerichteten nichtindustriellen Forschungsgemeinschaften wie z. B.
        - in Deutschland von die Fraunhofer-Gesellschaft zur Förderung der angewandten Forschung.

Da die Grundlagenforschung wesentlichen Anteil hat
■ am Aufbau von neuen Methoden und Techniken
    - für die Suche nach neuen intra- und extrazellulär wirksamen Substanzen und Strukturen des Körpers,
    - zur Entwicklung von Testsystemen zur zielspezifischen Findung von Wirkstoffen;
■ an der Entdeckung der Ursachen von bislang nicht oder nur unzulänglich behandelbaren Erkrankungen,

benötigen innovative Pharmaunternehmen den Zugang zu den Erkenntnissen und den daraus ableitbaren technisch verwertbaren Ergebnissen der Grundlagenforschung, um im Rahmen ihrer eigenen explorativen Forschung gezielt neue pharmakologisch wirksame Leitstrukturen suchen und finden zu können.

Dieser Zugang ist über zwei Wege möglich:
■ Die Ergebnisse wurden seitens der Forschungsinstitute veröffentlicht und sind damit
    - für jeden verfügbar und technisch nutzbar und
    - nicht mehr zum Patent anmeldefähig, obwohl sie eine Erfindung beinhalten können oder
■ die Ergebnisse wurden als Erfindung vor einer Veröffentlichung zum Patent angemeldet,
    - sodass eine Nutzung dieser Ergebnisse für die Dauer des Patentes nur mit Erlaubnis, d. h. einer Lizenzvergabe durch den Patentinhaber gestattet ist.

Erfinder, die in Deutschland in Betrieben und Verwaltungen des Bundes, der Länder, der Gemeinden und sonstigen Körperschaften, Anstalten und Stiftungen des öffentlichen Rechts beschäftigt sind, unterliegen ähnlich wie in der industriellen Forschung dem Arbeitnehmererfindergesetz,[275] aufgrund dessen
- Erfinder ihre Erfindung dem Dienstherrn zu melden haben und
- der Dienstherr innerhalb einer gegebenen Frist von vier Monaten (bei Erfindungen an Hochschulen zwei Monate)
  - dem Erfinder mitzuteilen hat, ob er die Erfindung dem Erfinder freigibt oder
  - dem Erfinder keine Mitteilung macht, wodurch die Erfindung vom Dienstherrn in Anspruch genommen wurde;
- der Dienstherr bei Inanspruchnahme der Erfindung diese
  - im Inland auf eigene Kosten zum Patent anzumelden hat und
  - im Ausland auf eigene Kosten zum Patent anzumelden oder dem Erfinder freizugeben hat;
- bei Verwertung der Erfindung durch eine Hochschule der Erfinder Anrecht auf eine Vergütung in Höhe von 30 % aller Einnahmen hat.

Mittlerweile bilden Patentanmeldungen und Patente einen wesentlichen Bestandteil des Technologietransfers von staatlichen Forschungsinstituten an industrielle Kooperationspartner.
Dieser Technologietransfer auf der Grundlage von Patenten kann für nichtindustrielle Forschungsinstitute hochattraktiv sein, da er eine einfache Möglichkeit darstellt,
- die Ergebnisse der Grundlagenforschung wirtschaftlich zu nutzen
  - durch die Gründung einer erfindergeführten Gesellschaft/Ausgründung,
  - durch Verkauf oder Lizenzvergabe an einen industriellen Partner, welcher als Gegenleistung für die Nutzung des Patentes
    - Vorabzahlungen, Meilensteinzahlungen, Lizenzgebühren und Umsatzbeteiligungen erbringt und ggfs. zusätzlich
    - Forschungsleistungen des Forschungsinstitutes im Rahmen einer Zusammenarbeit zur Entwicklung der Erfindung zu einem Marktprodukt finanziert,
  - sodass die Finanzierung weiterer Grundlagenforschung zumindest anteilig gesichert werden kann;
- eine Arzneimittelentwicklung auf der Grundlage der Ergebnisse der eigenen Grundlagenforschung anzustoßen.

Ohne einen wirksamen Patentschutz
- ist es einer Pharmafirma kaum möglich, die Übernahme von Kosten und Risiken für einen neuen technologischen Zugang zu innovativen Arzneimitteln zu rechtfertigen,
  - da ansonsten Konkurrenten ohne den erheblichen Kostenaufwand und ohne Risiko sofort nach Markteinführung eines innovativen Arzneimittels das entsprechende Generikum bzw. Nachahmerprodukte billiger auf den Markt bringen können und

---

[275] http://www.gesetze-im-internet.de/bundesrecht/arbnerfg/gesamt.pdf.

- weil die Preisgestaltung für das innovative Arzneimittel durch den Konkurrenzdruck so beschränkt wird, das die Finanzierung der aufgelaufenen und zukünftigen Forschungs- und Entwicklungskosten nicht mehr erwirtschaftet werden kann;
- laufen daher neue wissenschaftliche Erkenntnisse und hieraus resultierende technisch verwertbare Ergebnisse in die Gefahr, ungenutzt liegen zu bleiben, d. h.
  - ohne in innovative Arzneimittel zu münden,
  - ohne sowohl dem nichtindustriellen Forschungsinstitut wie auch der Pharmaindustrie einen Finanzbeitrag zur Sicherung der Arbeitsplätze und der Zukunft zu liefern,
  - ohne Nutzen für das Gesundheitssystem und für die Volkswirtschaft.

Da nichtindustrielle Forschungsinstitute öffentlich, d. h. von dem Steueraufkommen der Gesellschaft finanziert werden, sind sie im besonderen Maße, sind sie gerade auch ethisch zu Gegenleistungen verpflichtet als Antwort auf die Vorleistungen der Gesellschaft. Diese Gegenleistungen stellen dar
- zuallererst die Forschungsergebnisse
  - und die darauf aufbauenden neuen Erkenntnisse, Theorien und Hypothesen,
- aber auch die Erfindungen in diesen Ergebnissen, einschließlich
  - deren wirksame Anmeldung als Patente und
  - deren bestmögliche wirtschaftliche Verwertung zugunsten der Erfinder, des Forschungsinstitutes, des Steuerzahlers und der Gesellschaft.

Diese Verpflichtung steht nicht im Gegensatz zu der akademischen Freiheit der ungehinderten Veröffentlichung aller erarbeiteten wissenschaftlichen Daten,
- da die Patentanmeldung zeitgleich mit der Abfassung des Manuskriptes zur Veröffentlichung der wissenschaftlichen Ergebnisse erfolgen kann;
- weil aufgrund der Regelung des Arbeitnehmererfindergesetzes für Hochschulen[276]
  - der Erfinder berechtigt ist, die Diensterfindung im Rahmen seiner Lehr- und Forschungstätigkeit zu offenbaren, wenn er dies dem Dienstherrn rechtzeitig, in der Regel zwei Monate zuvor, angezeigt hat und
  - dem Erfinder im Fall der Inanspruchnahme der Diensterfindung ein nichtausschließliches Recht bleibt zur Benutzung der Diensterfindung im Rahmen seiner Lehr- und Forschungstätigkeit;
- da andererseits die Taktik, wissenschaftliche Daten vorschnell und klein portioniert als sogenannte „Salamiveröffentlichungen" zu publizieren
  - die Möglichkeit einer Patenanmeldung untergräbt,
  - aber auch schnell in die Gefahr läuft, gegen die Regeln „guter wissenschaftlicher Praxis" zu verstoßen.[277]

---

[276] http://www.gesetze-im-internet.de/bundesrecht/arbnerfg/gesamt.pdf.
[277] DFG (Hrsg). Vorschläge zur Sicherung guter wissenschaftlicher Praxis; Denkschrift. Wiley-VCH, Weinheim 2013:13–26; http://www.dfg.de/download/pdf/dfg_im_profil/reden_stellungnahmen/download/empfehlung_wiss_praxis_1310.pdf.

Da Wissenschaftler an nichtindustriellen Forschungsinstituten professionelle Unterstützung für die Anmeldung und Durchsetzung von Patenten benötigen und diese Unterstützung kostspielig ist, kann der Staat durch eine Anschubfinanzierung helfen,
- die erheblichen Kosten (Gebühren wie auch Honorare der Patentanwälte) für nationale und die internationalen Anmeldungen von Patenten zu tragen und
- die Verhandlungsposition der Erfinder und/oder des Dienstherrn bei Verhandlungen mit Arzneimittelunternehmen über Lizenzvergaben und/oder Technologietransfer drastisch zu verbessern.

Beim Technologietransfer zwischen einem nichtindustriellen Forschungsinstitut und einem Pharmaunternehmen ist zu unterscheiden zwischen dem
- Angebotstransfer, bei welchem
  - das Transfergut, eine Arbeitsleistung, ein Wissen oder eine Erfindung einer nichtindustriellen Forschungseinrichtung oder einem industriellen Partner zur Übernahme angeboten wird, wobei die Übernahme erfolgen kann
    - passiv, dass heißt der Anbieter stellt nur seine Arbeit, sein Wissen und/oder einen Teil oder alle seine Rechte an dem Transfergut zur Verfügung,
    - aktiv, dass bedeutet, der Anbieter arbeitet mit dem Nehmer des Transfergutes aktiv in Hinblick auf ein gemeinsames Ziel zusammen,
  - der Anbieter in seiner Arbeit grundsätzlich seine Unabhängigkeit vom Abnehmer des Transfergutes bewahrt;
- Auftragstransfer, bei welchem
  - der industrielle Partner eine nichtindustrielle Forschungseinrichtung beauftragt mit der Lösung eines Problems, wobei die Lösung beinhalten kann
    - eine Beratungsleistung,
    - ein Gutachten,
    - die Planung, Durchführung und Auswertung von Versuchen,
  - der nichtindustrielle Partner durch die Auftragsannahme in ein Abhängigkeitsverhältnis zum industriellen Partner eintritt, wobei
    - der industrielle Partner den Auftragnehmer für die Durchführung des Auftrags bezahlt,
    - der nichtindustrielle Partner die Lösung dem industriellen Partner zur Verfügung stellt und
    - der industrielle Partner als Auftraggeber alle Rechte an der Lösung erwirbt.

Viele Kooperationen zwischen nichtindustriellen Forschungsinstitutionen und industriellen Partner entwickeln sich zu Mischformen eines Angebots- und Auftragstransfers, wobei Ausgangspunkt ein Angebot oder ein Auftrag gewesen war. Entscheidend für den Erfolg des Technologietransfers ist die Bereitschaft bzw. Verpflichtung
- des nichtindustriellen Partners, Erfindungen aus seiner Grundlagenforschung
  - zum Patent anzumelden, ohne neuheitsschädlich die Ergebnisse der Grundlagenforschung vorher zu veröffentlichen,
  - an den Pharmapartner exklusiv für alle Anwendungsbereiche oder zumindest für bestimmte Anwendungsgebiete zu lizensieren,

- eine nichtexklusive Vergabe von Patentrechten ist innovationsschädlich, weil sie die Wettbewerbsbedingungen missachtet, unter denen Pharmaunternehmen die Kosten und die Risiken für die Entwicklung von innovativen Arzneimitteln überhaupt nur tragen können;
- des industriellen Partners,
  - die lizensierte Erfindung zügig für seine Forschung und Entwicklung zu nutzen und
    - über diese Nutzung in regelmäßigen Abständen gegenüber dem Lizenzgeber Rechenschaft abzugeben,
  - bei Nichtnutzung das Lizenzrecht an den Lizenzgeber zurückzugeben,
    - wobei die Zahlung eines Bußgeldes durchaus angebracht sein kann und vertragsmäßig geregelt werden sollte,
    - um zu verhindern, dass das lizensierte Patent nur als Vorratspatent oder als Sperrpatent gehalten wird, um Konkurrenten von einer Lizenznahme und Nutzung der Erfindung abzuhalten.

Bei staatlichen finanziellen Förderungen der Zusammenarbeit von akademischer Grundlagenforschung und industrieller Pharmaforschung sollten diese Aspekte des Auftragstransfers und des Angebotstransfers berücksichtigt werden, um nicht in die Gefahr zu laufen, dass die Fördergelder wie *„Wasser im Sand"* versiegen.[278]

Einen beträchtlichen Einfluss auf die Entwicklung innovativer Arzneimittel haben Staat und politische Parteien durch

- ihren Beitrag zur Gestaltung der öffentlichen Meinung über neue Technologien und Produkte, indem sie
  - entweder eine grundsätzlich zustimmende Haltung aufbauen durch
    - Sachinformationen über die mit den neuen Technologien verbundenen Chancen und Gefahren und
    - sachdienliche, die Gefahren einschränkende gesetzliche Regelungen,
  - oder Ängste der Bevölkerung vor vermeintlichen oder tatsächlichen Gefahren neuer Techniken schüren,
    - populistisch durch unsachgemäße Informationen und
    - durch irrationale Abwertung der Techniken bis hin zur Verteufelung der Wissenschaft und der forschenden Pharmaindustrie;
- durch gesetzliche Regelungen
  - der Finanzierung des Gesundheitssystems, vorwiegend
    - über Steuermittel in Form eines nationalen Gesundheitsdienstes (wie z. B. in Dänemark, Großbritannien, Irland, Italien, Portugal),
    - über freiwillige Krankenversicherungen (wie z. B. in den USA)
    - über eine gesetzliche Pflichtversicherung (wie z. B. in Belgien, Deutschland, Frankreich, Luxemburg) ohne oder mit Selbstbeteiligung, oder

---

[278] http://www.spiegel.de/wissenschaft/medizin/imi-forschung-geht-an-den-who-zielen-vorbei-a-1021708.html.

- über einen Grundbetrag und einen einkommensabhängigen Betrag (wie z. B. in den Niederlanden),
- zur Festlegung von Arzneimittelpreisen, welche von den Versicherungen erstattet werden, wie beispielsweise in Deutschland,[279] indem
  - innovative Arzneimittel, welche im Vergleich zur bestehenden zweckmäßigen Therapie einen medizinischen Zusatznutzen aufweisen, einen höheren, dem Forschungs- und Entwicklungsaufwand entsprechend angemessenen Marktpreis zugestanden bekommen,
  - Arzneimittel ohne belegbaren Zusatznutzen einer Festbetragsgruppe zugeordnet werden,
  - Arzneimittel ohne belegbaren Nutzen entweder privat gezahlt werden müssen oder nicht zugelassen werden.

Soweit bekannt, machen in den Ländern der OECD die Arzneimittelkosten etwa 15 % der Gesundheitskosten aus. Diese lagen im Jahre 2008 innerhalb Europas zwischen 9,4 % (Schweden) und 11,2 % (Frankreich), in den USA dagegen bei 16 % des Bruttoinlandproduktes.

Pro Kopf der Bevölkerung wurden in Europa zwischen 3.470 US$ (Schweden) und 4.627 US$ (Schweiz) für das Gesundheitssystem ausgegeben, in den USA dagegen 7.538 US$. Entsprechend lagen die Arzneimittelkosten pro Person und Jahr zwischen 520 US$ (Schweden) und 1.131 US$ (USA).[280]

Arzneimittel machen demzufolge einen beträchtlichen und steigenden Anteil an den Kosten des Gesundheitssystems aus. Auch wenn dieser Anteil geringer ist als derjenige von Krankenhausbehandlung und ambulanter Versorgung, könnte die kostentreibende Funktion der Arzneimittel eingedämmt werden, ohne dadurch die Innovationskraft der forschenden Arzneimittelindustrie zu schwächen.

Ein sinnvoller Weg wäre
- die strikte Preisbevorteilung der bewiesenermaßen wirksamen und innovativen Arzneimittel,
  - hierdurch würde eine treibende Kraft entstehen für die Arzneimittelforschung, für die Innovationsfähigkeit der Pharmaindustrie und für die Verbesserung der Therapiemöglichkeiten von bislang unzulänglich oder nicht behandelbaren Erkrankungen;
- der drastische Preisabschlag für Scheininnovationen,
  - welche im Regelfall zwar hochpreisig sind, aber keine wesentlichen Vorteile in der Behandlung von Patienten bieten;
- Förderung der Generikaentwicklung,
  - um patentfrei gewordene Arzneimittel so preisgünstig wie nur möglich anbieten zu können.

---

[279] http://www.gesetze-im-internet.de/am-nutzenv.
[280] http://de.wikipedia.org/wiki/Arzneimittel (Abruf 10. 03. 2015).

6 Der Analyse-, Bewertungs- und Entscheidungsprozess

6.1 Wer analysiert, bewertet und entscheidet?

Forschungsziele können Kraft der Weisungsbefugnis einer Unternehmensleitung „autoritär" vorgegeben werden. Diese Vorgehensweise „von oben nach unten" macht Sinn, wenn
- das Pharmaunternehmen einen Forschungs- und Entwicklungsbereich unabhängig von seinem Istzustand in seiner Qualität und Quantität auf ein neues gesetztes Ziel hin ausrichten will, was bedeutet, dass
  - die Forschung von Grund auf entsprechend dem neuen Forschungsziel umzubauen ist,
  - die Firma in ihrer Forschung auf den Ausgangspunkt „Neustart" zurückversetzt wird, mit den Folgen, dass
    - die bisherigen Investitionen in die Forschung und Entwicklung auf das neue Ziel hin geprüft und ggfs. abgeschrieben werden müssen,
    - der Zeitablauf von durchschnittlich 12–15 Jahren zur Findung und Entwicklung neuer Arzneimittel neu beginnt;
- in einer erfindergeführten Ausgründung
  - der Erfinder auf der Grundlage seiner Erfindung das Forschungsziel vorgibt und
  - die Expertise von Forschung und Entwicklung entsprechend dem Forschungsziel aufgebaut wird.

Liegen derartige Voraussetzungen nicht vor, dann wäre die Vorabfestlegung der Forschungsziele durch die Unternehmensleitung gleichbedeutend mit dem Versuch, „*das Pferd am Schwanz aufzuzäumen*".
Somit stellen im Regelfall Entscheidungen über die Forschungsziele und Forschungsstrategien eines Unternehmens
- nicht den Ausgangspunkt für die Gestaltung der Forschungsaktivitäten dar,
- sondern sie sind die Folgen der Analyse dessen, was an Forschungsaktivitäten in diesem Unternehmen vorliegt.

Es ist naheliegend, dass für eine derartige Analyse nur die Gesamtheit der wissenschaftlichen Mitarbeiter die ausreichende Fachkompetenz besitzt. Somit sollte es deren Aufgabe sein
- die Forschungsaktivitäten eines Pharmaunternehmens zu untersuchen und zu bewerten und
- auf der Grundlage dieser Bewertung die erreichbaren Forschungsziele und die machbaren Forschungsstrategien zu erarbeiten, festzulegen und die Entscheidungen an die Unternehmensleitung weiterzugeben.

Dieser Entscheidungsprozess von „unten nach oben" mag dem Selbstverständnis so mancher Unternehmensleitungen und Forschungsleitungen widersprechen, seine Logik sollte aber leicht nachvollziehbar sein.

Tab. 6.1: Verteilung der Kompetenzen in einem Arzneimittelunternehmen.

	Wissenschaftler vor Ort	Forschungsleiter, Bereichsleiter	Unternehmensleitung, Vorstand	Aufsichtsrat, Anteilseigner
Fachkompetenz				
• Stärken, Schwächen • Möglichkeiten • Gefahren	Hoch	Mittel	Gering	Keine
Bewertungskompetenz				
• Forschungsziele • Strategien • Produkte • Lizenzen • Kooperationen • Kosten	Hoch	Mittel	Gering	Keine
Entscheidungskompetenz				
• Forschungsziele • Forschungsstrategien	Mittel	Hoch	Gering	Keine
Forschungskooperationen	Mittel	Hoch	Mittel	Keine
Personal/Gehälter	Gering	Mittel	Hoch	Keine
Forschungsbudget	Gering	Mittel	Hoch	Mittel
Unternehmensziele und Strategie	Keine	Gering	Hoch	Hoch
Bilanzen/Gewinne	Keine	Gering	Hoch	Hoch
Geschäftsentwicklung (Firmenkauf/Verkauf/Fusionen)	Keine	Gering	Hoch	Hoch

Kompetenzen: ■ Hoch ■ Mittel ■ Gering ☐ Keine

Denn nur die Mitarbeiter kennen in allen Einzelheiten ihre Arbeitsbereiche, wissen um deren Stärke und Schwächen, sehen die sich bietenden Möglichkeiten und die drohenden Gefahren. Diese Mitarbeiter erkennen am besten und am schnellsten,

- ob ihr eigenes Fachwissen für eine objektive Analyse der eigenen Forschungsaktivitäten ausreicht,
- von welchen Experten Rat und Urteil zu suchen ist, um
  - den aktuellen Stand und die Zukunftsperspektiven der wissenschaftlichen Erkenntnis und der technologischen Entwicklungen zu erfassen,
  - die Forschungsaktivitäten der Konkurrenten beurteilen zu können,
  - die Marktveränderungen abzuschätzen, welche verursacht werden könnten durch
    - zu erwartende Innovationen in der Arzneimitteltherapie,
    - sich verändernde wirtschaftliche Rahmenbedingungen und
    - wechselnde gesellschaftliche und politische Einflussnahmen.

Daher sind nur die vor Ort, d. h. an der Front der wissenschaftlichen Erkenntnis tätigen Mitarbeiter in der Lage, ggfs. gemeinsam mit den jeweiligen von ihnen fachkompetent ausgewählten Experten ein objektives, umfassendes Bild des Istzustandes der eigenen Forschungsaktivitäten zu zeichnen.

Dieses Bild sollte dann zusammengefügt werden mit den Bewertungen aller anderen Bereiche und Aktivitäten des Unternehmens, sodass schlussendlich die Unternehmensleitung über eine vielgliedrige kompetent erstellte Bewertung des gesamten Unternehmens verfügt, um darauf aufbauend die Unternehmensziele und die Unternehmensstrategie festlegen zu können (siehe Tab. 6.1).

6.2 Stärken und Schwächen der Forschung im Unternehmen

Die Beschreibung des Istzustandes eines Unternehmens wird vorzugsweise erfasst durch die Analyse der Stärken („*Strenghts*"), der Schwächen („*Weaknesses*"), der Möglichkeiten („*Options*") und der Gefahren („*Threats*") aller Unternehmensbereiche.[281,282]

Tab. 6.2: Fragestellungen zur Stärken-Schwächen-Analyse eines Unternehmens.

		Analyse ▼			
		Forschung und Entwicklung, Produktion, Vermarktung und Verkauf ▼			▼
Stärken	▶	Wo ist das Unternehmen bereits stark?			Schwächen
		Wo muss sich das Unternehmen stark machen?		◀	
		Wo sollten keine weiteren Aktivitäten investiert werden?			
		Können die eigenen Stärken	▶	• die Schwächen kompensieren?	
				• vor den bekannten Gefahren schützen?	◀ Gefahren
Möglichkeiten	▶	Können die sich bietenden Möglichkeiten	▶	• die bekannten Gefahren übertrumpfen?	▶ Geschäftsziele, Strategien
				• die Schwächen beseitigen?	
				• finanziert werden?	

---

281 Sedlacek HH, Sapienza AM, Eid V. Ways to successful strategies in drug research and development. Wiley-VCH, Weinheim 1996:81–3.
282 Pelz W. SWOT-Analys:, Beispiele, Geschichte und Umsetzung. In Pelz W (Hrsg), Strategisches und Operatives Marketing: Ein Leitfaden zur Erstellung eines professionellen Marketing-Plans. Verlag, Norderstedt 2004; http://www.wpelz.de/ress/swot.pdf.

Tab. 6.3: Stärken-Schwächen-Analyse des Unternehmens.

Bereiche	Forschung und Entwicklung	Produktion	Vermarktung/Verkauf	Unternehmensleitung
Fragestellungen	▼	▼	▼	▼
Stärken? (Strengths) ▶ Schwächen? (Weaknesses) ▶ Möglichkeiten? (Opportunities) ▶ Gefahren? (Threats) ▶	• Fachkompetenz • Patentrechte • Lizenzrechte • Konkurrenten • neue Erkenntnisse • neue Technologien • Kapazitäten • Kooperationen	• Technologien • Qualität • Kapazitäten • Umweltschutz • staatliche Regulierung • Kosten/Preis	• Produkte/Innovationsgrad/medizinischer Bedarf • staatliche Regulierung • gesellschaftlicher Druck	• Führungskompetenz • Kritikkompetenz • ethische Kompetenz • soziale Kompetenz • Entscheidungsfähigkeit
	▼	▼	▼	▼
SWOT ▶	Position des Unternehmens im Vergleich zur Konkurrenz			

Diese SWOT-Analyse ist die notwendige Voraussetzung um zu erkennen (siehe Tab. 6.2)[283]
- auf welchen Gebieten der Forschung und Entwicklung, der Produktion, der Vermarktung und des Verkaufes
  - das Unternehmen bereits stark ist,
  - sich stark machen muss,
  - keine weitere Aktivität mehr investieren sollte;
- ob die eigenen Stärken
  - die erkannten Schwächen kompensieren könnten,
  - vor den bekannten Gefahren schützen würden;
- wo die besten Möglichkeiten liegen, so beispielsweise
  - in der eigenen Forschung und Entwicklung,
  - in der Zusammenarbeit mit akademischen Instituten oder anderen Unternehmen,
  - in der Produktion oder
  - in der Vermarktung und im Verkauf;
- ob die sich bietenden Möglichkeiten
  - die bekannten Gefahren deutlich übertrumpfen würden,
  - finanziell von dem Unternehmen getragen werden könnten;
- welche Forschungsziele somit für den Markterfolg des Unternehmens
  - attraktiv wären,
  - eine starke Wettbewerbsposition bieten würden.

---

283 Steiner GA. Strategic Planning. The Free Press, New York 1979:16–23.

Tab. 6.4: Analyse der Stärken und Schwächen der Forschung als Teil der Unternehmensstrategie.

Unternehmensstrategie	▶	Geschäftsziele	◀	Unternehmensstrategie
		▲		
		Unternehmensleitung		
		▲		
		Forschungsleitung		
		▼		
		Moderation		
		▼		
Forschungsstrategien	▶	Forschungsziele	◀	Forschungsstrategien
		▲		
Beratung durch • Experten • Kliniker • Forschungsinstitute	▶	Bewertung und Entscheidung	◀	Ergänzung durch • Patentwesen • Vermarktung • Produktion • Finanzierung
		▲		
		Stärken / Schwächen / Gefahren / Möglichkeiten		
		▲		
		Forschungsbereich / Entwicklungsbereich		
		▲		
		Analyse		
		▲		
Wissenschaftliche Mitarbeiter				

Fachkompetenz zur Erarbeitung der Forschungsziele   ■ Hoch   ■ Mittel   ■ Gering

Bei dieser Analyse sind zu unterscheiden (siehe Tab. 6.3)
- die Ermittlung der Stärken und Schwächen der gesamten operativen Tätigkeit des Unternehmens,
  - welche von der Unternehmensleitung in die Wege geleitet, strukturiert und kontrolliert werden sollte und
    - die sich aus den Stärken-Schwächen-Analysen aller unterschiedlichen Unternehmensbereiche einschließlich ihrer jeweiligen Leitungsebenen zusammensetzt,
  - welche betriebswirtschaftlich ausgerichtet ist,
    - weswegen entsprechend qualifizierte Beraterfirmen hier durchaus substanzielle Hilfe anbieten können und
  - als deren Ergebnis die Unternehmensziele und die Unternehmensstrategie neu festgelegt, bestätigt oder korrigiert werden (siehe Tab. 6.4);
- die Stärken-Schwächen-Analyse der Forschung und Entwicklung,
  - welche bei innovativen Arzneimittelfirmen einen wesentlichen Teilbereich der Unternehmensanalyse darstellt,

- die im Wesentlichen von der Fachkompetenz und Erfahrung der forschenden und entwickelnden Wissenschaftler getragen wird,
  - für die aber auch andere Bereiche des Unternehmens zuarbeiten müssen
  - wie z. B. Produktion, Vermarktung, Patentwesen und Finanzen;
- die Stärken-Schwächen-Analyse der Tätigkeit der Unternehmensleitung, welche
  - das Aufsichtsgremium des Unternehmens regelmäßig in die Wege leiten, strukturieren und kontrollieren muss,
  - in innovativen Pharmaunternehmen
    - durchgeführt werden sollte maßgeblich von der eigenen Forschung und Entwicklung,
    - dagegen moderiert, zusammengefasst und anonymisiert werden sollte von einem externen, neutralen, fachkompetenten und in der Forschung erfahrenen Wissenschaftler,
  - dem Aufsichtsgremium helfen soll, die Unternehmensleitung beurteilen, korrigieren und ergänzen zu können in Hinblick auf
    - die notwendige Führungskompetenz, Kritikkompetenz und ethische Kompetenz,
    - Maßnahmen zum Aufbau und/oder Aufrechterhaltung der Innovationskultur und
    - menschliche Risikofaktoren, welche die Chancen zum Erreichen der Forschungsziele und Unternehmensziele gefährden.

Wie gesagt, steht bei innovativen Pharmafirmen im Vordergrund die Stärken-Schwächen-Analyse der Forschung und Entwicklung. Aufgrund der Vernetzung mit allen anderen Bereichen im Unternehmen bedarf diese Analyse einer Moderation.

Auch für diese Moderation ist wissenschaftliche Fachkompetenz und Erfahrung notwendig, sodass die Moderation übernommen werden sollte von
- der Forschungsleitung oder
- einem erfahrenen, uneigennützigen und vertrauenswürdigen Wissenschaftler aus der Reihe der wissenschaftlichen Mitarbeiter.

Wichtig ist, dass die mit der Moderation beauftragte Person
- weder den Analyseprozess inhaltlich beeinflusst,
- noch von Personen gleich welcher Führungsebene in ihrer Tätigkeit beeinflusst wird.

Denn jede Einflussnahme, sei es direkt durch die Forschungsleitung oder auch durch die Unternehmensleitung, birgt die Gefahr in sich, dass das Ergebnis weniger sachorientiert, weniger zielorientiert ist und damit zu Lasten der Zukunft des Unternehmens verfälscht wird.

Um diese Gefahr zu mindern, sollten keinesfalls Beraterfirmen mit der Moderation der Analyse der Stärken und Schwächen der Forschung und Entwicklung beauftragt werden,
- nicht nur, weil ihnen im Regelfall die hierzu notwendige wissenschaftliche Fachkompetenz und Erfahrung fehlt,

- sondern auch, weil sie Auftragsempfänger der Unternehmensleitung sind und damit
  - die Verführung groß ist, nach dem Motto „*wes' Brot ich ess', des' Lied ich sing'*" zu verfahren und daher
  - ihre Unabhängigkeit von den wissenschaftlichen Mitarbeitern grundsätzlich in Zweifel gezogen wird.

Andererseits können Beraterfirmen dem Moderator wertvolle Hilfe leisten, so z. B.
- Tabellen und Grafiken zeichnen,
- Marktrecherchen durchführen und
- nicht öffentlich zugängliche Informationen über Wettbewerber und/oder zu politischen und gesellschaftlichen Entwicklungen beisteuern.

Eine Stärken-Schwächen-Analyse der Forschung und Entwicklung durch die wissenschaftlichen Mitarbeiter kann nur dann bestmöglich objektiv und damit erfolgreich sein, wenn die Unternehmensleitung
- sich der Gefahren einer Verfälschung durch äußere Einflussnahmen bewusst ist,
- den wissenschaftlichen Mitarbeitern vertraut und daher
  - diese uneingeschränkt mit der Ausarbeitung, Bewertung und Entscheidungsfindung beauftragt und
- die Wissenschaftler unterstützt durch
  - Freistellung von ihren eigentlichen Aufgaben,
  - Bereitstellung von Hilfspersonal und
  - Motivation,
    - denn welcher Forscher löst sich schon gerne von seiner Laborarbeit und übernimmt solche Art von „*Verwaltungsarbeit*"!

Andererseits muss gerade den forschenden Mitarbeitern klar sein, dass die Stärken-Schwächen- Analyse zu ihren wichtigsten Aufgaben gehört,
- denn sie bietet die Grundlage für
  - die Festlegung von attraktiven Forschungszielen und machbaren Forschungsstrategien,
    - zur Ausrichtung ihrer wissenschaftlichen Arbeit,
    - für die Findung, Entwicklung und erfolgreiche Markteinführung von innovativen Arzneimitteln und
  - die langfristige Finanzierung der Forschung und Entwicklung wie auch
- um Ziele und Strategien der sich ändernden Wirklichkeit und dem Erkenntnisfortschritt anzupassen,
  - was eine Wiederholung der Stärken-Schwächen-Analyse in regelmäßigen Abständen zur logischen Folge hat.

Erteilt nun entgegen dieser Einsicht die Unternehmensleitung einer Beraterfirma den Auftrag zu einer Stärken-Schwächen-Analyse der Forschung, dann wird hierdurch in aller Deutlichkeit gezeigt, dass
- die wissenschaftlichen Mitarbeiter nicht das Vertrauen der Unternehmensleitung genießen und/oder

- die Unternehmensleitung die Forschung und Entwicklung des Unternehmens mithilfe der Beraterfirma grundsätzlich neu positionieren möchte und daher
  - die Forschungsziele und Forschungsstrategien von vorab festgelegten Unternehmenszielen und Unternehmensstrategien ableiten will und
  - auf die Fachkompetenz der wissenschaftlichen Mitarbeiter wenig Wert legt.

Diese *„von oben nach unten"* gewollte Neupositionierung der Forschung wird noch eindeutiger erkennbar, wenn die Unternehmensleitung
- der Beraterfirma inhaltliche Ziele für Forschungsziele und Forschungsstrategien vorgibt,
- einige ihr genehme Wissenschaftler aus der Forschung auswählt, welche der Beraterfirma bei der Analyse zuarbeiten müssen,
- sich selber aus der Analyse und Bewertung herausnimmt,
- die Information über die einzelnen Ergebnisse der so durchgeführten Analyse den wissenschaftlichen Mitarbeitern verweigert.

Es gibt vielfältige Gründe für solch einen *„von oben nach unten"* Eingriff der Unternehmensleitung in die Forschung. Häufig liegen diese
- in einem autoritären Selbstverständnis der Unternehmensleitung,
  - ggfs. noch verstärkt durch solche Beraterfirmen, welche ihre Chancen für Aufträge durch ihre Bestätigung der autoritären Vorgehensweise von Unternehmensleitungen verbessert sehen, oder
- in einem Versagen, in einer Leistungsschwäche der Forschung und Entwicklung.

Welche Ursachen auch gelten mögen, für das Unternehmen selbst, für dessen Forschungsbereich können diese *„von oben nach unten"* durchgeführten Maßnahmen katastrophale Folgen nach sich ziehen, wenn hierdurch
- die über viele Jahre, wenn nicht über Jahrzehnte hinweg aufgebaute Fachkompetenz und die durch sie erarbeiteten Forschungsziele, Forschungsstrategien und Forschungsergebnisse weitgehend zerstört werden und hierdurch
  - die Grundlagen für neue Entwicklungssubstanzen und innovative Arzneimittel zerbrechen;
- bei der Belegschaft, bei den wissenschaftlichen Mitarbeitern letztlich nur bewirkt werden
  - ein mehr oder weniger begründetes Misstrauen gegenüber der Unternehmensleitung,
  - Frustrationen und Zerstörung der Motivationen und
  - Leistungsschwund durch innere und auch äußere Kündigung.

Um solche Folgen zu verhindern, hat im Besonderen die Forschungsleitung die Pflicht, in regelmäßigen Abständen
- die Stärken, Schwächen, Gefahren und Möglichkeiten des Forschungsbereiches von den wissenschaftlichen Mitarbeitern analysieren und bewerten zu lassen,
  - um falls notwendig die Forschungsziele und/oder Forschungsstrategien entsprechend anpassen zu können,

- die Ergebnisse dieser Analyse, Bewertung und Anpassung der Unternehmensleitung mitzuteilen, sodass diese veranlassen kann
  - ihrerseits die Geschäftsziele und die Unternehmensstrategie entsprechend dem Ergebnis der Überprüfung von Forschung und Forschungszielen anzupassen und
  - Maßnahmen in die Wege zu leiten, welche auftretende Schwächen und Gefahren vermindern helfen.

Falls keine regelmäßige Analyse erfolgt, ist die Gefahr groß, dass
- sich die Wirklichkeit von den einmal gefassten Zielen und Strategien wegbewegt, die Forschungsziele unter den dann gegebenen Bedingungen unerreichbar werden,
- die wissenschaftlichen Mitarbeiter wie auch die Forschungsleitung den entstehenden Graben zwischen der Zielsetzung ihrer Arbeit und der Wirklichkeit nicht erkennen,
- Forschungserfolge in Form von Entwicklungskandidaten, -substanzen und innovativen Arzneimitteln weniger werden und versiegen,
- und peinliche Frage gestellt werden müssen nach
  - der Fähigkeit der wissenschaftlichen Mitarbeiter,
  - der Erreichbarkeit der anfänglich festgelegten Forschungsziele,
  - der Durchführbarkeit der ausgearbeiteten Forschungsstrategien und
  - dem betriebswirtschaftlichen Nutzen des Forschungsbereiches.

Wenn sich dieser Zustand uneinholbar einstellt, dann hilft nur noch ein rigoroser „*Kassensturz*", bei dem auch Beraterfirmen sinnvoll ins Spiel kommen, indem sie mit ihren betriebswirtschaftlichen Methoden den Forschungs- und Entwicklungsbereich in seiner Bedeutung für das gesamte Arzneimittelunternehmen analysieren.

Wie bekannt, hat sich diese betriebswirtschaftliche Analyse bei einer beträchtlichen Zahl von Pharmaunternehmen als der „*tödliche Kuss*" erwiesen für das Ende ihres Bestehens, sei es durch
- Fusion mit einer wirtschaftlich besser dastehenden „*Schwesterfirma*",
- Übernahme durch einen Konkurrenten.

Somit kann nicht häufig genug betont werden:
- Je besser, je objektiver die Stärken-Schwächen-Analyse des Forschungs- und Entwicklungsbereiches eines Pharmaunternehmens gelingt
  - und je regelmäßiger die Analyse durchgeführt wird,
- umso fundierter können die wesentlichen Forschungs- und Entwicklungsgebiete einer Firma erkannt werden für
  - die Festlegung von erreichbaren Forschungszielen und umsetzbaren Forschungsstrategien und
  - die fortlaufende Anpassung dieser Ziele und Strategien
    - an den Wissens- und Erkenntniszuwachs und
    - an die sich verändernden Stärken, Schwächen, Gefahren und Möglichkeiten der Forschung.

Doch auch die beste, regelmäßig durchgeführte Stärken-Schwächen-Analyse der Forschung ist sinnlos, wenn nicht auch die Unternehmensleitung einer solchen unterzogen wird. Denn in einem innovativen Pharmaunternehmen ist der Erfolg beider direkt abhängig von den Stärken und Schwächen beider.

Eine Forschung kann noch so erfolgreich sei, noch so viele innovative Entwicklungssubstanzen „*liefern*", der Erfolg läuft ins Leere, die zugehörigen Investitionen sind „*zum Fenster herausgeschmissen*", wenn die Unternehmensleitung wegen ihrer Unfähigkeit der Forschung die finanziellen Mittel nimmt, sie ins Leere laufen lässt oder aktiv zerstört. Leider ist dieses kein seltener Fall, auch deswegen weil
- die Aufsichtsgremien die ihnen zur Kontrolle überantworteten Unternehmensleitungen
  - zwar am aktuellen betriebswirtschaftlichen Ergebnis messen,
  - aber kaum einer kritischen fachkompetenten Stärken-Schwächen-Analyse unterwerfen, um zu prüfen, ob die Zukunftssicherung des Unternehmens in professionellen Händen liegt;
- die Besetzung von Posten in Unternehmensleitungen viel zu häufig bestimmt wird von
  - Beziehungsnetzen, aufrechterhalten durch gegenseitige unkritische Belobigungen und/oder Begünstigungen statt durch objektiv nachweisbare und nachgeprüfte Leistungen und/oder
  - politisch-wirtschaftliche Würdigungen mit dem „*Kaisers-neue-Kleider*"-Syndrom, dergestalt, dass so manche leistungsarme, aber politisch aktive Führungskraft
    - von der Politik als Unternehmerpersönlichkeit hochgelobt und dekoriert wird und nachfolgend
    - von einem hierdurch sichtlich beeindruckten Aufsichtsgremien in die Unternehmensleitung berufen wird.

6.3 Auswahl der wesentlichen Forschungsgebiete

Mithilfe des Ergebnisses der Stärken-Schwächen-Analyse lässt sich für jedes Unternehmen einschätzen
- auf welchen Forschungsgebieten das Unternehmen wettbewerbsfähig ist, d. h.
  - bei welchen Technologien und Produkten
    - Alleinstellungsmerkmale vorliegen, welche verteidigt werden können,
    - die Anwendung bzw. Verwertung nicht beschränkt ist durch entgegenstehende Patentrechte,
  - auf welchen Gebieten durch eine überragende Fachkompetenz ein Wettbewerbsvorteil vorliegt;
- welche Bereiche der Forschung und Entwicklung attraktiv sind, weil sie
  - Entwicklungskandidaten erbracht haben oder erhoffen lassen, welche
    - wirken könnten bei Krankheiten mit einem großen ungesättigten medizinischen Bedarf und/oder
    - ein hohes Umsatzpotenzial versprechen,

Tab. 6.5: Auswahl des Forschungsgebietes nach Konkurrenzfähigkeit und Attraktivität.

Konkurrenzfähigkeit		Hoch	Mittel	Gering
Fachkompetenz				
	Präklinisch	Überragend	Konkurrenzfähig	Lückenhaft
	Klinisch	Überdurchschnittlich		
Technologien				
	Forschung	Führend	Konkurrenzfähig	Konkurrenzfähig
	Entwicklung	Konkurrenzfähig		
	Produktion	Überdurchschnittlich		Kooperationspartner
Verwertungsrechte		Eigene Patente (Alleinstellungsmerkmal, keine entgegenstehende Rechte)	Lizenzrechte	Abhängigkeit von fremden Patentrechten nicht gelöst
Vermarktung und Verkauf		Globale Expertise	Regionale Expertise, globale aktive Kooperationspartner	Regionale Expertise
Attraktivität		Hoch	Mittel	Gering
Entwicklungs-kandidaten		Für nicht oder unzu-reichend behandelbare Krankheiten	Verbesserungen (Wirksamkeit; Verträglichkeit) von Marktprodukten	Verbesserungen (verbesserte Verabrei-chung, längere Wirkungs-dauer, neue Kombination) von Marktprodukten
Produktkandidaten				

- dem Unternehmen eine solche Stärke verleihen, dass
  - erkannte Schwächen damit kompensiert werden könnten,
  - sie Schutz bieten würden vor bekannten Gefahren,
- die Möglichkeit bieten,
  - die eigenen Schwächen zu beheben,
  - drohende Gefahren zu vermindern.

Die Auswahl eines Forschungsgebietes (siehe Tab. 6.5)
- welches für das Unternehmen attraktiv ist und
- auf welchem das Unternehmen zumindest ausreichend konkurrenzfähig ist,
- benötigt die gesamte Fachkompetenz der wissenschaftlichen Mitarbeiter,
  - ist daher deren ureigene Aufgabe.

Eine Moderation des Auswahlverfahrens durch die Forschungsleitung
- könnte Uneinigkeit verhindern, aufkommenden Streit schlichten helfen, im Besonderen
  - wenn mehrere Forschungsbereiche in Konkurrenz zueinander stehen
- bedarf jedoch des Vertrauens aller Mitarbeiter in die Forschungsleitung, dass sie
  - keine Eigeninteressen durchsetzen will, z. B. bedingt durch

Tab. 6.6: Raster für die Bewertung der Attraktivität von Produktkandidaten.

Attraktivität	Gering		Mittel		Hoch
Innovationsgrad (in Bezug auf medizinischen Bedarf und im Vergleich zu Marktprodukten)	(+)	+	++	+++	+++
Umsatzpotenzial (in Mio. €/Jahr ab dem 5. Jahr)	< 100	100 ≤ 300	300 ≤ 500	500 ≤ 800	> 800
Zeitbedarf bis zur Marktausbietung (in Jahren)	12	12–8	< 8–4	< 4–2	< 2
Kosten bis zur Marktausbietung (in Mio. €)	200	200–150	< 150–100	< 100–50	< 50
Gesamtrisiko	95 %	95 ≤ 75 %	75 ≤ 50 %	50–20 %	< 20 %

- eigene Patente, eigene Rechte an Entwicklungssubstanzen, z. B. aus vorangegangener Tätigkeit als Laborleiter und/oder
- die Suche nach Anerkennung durch die Unternehmensleitung, z. B. falls diese Vorurteile hegt für oder gegen ein Forschungsgebiet oder Forschungsprojekt,
  – wie ein ehrlicher Makler handelt und keine wissenschaftliche Gruppe benachteiligt.

Bei einer vergleichenden Bewertung von miteinander konkurrierenden Forschungsgebieten sollte als Maßstab die Attraktivität der jeweils erhofften (oder bereits vorliegenden) Entwicklungskandidaten dienen, ermittelt anhand folgender Parameter (siehe Tab. 6.6):
- der Innovationsgrad der Kandidaten,
- das Umsatzpotenzial im fünften Jahr nach der Marktausbietung
  – im besten, mittleren und schlechtesten Fall,
- der Zeitbedarf bis zur Marktausbietung
  – ab dem Zeitpunkt der Vergleichsbewertung,
- die Kosten, welche bis zur Ausbietung noch anfallen,
- das zu tragendes Risiko bis zur Ausbietung.

Welcher Vorrang dem einzelnen Parameter gegeben wird, ist abhängig von der jeweiligen Unternehmensstrategie.
Kaum attraktiv dürften Entwicklungskandidaten sein mit
- einem geringen Umsatzpotenzial, ohne oder mit geringem Innovationsgrad, hohem Gesamtrisiko, hohem Zeitbedarf und hohen Kosten und/oder
- hohem Verwertungsrisiko, im Besonderen wenn
  – deren Verwertung fremde Schutzrechte verletzt und/oder
  – die Möglichkeit des Erwerbs von Lizenzrechten nicht absehbar ist.

Hoch attraktiv sind Entwicklungskandidaten für neue, innovative Arzneimittel,
- welche einen hohen technischen Innovationsgrad aufweisen und

Tab. 6.7: Differenzierende Betrachtung der Attraktivität von Forschungszielen.

Innovationsgrad	Gering	Mittel	Hoch
Forschungsziele	Bessere Verabreichungsform	Bessere Verträglichkeit	Neue Wirksamkeit bei bislang nicht oder unzureichend behandelbaren Erkrankungen
	Längere Wirkungsdauer	Bessere Wirksamkeit	
	Neue Kombinationen		
Medizinischer Bedarf	Gering	Mittel	Hoch
Ethische/gesellschaftliche Würdigung	Gering	Mittel	Hoch
Planbarkeit (Forschung)	Gut	Mittel	Gering
Klinische Prüfdauer	2–3 Jahre	5–6 Jahre (Wirksamkeit im Vergleich zu Marktprodukten)	3–6 Jahre (Wirksamkeit)
Kosten (relativ)	Gering	Mittel bis sehr hoch	Mittel bis hoch
Preisgestaltung	Sehr begrenzt	Begrenzt	Kaum begrenzt
Umsatzpotenzial	Gering	Mittel	Mittel bis sehr hoch
Prägung des eigenen Markennamens	Gering	Mittel	Hoch
Gesamtrisiko	Mittel bis hoch (Zulassung ggfs. nur mit erheblichen Preisabschlägen)	Mittel	Hoch

Attraktivität: ▫ Gering ▪ Mittel ▪ Hoch

- welche einen hohen medizinischen Innovationsgrad versprechen
  - mit potenzieller Wirkung bei bislang nicht oder nur unzulänglich behandelbaren Erkrankungen und/oder
  - mit einer neuen Wirkungsweise;
- falls das Unternehmen die alleinigen Patentrechte besitzt und frei ist in der Verwertung;
- auch dann, wenn sie mit einem hohen Gesamtrisiko belastet sind, weil sie erwarten lassen (siehe Tab. 6.7),
  - dass sich die klinische Wirkung auf bislang nicht oder nur mangelhaft behandelbaren Erkrankungen relativ schnell und zu überschaubaren Kosten prüfen bzw. beweisen lässt,
  - dass die realistische Möglichkeit besteht,
    - das Marktpotenzial im vorgesehenen Indikationsgebiet bestmöglich auszuschöpfen und
    - weitere Indikationsgebiete durch die klinische Forschung zu erschließen,

- • eigene Nachfolgeprodukte erfolgreich im Markt einzuführen;
- – dass sie markenprägend sind für das Unternehmen,
  - • weil dieses als forschungsintensiv, verantwortungsvoll und innovativ im Dienste der Gesundheit des Menschen wahrgenommen wird,
  - • wodurch das markenspezifische Verschreibungsverhalten der Ärzte und das Vertrauen und Wunschverhalten der Patienten gefördert wird und
- – weil das Risiko niedrig ist, dass hohe Marktpreise zur Deckung der hohen Forschungsaufwendungen und Forschungsrisiken von der Gesellschaft als unglaubwürdig erachtet werden.

Entwicklungskandidaten, welche Schrittinnovationen mit mittlerem Innovationsgrad darstellen, ermöglichen das *„Brot-und-Butter"*-Geschäft der Pharmafirmen, weil
- ■ sie gezielt
  - – hergestellt werden können durch Strukturvariationen des pharmazeutischen Wirkstoffs im jeweils zu verbessernden Arzneimittel und
  - – geprüft werden können auf bessere Wirksamkeit und/oder bessere Verträglichkeit im Vergleich zum jeweiligen Arzneimittel;
- ■ relativ genau kalkulierbar sind
  - – das Umsatzpotenzial durch Kenntnis des Umsatzes des verwandten, verbesserungswürdigen Marktproduktes,
  - – die Kosten und der Zeitbedarf für die Entwicklung,
    - • auch wenn der klinische Beweis der beanspruchten Vorteile (bessere Wirksamkeit und/oder bessere Verträglichkeit) im Vergleich zum Marktprodukt erbracht werden muss,
    - • was sich bei geringen Unterschieden als langwierig und damit kostspielig und risikoreich herausstellen kann;
- ■ sie wegen ihres überschaubaren Risikos das hohe Gesamtrisiko bei hochinnovativen Forschungsprojekten abfedern, wobei das größte Risiko beinhaltet, dass
  - – die erhoffte Verbesserung sich als klinisch nicht ausreichend beweisbar herausstellt und damit
  - – der Entwicklungskandidat eine Scheininnovation darstellt;
- ■ sie zur Gestaltung des Markennamens beitragen.

Entwicklungskandidaten mit geringem Innovationsgrad können für ein Unternehmen dann attraktiv sein, wenn
- ■ sie als Nachfolger eines eigenen innovativen Arzneimittels dessen Marktanteil kannibalisieren und dadurch für das Unternehmen sichern sollen, weil
  - – dessen Umsatz hoch ist und
  - – dessen Patentrechte in wenigen Jahren ablaufen werden;
- ■ die Möglichkeit besteht, den Marktanteil eines umsatzträchtigen Arzneimittels der Konkurrenz zu erobern,
  - – weil dieses Arzneimittel kleine, aber seine Anwendung einschränkende Nachteile aufweist, wie z. B. eine zu kurze Wirkdauer oder ein unbequeme Verabreichungsform,

Tab. 6.8: Beispiel für die Risikoverteilung von Forschungsgebieten.

Indikations-gebiete	Marktsituation			Forschungsgebiete			
	Thera-peutika liegen vor	Medizinischer Bedarf		A	B	C	D
I	Ja	Bessere Verabreichungsform, längere Wirkungsdauer	Gering	Ia			
II	Ja	Bessere Wirksamkeit, bessere Verträglichkeit	Mittel	IIa	IIb	IIc	
III	Nein	Neue Wirksamkeit bei bislang nicht oder unzureichend behandelbaren Erkrankungen	Hoch			IIIa	IIIb

Ia–IIIb = Forschungsprojekte   ▫ Geringer   ▪ Mittlerer   ■ Hoher Innovationsgrad

- indem ein Nachfolgeprodukt entwickelt wird, welches diese Nachteile nicht aufweist.

Vor diesem Hintergrund sind Arzneimittelunternehmen gut beraten, ihre Forschungsgebiete so auszuwählen (siehe Tab. 6.8), dass sie
- die Schwächen der bestehenden Produktpalette vermindern und
- Forschungsprojekte unterschiedlichen Innovationsgrades enthalten.

6.4 Festlegung von Forschungszielen und Forschungsstrategien

Jedes innovative Pharmaunternehmen besitzt eine firmenspezifische Zukunftsvision, deren Kernbestandteile die Forschungsziele darstellen.
  Forschungsziele sollten wiederum
- die Erfüllung ausgewählter medizinischer Bedürfnisse zum Inhalt haben, d. h.
  - Hilfe für Patienten mit schweren und bislang nicht oder nicht ausreichend therapierbaren Erkrankungen versprechen und hierdurch
- einen wirtschaftlich überdurchschnittlichen Erfolg in Aussicht stellen,
  - zumindest jedoch das Überleben des Unternehmens langfristig sichern helfen.

Solcherart Zukunftsvisionen können ihrerseits wiederum die „*treibenden Kräfte*" zu Verwirklichung der Forschungsziele freisetzen, vorausgesetzt,
- die Ausarbeitung und Festlegung der Forschungsziele
  - stellt eine Gemeinschaftsarbeit aller fachkompetenten Beteiligten dar,
  - erfolgt ohne fachinkompetente Einflussnahme,
  - erfolgt in Kenntnis ihrer Erreichbarkeit und Attraktivität;
- die ausgewählten Forschungsziele werden
  - im Unternehmen, in der gesamten Belegschaft überzeugend kommuniziert und

- von allen Mitarbeitern des Unternehmens als attraktiv angesehen;
- die Unternehmensleitung steht verbindlich hinter diesen Zielen.

Ziele in der Arzneimittelforschung gelten dann als erreichbar, wenn ihre Ausarbeitung zur Grundlage hat
- eine bestmögliche Analyse des Unternehmens
  - mit seinen Stärken und Schwächen, Möglichkeiten und Gefahren;
- die Identifikation derjenigen Forschungsgebiete,
  - in denen das Unternehmen ausreichend konkurrenzfähig ist,
  - welche attraktive Forschungsprojekte und Entwicklungskandidaten bieten;
- ein Maximum an wissenschaftlicher Fachkompetenz
  - auf den ausgewählten Forschungsgebieten und
  - in der Pathophysiologie und Pharmakotherapie derjenigen Erkrankungen, deren Arzneimitteltherapie das Forschungsziel darstellt.

Da das Maximum der wissenschaftlichen Fachkompetenz eines Unternehmens in der Gesamtheit der wissenschaftlichen Mitarbeiter seines Forschungsbereiches vorliegt, ist es nichts anderes als folgerichtig, wenn
- die Verantwortung für die Ausarbeitung der Forschungsziele dem Forschungsbereich übertragen wird,
- jeder unwissenschaftliche, unsachliche Eingriff in diesen Prozess der Ausarbeitung verhindert bzw. vermieden wird,
  - da die Gefahr besteht, dass durch solche Eingriffe Forschungsziele nicht wirklichkeitstreu, nicht bestmöglich in Bezug auf die Stärken und Schwächen des Unternehmens ausgewählt werden.

Als größte Gefahren gelten hierbei
- Einflussnahmen der Unternehmensleitung, wenn sie
  - kein Vertrauen in die Arbeit der wissenschaftlichen Mitarbeiter hat,
  - eine Unternehmensstrategie unabhängig von der Forschung und Entwicklung festgelegt hat und
    - ihre Unternehmensstrategie in den Forschungszielen wiederfinden will und ggfs.
    - über die Beauftragung von Beraterfirmen die Zweckdienlichkeit ihrer Unternehmensstrategie belegen und damit durchsetzen will;
- Vorurteile der Forschungsleitung für oder gegen Forschungsziele und Forschungsprojekte;
- der Ehrgeiz von wissenschaftlichen Mitarbeitern, welche
  - ihre persönlichen Ansichten durchsetzen wollen,
  - ihren eigenen Forschungsprojekten zum Durchbruch verhelfen wollen.

Es ist naheliegend, dass die ausgewählten Forschungsziele widerspiegeln müssen (siehe Tab. 6.9),

Tab. 6.9: Die Stärken-Schwächen-Analyse als Basis für die Forschungsziele.

SWOT-Analyse des Unternehmens	▶	Forschungsgebiete	▶	Strategien	▶	Ziele
Forschung und Entwicklung						
Fachkompetenz						
Technologien						
Kapazitäten						
Forschungsprojekte						• Indikationen/ medizinischer Bedarf
Entwicklungskandidaten				• Eigene Forschungsarbeiten, Ergänzung der Technologien und Modelle • Kooperationen • Lizenznahmen • Zukäufe von Fachwissen Technologiekapazitäten		• Anzahl der hoch, mittel und/oder gering innovativen Arzneimittel
Entwicklungssubstanzen		• Stärken (Strengths) • Schwächen (Weaknesses) • Möglichkeiten (Opportunities) • Gefahren (Threats)				• Jahr der Ausbietung
Produktion	▶		▶		▶	• Umsatzpotenziale (Minimum bis Maximum)
Chemische Substanzen			• Mit den größten Stärken • Mit den attraktivsten Möglichkeiten			• Gewinne (Minimum bis Maximum)
Biologika						• Angestrebte Marktposition
Vermarktung und Verkauf						
Marktprodukte						
Territorien						
Fachkompetenz						
Markt						
Medizinischer Bedarf						
Marktpotenzial-Umsatzpotenzial						
Gesetzliche Regelungen						
Gesellschaftliche Forderungen						

- die Stärken-Schwächen-Analyse der Forschung und Entwicklung,
  - im Besonderen bezüglich
    - Fachkompetenz,
    - Kapazitäten und Technologien,
    - Forschungsprojekten, Entwicklungskandidaten und Entwicklungssubstanzen,

- Widersprüche würde belegen, dass
    - entweder die Auswahl der Ziele oder die Stärken-Schwächen-Analyse nicht der Wirklichkeit entsprechen,
    - die Fachkompetenz oder der Wille für eine wahrheitsgetreue Analyse nicht vorlag,
    - die Ergebnisse der Analyse bei der Festlegung der Forschungsziele missachtet wurden;
- die Unternehmensstrategie,
  - Widersprüche würden bedeuten, dass
    - die Unternehmensstrategie oder die Auswahl der Forschungsziele nicht auf den aktuellen Gegebenheiten (die Stärken, Schwächen, Möglichkeiten und Gefahren) des Unternehmens aufbauen,
    - die Unternehmensstrategie keinen Bezug nimmt auf den Istzustand und die Zielvorstellungen der Forschung- und Entwicklung des Unternehmens,
  - eine Übereinstimmung wäre der Beleg,
    - für eine funktionierende Abstimmung zwischen Unternehmensleitung und dem Forschungs- und Entwicklungsbereich,
    - für eine führungskompetente Forschungsleitung;
- die Vermarktungsstrategie, d. h.
  - in welchen Territorien eine Eigenvermarktung oder eine Lizenzvergabe vorgesehen ist,
  - welche Umsatzziele der Verkauf mit den zukünftigen innovativen Arzneimitteln erwartet.

Die Forschungsziele sollten beinhalten
- die Anzahl und die Beschreibung der erhofften hoch, mittel und/oder gering innovativen Arzneimittel,
  - welche jeweils einen bestimmten medizinischen Bedarf erfüllen sollen und
  - deren Marktausbietungen zu Terminen geplant werden,
    - welche in Kenntnis der Stärken und Schwächen zu verwirklichen sind, und
    - die im besten, im mittleren und im schlechtesten Szenario variieren können;
- der Umsatz, welcher im fünften Jahr nach der Marktausbietung angestrebt wird
  - mit Schätzungen im minimalen, mittleren und maximalen Szenario;
- der Gewinn, welcher im fünften Jahr nach Marktausbietung erwartet wird
  - mit Schätzungen im minimalem, mittleren und maximalen Szenario;
- die Marktposition, welche das Unternehmen erreichen möchte
  - aus eigenen Kräften,
  - mithilfe von Lizenznahmen und Zukäufen.

Um die gesetzten Forschungsziele zu erreichen, müssen machbare Wege, müssen umsetzbare Strategien gefunden werden, ansonsten sind die Ziele unerreichbar und damit die Vision nicht zu verwirklichen.

Somit geht die Festlegung von Forschungszielen Hand in Hand mit der Ausarbeitung von Forschungsstrategien, welche der erkannten Wirklichkeit, im Besonderen der Stärken-Schwächen-Analyse Rechnung tragen.

Tab. 6.10: Beispiele für die Wahl zwischen verschiedenen Forschungsstrategien.

Parameter	Strategische Optionen (A, B, C, D)			
	A	B	C	D
Konkurrenzfähigkeit				
Stärken				
Schwächen				
Möglichkeiten				
Gefahren				
Attraktivität				
Innovationsgrad				
Kosten				
Zeitaufwand				
Technische Risiken				

Bewertung: ■ Gering   ■■■■■■ Hoch

- Mehrere Strategien müssen vorhanden sein (siehe Tab. 6.10), um
  - eine Wahlmöglichkeit zu haben, wobei der Vorzug derjenigen Strategie zum Forschungsziel gegeben wird,
    – auf welchem das Unternehmen hoch konkurrenzfähig ist
      - ermittelt durch die Stärken-Schwächen-Analyse,
    – welche die höchste Attraktivität aufweist in Bezug auf
      - technischen Innovationsgrad,
      - Kosten und Zeitaufwand,
      - technischen Risiken;
- in Anbetracht des Risikos eines Scheiterns einen alternativen Weg zum Ziel verfolgen zu können.

6.5 Umsetzung der Entscheidungen

Als zwingende Voraussetzung für den Erfolg einer Forschung in innovative Arzneimittel gilt, dass die Unternehmensleitung durch Grundsatzentscheidungen einen innovationsförderlichen Rahmen festlegt, innerhalb dessen sich im Pharmaunternehmen eine spezifische Unternehmenskultur, eine „*Seele*" entwickeln kann (siehe Kap. 4.1), welche bestimmend wirkt auf

- das Selbstverständnis und das Wirgefühl der Mitarbeiter im Unternehmen und
- das äußere Erscheinungsbild des Unternehmens.

Zu den Grundsatzentscheidungen, die innovationsfördernd wirken, gehören, wie in den vorangegangenen Kapiteln ausführlich begründet, folgende Festlegungen:
- Alle Bewertungen und Sachentscheidungen im Unternehmen
  - werden getroffen
    - von denjenigen Mitarbeitern, welche dem Sachproblem am nächsten stehen und die höchste Fachkompetenz aufweisen und
    - möglichst im Konsens aller Beteiligten;
  - sind in regelmäßigen Abständen zu überprüfen vor dem Hintergrund
    - der sich wandelnden Stärken und Schwächen des Unternehmens,
    - des wissenschaftlichen Fortschritts,
    - der Entwicklung der Konkurrenzaktivitäten, des medizinischen Bedarfes und des Marktes.
- Die Unternehmensziele und die Unternehmensstrategie werden im Auftrag der Unternehmensleitung in einem Prozess „von unten nach oben" erarbeitet und von der Unternehmensleitung in der Unternehmensstrategie berücksichtigt.
  - Der Forschung und Entwicklung obliegt dabei die Erarbeitung, Bewertung, Auswahl und Entscheidung zu den
    - Forschungszielen und Forschungsstrategien,
    - Entwicklungskandidaten und Entwicklungssubstanzen und
    - Forschungskooperationen und Lizenznahmen.
  - Das Budget für die Forschungs- und Entwicklungsarbeiten wird
    - von der Forschung und Entwicklung für einen Zeithorizont ausgearbeitet, welcher dem Zeitbedarf für die Forschung und Entwicklung eines innovativen Arzneimittels entspricht, und
    - von der Unternehmensleitung entsprechend entschieden.

Damit sich in diesem Rahmen eine innovationsfreudige Unternehmenskultur entwickeln kann, müssen Regeln oder Leitlinien für die Zusammenarbeit aufgestellt werden,
- welche Innovationen dort fördern, wo sie entstehen und
- die für alle im Unternehmen gültig sind.

Zu diesen Regeln sollte gehören, dass es sowohl für die Unternehmensleitung wie auch für alle nachgeordneten Hierarchieebenen gilt,
- in keiner Weise willkürlich „von oben nach unten" auf die Inhalte der Forschungsziele und Forschungsstrategien und die Bewertungen und Entscheidungen der Forschung Einfluss zu nehmen, aber
- regelmäßig die Überprüfungen der Forschungsziele, Forschungsstrategien, Bewertungen und Entscheidungen einzufordern,
  - um die Forschungsziele und -strategien an die Veränderungen der Stärken und Schwächen des Unternehmens und an die wissenschaftliche Erkenntnisse, Konkurrenzaktivitäten und Marktentwicklungen anzupassen und damit auf den bestmöglichen Erfolgskurs zu halten,
  - wobei einer Holschuld der Unternehmens- und Forschungsleitung eine Bringschuld aller Wissenschaftler in der Forschung gegenübersteht;

- ein Arbeitsklima im Unternehmen zu schaffen, in welchem
  - jeder Mitarbeiter mit seiner Würde, seinen Stärken und seinen Schwächen wertgeschätzt und seine Autorität geachtet wird, die gegeben ist durch
    - seine Fachkompetenz und sein Leistungsvermögen,
    - seinen Ideenreichtum,
    - seine Kritikkompetenz,
    - seine Führungskompetenz,
    - seine ethische Kompetenz,
    - seine mitmenschliche Kontaktfähigkeit,
    - seine Persönlichkeit,
  - jedem Mitarbeiter in allen Hierarchieebenen ermöglicht wird, seine Qualifikationen und Kompetenzen entsprechend seiner Lernfähigkeit zu verbessern,
  - aktives wie auch passives Vertrauen herrscht zwischen allen Ebenen der Hierarchie, welches ermöglicht
    - den offenen Austausch von Wissen und positiven wie auch negativen Erfahrungen und Ergebnissen innerhalb der und zwischen den Hierarchieebenen,
    - das Ernstnehmen von sachlichen Zweifeln und begründeter Kritik,
  - Freiräume für das Nachdenken, Überlegen und Experimentieren zugelassen werden, sodass
    - neue Ideen entstehen und geprüft werden können, auch wenn sie nicht konform gehen mit den erklärten Forschungszielen und/oder Forschungsstrategien,
    - neue bahnbrechende Befunde erkannt werden und für sie Raum geschaffen wird,
    - unerwartete Entdeckungen nach Art von *„Serendipität"* nicht übersehen oder beiseite geschoben werden;
- Sachentscheidungen den absoluten Vorrang einzuräumen, sodass
  - aufkommende Probleme zeitnah und vorbehaltslos *„auf den Tisch kommen"* und im Gespräch gelöst werden können,
  - ichbezogene und karriereorientierte oder firmenpolitisch begründete Einflussnahmen in den Hintergrund treten,
  - die Erfüllung von Sachentscheidungen entschieden eingefordert wird,
    - auch wenn Enttäuschungen und Frustrationen entstehen sollten,
    - wobei die inhaltliche Autorität der Sachentscheidungen sich ergibt aus dem Konsens der fachkompetenten Mitarbeiter bei der Bewertung und Entscheidung von Sachthemen,
- eine Fehlerkultur geschaffen wird, in welcher
  - erkannte Fehler den Betroffenen und Beteiligten berichtet werden,
  - die Fehlerquellen analysiert und behoben werden,
  - die Fehlerberichterstattung und die Fehlervermeidung geschult werden.

Um unter diesen Rahmenbedingungen und Leitlinien erfolgreich zu sein, bedarf es zusätzlich bei allen Beteiligten einer ausgewogenen Mischung von (siehe Tab. 6.11)

Tab. 6.11: Die Umsetzung der Entscheidungen für Forschungsziele und -strategien.

Unternehmensleitung		Forschungsleitung			Wissenschaftliche Mitarbeiter
		Moderation			
▼		▼			▼
• Verstehen • Lernen • Übernehmen	◄	Forschungsziele	Forschungs-strategie	◄	Ausarbeitung Bewertung Entscheidung
▼	◄	• Vertrauen • Transparenz • Kommunikation		◄	
Firmenziele Firmenstrategien					
▼					
Fortlaufende Aktualisierung	◄	Forschungsziele	Forschungs-strategie	◄	Fortlaufende Aktualisierung
▼					
• Finanzierung • Beständigkeit • Lernfähigkeit	►	• Vertrauen, Transparenz • Kommunikation • Motivation		►	• Zielbewusstsein • Leistungsbereitschaft • Beharrlichkeit
Überprüfungen	►	Sachorientierung		◄	
Flexibilität	►	Überraschende Befunde, Serendipität		◄	Flexibilität

- Zielbewusstsein, um
    - die Arbeiten auf das Ziel hin zu konzentrieren und alle Arbeiten zusammenführen zu können,
    - nicht bei jeder sich bietenden Gelegenheit abzuschweifen in unsachliche, Zeit, Leistungswillen und Motivation verzehrende Diskussionen über
        - die eigenen Befindlichkeiten, Stimmungslagen, Gefühlsregungen,
        - die „ach so schlechte" innerbetriebliche wie auch außerbetriebliche Welt;
- Beharrlichkeit,
    - um das Ziel nicht aus dem Auge zu verlieren,
    - um nicht bei den ersten Hindernissen „die Flinte ins Korn zu werfen",
    - als Rückendeckung für all diejenigen, welche
        - mit ihrer Arbeit persönliche Risiken eingehen,
        - sich schöpferisch um die Lösungen von aufkommenden Problemen bemühen;
- Flexibilität, um in der Lage zu sein,
    - unüberwindlich erscheinende Hindernisse zu umgehen,
    - überraschende Ergebnisse konstruktiv im Sinne der Zielsetzung zu verarbeiten,
    - auf externe und interne Veränderungen des Forschungsumfeldes angemessen zu reagieren;

- Verständigung und Mitteilsamkeit über alle hierarchische Ebenen hinweg, um
    - alle Beteiligten fortlaufend auf den aktuellen Sachstand zu halten und durch diese Transparenz
        - stetig die Arbeit bestmöglich auf das Ziel hin auszurichten und unnötige Arbeit zu vermeiden,
        - aufkommende Fehler zeitnah zu erkennen,
    - das Vertrauen und die Motivation aller Beteiligten zu stärken.

Diese so gestaltete Innovationskultur
- ermöglicht den wissenschaftlichen Mitarbeitern, ihre Planungen und Arbeiten ausschließlich und bestmöglich auf die Entdeckung und Entwicklung innovativer Arzneimittel auszurichten,
- verringert die Gefahr, das
    - quertreibende oder zerstörerische Einflussnahmen den Erfolg in Frage stellen oder zunichte machen und
    - ein wesentlicher Teil der Arbeitszeit für die Bewältigung von Problemen, entstanden durch mangelnde Führungskompetenz oder von zwischenmenschlichen und strukturellen Problemen, vergeudet wird.

7 Die Produktentwicklung

7.1 Von der explorativen Forschung zur präklinischen Entwicklung

7.1.1 Suche nach einer Entwicklungssubstanz

Wie bereits dargestellt (siehe Kap. 2.2.1 und 2.2.2), dient die explorative Phase der Arzneimittelforschung vornehmlich der Suche nach neuen Leitstrukturen für pharmazeutische Wirkstoffe für Indikationsgebiete und mit einem Innovationsgrad entsprechend der Vorgabe des Forschungszieles.

Als Voraussetzungen für einen Erfolg in der explorativen Forschung gelten im Wesentlichen

- ein überdurchschnittlicher Ideenreichtum auf der Grundlage
  - einer bestmöglichen und vielgefächerten Fachkompetenz,
  - eines tiefgehenden Informationsaustausches intern wie extern,
  - der Einsicht in komplexe Fragestellungen,
  - der Fähigkeit zum Querdenken;
- ein angemessener Freiraum zum Nachdenken, Überlegen und Experimentieren zur
  - Ausarbeitung und zur Anpassung von Strategien,
  - Überwindung von Hindernissen;
- die technischen und finanziellen Möglichkeiten zur Prüfung von Ideen.

Die Suche nach neuen pharmakologisch aktiven Wirkstoffen beginnt (siehe Tab. 7.1) mit

- dem Aufbau von neuen azellulären und zellulären Such- und Prüfmodellen, wobei
  - die Modelle auf einen Hochdurchsatz von Prüfsubstanzen zugeschnitten werden,
    - was im Wesentlichen bedeutet, dass die Bindung einer Prüfsubstanz an eine Zielstruktur mit einfachen Messverfahren ermittelt wird, und
  - ein Erfolg umso wahrscheinlicher ist,
    - je mehr die Modelle auf den neuesten molekularbiologischen und biochemischen Erkenntnissen einer Erkrankung beruhen,
    - je spezifischer die Modelle wirksame Substanzen von unwirksamen Substanzen unterscheiden helfen;
- der Herstellung oder dem Erwerb von Bibliotheken für Prüfsubstanzen mithilfe
  - der kombinatorischen Chemie,
  - von molekularbiologischer Verfahren zur Herstellung von DNA- oder RNA-Sequenzen oder der Expression von Peptiden oder
  - durch Suche, Charakterisierung und Derivatisierung von neuen Naturstoffen;
- dem Hochdurchsatz der Prüfsubstanzen in den Prüfmodellen.

Eine Prüfsubstanz, welche eine Bindung an die Zielstruktur des Prüfmodells aufweist, ein sogenannter *„Treffer"*, unterläuft mehrere Zyklen einer gezielten und/oder zufälliger Derivatisierung, um das bindungsstärkste Derivat zu identifizieren.

Tab. 7.1: Stufen der explorativen präklinischen Arzneimittelforschung.

Festlegung der Forschungsziele			
▼			
Ausarbeitung der Forschungsstrategien			**Kooperationen**
▼		►	
Explorative Forschung			**Akademische Forschungsinstitute** • Neue molekulare Erkenntnisse über Krankheiten • Neue Zielmoleküle • Neue Testsysteme (auf Basis von Peptiden, RNA, DNA) • Neue Substanzbibliotheken, neue Syntheseverfahren • Neue biotechnische Proteinexpressionsverfahren
Aufbau von Such- und Prüfmodellen		Bereitstellung/Herstellung von Prüfsubstanzen	
Auswahl, Herstellung und Prüfung von Zielmolekülen wie Enzyme, Rezeptoren, Liganden, Ionenkanäle, Transportmoleküle, Antigene, Antikörper	◄ ►	Substanzbibliotheken (kombinatorische Chemie), Peptidbibliotheken, Naturstoffe und deren Derivate	
Azelluläre Hochdurchsatztestsysteme		RNA-/DNA-Sequenzen	
Zelluläre Testsysteme (mit der Analyse von Bindung, Phänotyp und/oder Funktion)		Proteine, Peptidhormone, Wachstumsfaktoren	
Tiermodelle (Inzuchttiere, Auszuchttiere, genetisch modifizierte Tiere)		biotechnische/molekularbiologische Herstellung	
Suche nach Leitstrukturen			
Optimierung eines gefundenen Treffers		des Treffers	Derivatisierung
Prüfung der Derivate	◄ ►		◄
Auswahl und Prüfung einer Leitstruktur		der Leitstruktur	
Auswahl eines Entwicklungskandidaten			
Entwicklungskandidat			
wirksamer Dosis-Bereich (Dosis-Wirkungsbeziehung); Wirkmechanismus		Optimierung des Herstellverfahrens; Reproduzierbarkeit	
allgemeinpharmakologische Wirkung auf andere als die Zielorgane	◄ ►	Reinheit: Bestimmung und Minimierung der Verunreinigungen	
orientierende toxikologische Wirkung (1× Verabreichung)		Löslichkeit	
		Umweltschutz	
genverändernde Wirkung (Mutationspotenzial)		Aufwand/Kosten	
Optimierung des Entwicklungskandidaten	◄ ►	Reinigung, Derivatisierung	

Auswahl einer Entwicklungssubstanz	
▶	Hypothese (auf der Basis der experimentellen Daten): Entwicklungskandidat könnte geeignet sein für die Behandlung einer definierten Erkrankung des Menschen

Dieses bindungsstärkste Derivat
- wird (falls hierzu geeignet) im Tiermodell geprüft, wobei das Tiermodell eine bestmögliche Aussagefähigkeit für die zu therapierende Erkrankung des Menschen haben soll; zu diesen Tiermodellen gehören
  - Inzuchtlinien von Mäusen und Ratten,
    - welche eine Krankheit ähnlich derjenigen des Menschen entwickeln,
    - in denen eine Krankheit ähnlich derjenigen des Menschen erzeugt werden kann,
  - Auszuchttiere, welche eher der genetischen Vielfalt des Menschen entsprechen,
  - genetisch modifizierte (transgene) Tiere, in denen durch gezielte Abschaltung von Genen oder durch Einbringung von gewünschten fremden Genen eine Erkrankung ähnlich derjenigen beim Menschen erzeugt wurde, wobei hierzu z. B.
    - in embryonale Stammzellen der jeweiligen Spezies das gewünschte Gen eingefügt (transfiziert) wird, die so transfizierten Stammzellen in Blastozysten transplantiert und die Blastozysten in die Gebärmutter der jeweiligen Spezies eingebracht werden;
- stellt dann eine neue *„Leitstruktur"* dar,
  - wenn diese im Tiermodell oder in einem anderen Modell (bestmöglich prädiktiv für die zu therapierende Erkrankung des Menschen) eine Wirkung aufweisen konnte, welche dem Forschungsziel nahe kommt.

Diese Leitstruktur wird weiter optimiert im Zuge eines Iterationsprozesses zwischen
- der Modifikation der chemischen Struktur und/oder Reinigung des Wirkstoffes und
- der Wirksamkeit in azellulären, zellulären und tierexperimentellen Prüfmodellen.

Das schlussendliche Ergebnis dieses Iterationsprozesses ist die Festlegung auf eine geeignete pharmakologisch aktive Wirksubstanz
- als *„Entwicklungskandidat"* für die präklinische Entwicklung,
- für welche die Arbeitshypothese aufgestellt wird,
  - dass die Substanz gemäß dem Forschungsziel und aufgrund der erarbeiteten Daten geeignet sein könnte für die Behandlung einer definierten bislang nicht oder nur unzulänglich therapierbaren Erkrankung des Menschen.

Entscheidend für solcherart Erfolg der explorativen Forschung sind im Wesentlichen
- die Fachkompetenz, der Ideenreichtum und das Gespür der Mitarbeiter für Innovationen;

- die Wirklichkeitstreue der Stärken-Schwächen-Analyse des Unternehmens und hieraus sich ergebend
  - die Erreichbarkeit des Forschungszieles,
  - die Zielführung der Forschungsstrategien;
- die vorliegenden technischen und finanziellen Möglichkeiten;
- der Fähigkeit der Forschungsleitung,
  - die wissenschaftlichen Mitarbeiter zu motivieren,
  - Freiräume für die Ideenfindung zu schaffen,
  - die Überprüfung von neuen Gedanken und Ideen zuzulassen,
  - die finanzielle Grundlage langfristig abzusichern und
  - unterschiedliche Ideen, Ansichten und Erfahrungen in Hinblick auf das vereinbarte Forschungsziel zusammenzuführen.

Sobald die explorative Forschung einen Entwicklungskandidaten definiert hat, muss entschieden werden, ob
- der Entwicklungskandidat ausreichend konkurrenzfähig und attraktiv ist, um die Kosten für die präklinische Entwicklung zu investieren, d. h.
  - ob der Entwicklungskandidat mit ausreichender Reinheit und Stabilität als Prüfsubstanz hergestellt werden soll und
  - ob mit dieser Prüfsubstanz der Nachweis der Unbedenklichkeit und Wirksamkeit der Entwicklungssubstanz in präklinischen Prüfmodellen erbracht werden soll,
  - um nachfolgend seine Wirksamkeit und Verträglichkeit am Menschen prüfen zu können;
- die präklinische Entwicklung im eigenen Unternehmen oder weitgehend durch Dienstleister durchgeführt werden soll.

Zur Bewertung der Konkurrenzfähigkeit und Attraktivität des Entwicklungskandidaten sind eine Reihe von Fragen zu beantworten.
In Bezug auf die Konkurrenzfähigkeit ist zu fragen (siehe Tab. 7.2):
- Wird der medizinische Bedarf im vorgesehenen Indikationsgebiet bereits vollständig oder nur teilweise erfüllt durch
  - ein Markprodukt der Konkurrenz,
  - das Wirkungsspektrum einer Entwicklungssubstanz der Konkurrenz?
- Ist die Konkurrenz mit ihrem Produkt im Vergleich zum Entwicklungskandidaten des eigenen Unternehmens überlegen oder unterlegen in Bezug auf
  - den Stand der präklinischen/klinischen Entwicklung,
  - die Verfahrensentwicklung, die Produktionskapazität und die Erfüllung von gesetzlichen Auflagen für die Produktion,
  - die indikationsspezifischen Vermarktungsaktivitäten in den wesentlichen Territorien,
  - die Verwertungsrechte, d. h. bezüglich der patentrechtlich gesicherten Eigenständigkeit und Unabhängigkeit?

Tab. 7.2: Fragen zur Bewertung eines Entwicklungskandidaten anhand eines Beispiels.

	Konkurrenzprodukt A	Konkurrenzprodukt B	Eigene Substanz
Konkurrenzfähigkeit			
Marktprodukte			
Erfüllung des medizinischen Bedarfes?	■	■■■	
Entwicklungssubstanzen			
Entwicklungsstand?	■■	■■■	■■■■
Erfüllung des medizinischen Bedarfes?	■■	■■■	■■■■■
Produktionsverfahren etabliert?	■■	■■■■	■■■■
Vermarktungsbereich beschränkt?	■■■	■■■	■■■■
Gesetzliche Hürden?	■■■	■■■	■■■■
Patentrechtlich Abhängigkeiten?	■■	■■■	■■■■■
Attraktivität des Entwicklungskandidaten			
Innovationsgrad	■■	■■■	■■■■
Marktpotenzial	■■	■■	■■■■■
Umsatzpotenzial	■■	■■■	■■■■
Kosten	■■	■■■	■■■
Zeitaufwand	■■	■■■	■■■
Risiken	■■	■■■	■■■

Bewertung: ■ Unterlegen ■■■■■ Überlegen

Betreffend die Höhe der Attraktivität des eigenen Entwicklungskandidaten ist zu fragen:
- Welche Innovationshöhe liegt vor in Hinblick auf die Erfüllung des ungesättigten medizinischen Bedarfs im vorgesehenen Indikationsgebiet?
- Wie hoch sind die Kosten und ist der Zeitaufwand
  - der präklinischen Entwicklung, der klinischen Prüfung und
  - der Produktion?
- Wie hoch werden das Marktpotenzial und das Umsatzpotenzial geschätzt?
- Liegen besondere Risiken vor?

Allein aus diesen Fragen ergibt sich, dass die Entscheidung über die präklinische Entwicklung eines Entwicklungskandidaten zwar von der Forschung angestoßen, aber nicht alleine von ihr entschieden werden kann, sondern nur im Konsens mit den Fachleuten in
- der Verfahrenstechnologie und Produktion,
- der Marktforschung, der Vermarktung und dem Verkauf,
- dem Patentwesen und dem
- Finanzwesen.

Ist eine Entscheidung positiv, dann erfolgt die Entwicklung des Entwicklungskandidaten weitgehend entsprechend der Regeln, wie sie gesetzlich und durch internationale Vereinbarungen festgelegt wurden.

7.1.2 Prüfung einer Entwicklungssubstanz

Die Regeln für die präklinische Prüfung einer Entwicklungssubstanz und die Kontrolle ihrer Einhaltung sind gegeben durch
- nationale Gesetze und Aufsichts- und Zulassungsbehörden, z. B.
  - in Deutschland durch das *„Arzneimittelgesetz/AMG"*[284] mit seinen Verordnungsermächtigungen und der Übernahme europäischer Richtlinien wie z. B.
    - der Richtlinie 75/318/EWG zusammen mit den pharmazeutischen Richtlinien 65/65/EWG und 75/319/EWG, welche Grundsätze für die Qualitätsprüfung sowie für die pharmakologisch-toxikologische und die klinische Prüfung von Arzneimitteln regeln und welche über das zweite Arzneimittelgesetz von 1976 sowie über die Arzneimittelprüfrichtlinien gemäß § 26 AMG in nationales Recht umgesetzt worden sind,
    - die europäische Richtlinie für die *„gute klinische Praxis/GCP"* bei Durchführung der klinischen Prüfung mit Arzneimitteln (GCP-Richtlinie 2001/20/EG), welche mit der 12. AMG-Novelle (2004) in nationales Recht umgesetzt worden ist,
  - durch das *„Bundesinstitut für Arzneimittel und Medizinprodukte/BfArM"*[285]
  - durch das *„Paul-Ehrlich-Institut/PEI"* als Bundesinstitut für Impfstoffe und biomedizinische Arzneimittel,[286]
  - durch das *„Bundesamt für Verbraucherschutz und Lebensmittelsicherheit/BVL"*, zuständig für Tierarzneimittel[287] und
  - durch die *„Zentralstelle der Länder für Gesundheitsschutz bei Arzneimitteln und Medizinprodukten/ZLG"*;[288]
- die europäische Aufsichts- und Zulassungsbehörde *„Europäische Arzneimittelagentur (European Medicines Agency/EMA)"*, die als koordinierende Institution mit ihren *„EMA-Guidelines"*[289] wissenschaftliche Leitlinien erarbeitet,
  - welche die Anforderungen an eine sachgerechte Arzneimittelprüfung festlegen,
  - die der einheitlichen und harmonisierten Auslegung und Umsetzung der Anforderungen für den Nachweis von Qualität, Wirksamkeit und Unbedenklichkeit von Arzneimitteln in der Europäischen Gemeinschaft dienen;

---

[284] http://www.gesetze-im-internet.de/amg_1976/index.html.
[285] http://www.bfarm.de/DE/Home/home_node.html.
[286] http://www.pei.de/DE/home/de-node.html.
[287] http://www.bvl.bund.de/DE/Home/homepage_node.html.
[288] https://www.zlg.de.
[289] http://ec.europa.eu/health/documents/eudralex/vol-2/index_en.htm.

- Nordamerikanische Gesetze und Aufsichts- und Zulassungsbehörden,
  - im Besonderen die „U.S. Food and Drug Administration/FDA" mit ihren „FDA-Guidelines";[290]
- die „International Conference on Harmonisation of Technical Requirements for Registration of Pharmaceuticals for Human Use/ICH",
  - welche ICH-Leitlinien/-Guidelines für die drei großen Märkte EU, USA und Japan ausarbeitet,[291]
  - um die Prüfung der Qualität, Wirksamkeit und Sicherheit von Arzneimitteln zu harmonisieren und
  - um multidisziplinäre Fragen für Arzneimitteln einheitlich zu beantworten.

Gemäß diesen Regeln gehört zu den präklinischen Untersuchungen einer Entwicklungssubstanz der Nachweis
- seiner dosisabhängigen Wirksamkeit, seines Wirkmechanismus und möglicherweise seiner Wechselwirkungen mit anderen Arzneimitteln
  - in Tiermodellen, bestmöglich prädiktiv für den Menschen bzw. für die jeweilige zur Behandlung vorgesehene Krankheit;
- seiner Unbedenklichkeit, ermittelt in geeigneten Zellkulturverfahren wie auch nach ein- und mehrmaliger Verabreichung
  - an bis zu zwei Tierspezies (Nager und Nichtnager);
- seiner Qualität, d. h. die Darlegung des Herstellverfahrens und der Wiederholbarkeit der Herstellung, seiner Reinheit und seiner Stabilität.

Um die Untersuchungsergebnisse auch international vergleichen zu können, müssen die jeweiligen präklinischen Untersuchungen Qualitätsanforderungen erfüllen, welche
- in den Richtlinien festgelegt sind als
  - „Good Laboratory Practice/GLP" (gute Laborpraxis) und
  - „Good Manufacturing Practice/GMP" (gute Herstellungspraxis) und
- betreffen
  - die Durchführung der notwendigen Untersuchungen,
  - die Dokumentation der Ergebnisse und
  - die Sachkompetenz der verantwortlichen Untersucher.

Je zügiger eine Entwicklungssubstanz präklinisch entwickelt wird,
- umso eher kann die Frage beantwortet werden, ob sie geeignet ist für die klinische Prüfung, wobei entscheidend sind
  - der Nachweis der Wirksamkeit und Unbedenklichkeit/Verträglichkeit beim Tier durch Ermittlung
    des therapeutischen Fensters (Dosisbereich zwischen der minimal wirksamen Dosis und der maximal tolerablen Dosis/minimal toxischen Dosis);

---

[290] http://www.fda.gov/cder/guidance/index.htm.
[291] http://www.ema.europa.eu/ema/index.jsp?curl=pages/regulation/general/general_content_000035.jsp&murl=menus/regulations/regulations.jsp&mid=WC0b01ac0580027645&jsenabled=true.

Tab. 7.3: Die Stufen der präklinischen Entwicklung einer Entwicklungssubstanz.

Ausgewählte Entwicklungssubstanz			Kooperationen
Verträglichkeitsprüfung am Säugetier gemäß festgelegter Qualitätsforderungen (Good Laboratory Practice/GLP) (Maus, Ratte, Hund und/oder Affe)		Herstellung von Prüfware gemäß festgelegter Qualitätsforderungen (Good Manufacturing Practice/GMP) durch sachkundige Personen	Dienstleister für Untersuchungen zur • Verträglichkeit der erbschädigenden Wirkung • Verträglichkeit der reproduktionsschädigenden Wirkung Dienstleister für galenische Zubereitungen
	Sicherheitspharmakologie (Einfluss auf die wesentlichen Organe)	• Identität • Reinheit • Stabilität • vorläufige pharmazeutische (galenische) Zubereitung • für die orale, intravenöse, intramuskuläre und/oder lokale/topische (z. B. dermale, nasale, okuläre) Verabreichung oder zur Inhalation • Abfüllung • Qualitätskontrolle (während der Produktion und als Endkontrolle)	
	Lokale Verträglichkeit (für die vorgesehene Applikationsweise)		
	Systemische Verträglichkeit bei einmaliger und bei mehrmaliger Verabreichung über einen kurzen und einen langen Zeitraum		
	Immuntoxische Wirkung		
	Erbschädigende Wirkung (Rückmutationstest in Bakterien, Chromosomenaberrationen und Mutationen in Säugerzellen)		
	Reproduktionsschädigende Wirkung (Spermatogenesetest, Embryotoxizitätstest, Fruchtbarkeitstest)		
	Karzinogenitätsprüfung (Langzeitversuch am Tier)		
Pharmakokinetik (Bioverfügbarkeit/Verweilzeit/Ausscheidung/Verstoffwechselung)			
Pharmakodynamik (Dosiswirkungskurve, Wirkmechanismus und Wechselwirkungen mit anderen Molekülen)			

▼

Bewertung der Ergebnisse

Nachweis der Wirksamkeit und Unbedenklichkeit/Verträglichkeit beim Tier; Größe des therapeutischen Fensters (Dosisbereich zwischen der minimal wirksamen Dosis und der maximal tolerablen Dosis/minimal toxischen Dosis), Art der Zellschäden und der Organschäden bei toxischer Dosis, Art der dosislimitierenden Toxizität

▼

Entscheidung über die klinische Prüfung

- bei toxischer Dosis
  - die Art der Schäden auf Zellen und der Organschäden,
- die dosislimitierende Toxizität,
- der Ausschluss oder der Nachweis einer gentoxischen Wirkung;
- umso niedriger sind die Gesamtkosten der Entwicklung;
- umso geringer ist die benötigte Zeit für die gesamte Entwicklung;
- umso früher könnte der Entwicklungskandidat die Zulassung als Arzneimittel erhalten, in den Markt gebracht werden und hier
  - zur Therapie bislang unzulänglich oder nicht behandelbarer Erkrankungen des Menschen eingesetzt werden und damit
  - Umsätze, Deckungsbeiträge für die Kosten wie auch Gewinn erwirtschaften.

7.2 Von der explorativen zur konfirmativen klinischen Prüfung

Erfüllt eine Entwicklungssubstanz die Voraussetzungen für eine Prüfung am Menschen (siehe Tab. 7.4), stellt sie einen Kandidaten dar für die klinische Prüfung. Diese klinische Prüfung ist im Rahmen eines *„klinischen Studienprogramms"* festzulegen. Aus der Entwicklungssubstanz wird hierdurch eine klinische Prüfsubstanz.
Das klinische Studienprogramm beinhaltet
- einen klinischen Prüfplan mit Beschreibung (siehe Tab. 7.5)

Tab. 7.4: Präklinische Voraussetzungen für die klinische Prüfung.

Die Daten der präklinischen Entwicklung belegen für den klinischen Prüfsubstanzkandidaten/ den Produktkandidaten		
	seine Wirksamkeit	
		in einem Modell, welches bestmöglich prädiktiv erscheint für die zur Behandlung vorgesehene menschliche Erkrankung,
		in einem Dosisbereich unterhalb der toxischen Dosis;
	seine Unbedenklichkeit in Anbetracht der zu behandelnden Erkrankung;	
	seine Qualität, Reinheit und Stabilität.	
Die Zuverlässigkeit der Daten ist gewährleistet		
	durch Befolgung der Richtlinien für	
		• Good Laboratory Practice/GLP und • Good Manufacturing Practice/GMP;
	durch den Nachweis der Sachkunde der verantwortlichen Untersucher/Personen.	
Aufgrund der Datenlage ist die Hypothese begründet,		
	dass die Entwicklungssubstanz bei einer bestimmten Erkrankung des Menschen (prophylaktisch oder therapeutisch) wirksam ist.	

Tab. 7.5: Studienprogramm zum klinischen Beleg der Wirksamkeit und Verträglichkeit einer Prüfsubstanz.

- **Mindestens ein klinischer Prüfplan enthaltend**
  - das Ziel der Studie auf der Grundlage der Hypothese einer Wirksamkeit des Produktkandidaten bei einer definierten Erkrankung des Menschen;
  - die Messparameter zur Bestimmung der Wirksamkeit,
    - die Hauptvariable,
    - ggfs. zusätzlichen Nebenvariablen;
  - den Studienentwurf mit
    - der Beschreibung der klinischen Prüfsubstanz, der Dosis, der Art der Verabreichung und ggfs. des Zeitintervalls der Behandlung,
    - der Art der Kontrollgruppe,
    - den Einschluss- und Ausschlusskriterien für die zu behandelnden Patienten,
    - die Art und Zeitintervalle der klinischen und labormedizinischen Untersuchungen,
    - die Abbruchkriterien der Prüfung bei einem Patienten;
  - die Methode der Erfassung aller Daten,
    - klinisches Datenbankmanagementsystem (Clinical Database Management System/CDBMS),
    - Laborinformations- und Managementsystem/LIMS;
  - die Methode der statistischen Auswertung der gesammelten Daten und die Vorgehensweise
    - bei Zwischenauswertungen (Zeitpunkte, Auswahl der Daten),
    - bei der Endauswertung.
- **Patientenrekrutierung mit Dokumentation**
  - der Auswahlkriterien für Prüfkandidaten,
  - der Aufklärung und Zustimmung der Prüfkandidaten,
  - der anamnestischen, klinischen und labormedizinischen Parameter.
- **Studienverlauf und Studienziele**
  - Phase-I-Prüfung der klinischen Prüfsubstanz
    - an ca. 20–80 Prüfkandidaten Ermittlung der
    - maximal verträgliche Dosis; Anhaltspunkte für Wirksamkeit,
    - Verteilung im Körper und Ausscheidung (Pharmakokinetik).
  - Phase-II-Prüfung der klinischen Prüfsubstanz
    - an ca. 80–800 Patienten,
    - Phase IIa: Dosis-Wirkungsbeziehung,
    - Phase IIb: Wirkungsspektrum, Verträglichkeit und Pharmakokinetik der optimal wirkenden Dosis.

	Phase-III-Prüfung des Produktkandidaten
	an > 100 bis > 1.000 Patienten,
	Wirksamkeit und Sicherheit der optimal wirkenden Dosierungen im Vergleich zur Kontrollgruppe (Placebo oder bestmögliche Standardtherapie); möglichst randomisiert, kontrolliert und doppelblind.
	Kriterien für den Abbruch der Studie nach Zwischenauswertungen
	bei eindeutigem Beleg der Wirksamkeit,
	bei Unverträglichkeiten und Nebenwirkungen.
▶ Weitere Dokumente	
	die Zustimmung der ethischen Kommission der prüfenden Klinik zum Studienprogramm,
	das geplante Management der Risikoüberwachung und deren Dokumentation nach Markteinführung,
	Antrag auf Durchführung der klinischen Studie(n) bei der Zulassungsbehörde.

- des Zieles der Studien auf der Grundlage der für die Entwicklungssubstanz bzw. klinische Prüfsubstanz vorliegenden
  - präklinischen Untersuchungen über seine Wirksamkeit und Unbedenklichkeit und
  - Hypothese (auf Basis der präklinischen Daten) für seine Wirksamkeit am Menschen,
- des Entwurfs der klinischen Studien („*Interventionsstudien*") mit
  - der Beschreibung der klinischen Prüfsubstanz, der Dosis, der Art der Verabreichung und ggfs. des Zeitintervalls der Behandlung,
  - der Art der Kontrollgruppe,
  - den Einschluss- und Ausschlusskriterien für die zu behandelnden Patienten,
  - der Art und den Zeitintervallen der klinischen und labormedizinischen Untersuchungen,
  - den Abbruchkriterien der Prüfung bei einem Patienten,
  - den Methoden der Erfassung aller klinischen und labormedizinischen Daten und deren biometrisch-statistische Auswertung,
  - der Darstellung der Art und Weise der Patientenrekrutierung;
- die Beschreibung des Studienverlaufs
  - mit den „*explorativen klinischen Prüfungen*" Phase I und Phase II, welche zum Ziel haben
    - Hinweise für Wirksamkeit und Verträglichkeit der klinischen Prüfsubstanz zu finden,
    - die Dosis-Wirkungs-Beziehung zu ermitteln,
    - die Eignung der ausgewählten klinischen und labormedizinischen Messparameter zu überprüfen,
    - Hinweise auf den Wirkungsmechanismus zu finden,

- • die Rahmenbedingungen für die Studie Phase III zu ermitteln,
- mit der „*konfirmatorischen klinische Prüfung*" Phase III, welche zum Ziel hat
  - • auf der Grundlage der Ergebnisse der Phase-I- und Phase-II-Studien die Hypothese der Wirksamkeit und Verträglichkeit der klinischen Prüfsubstanz am Menschen zu bestätigen;
- ■ die Zustimmung der ethischen Kommission(en) der prüfenden Klinik(en) zum Studienprogramm.

Die klinischen Prüfphasen, ihre Verläufe und ihre Ziele sind im Einzelnen:
- ■ Phase I:
  - offene Studie mit ca. 20–80 Probanden ohne Kontrollgruppe, ggfs. jedoch Überkreuzbehandlungen,
    - • Probanden sind im Regelfall sich freiwillig zur Verfügung stellende gesunde Erwachsene,
    - • Prüfung an Patienten nur dann, wenn ethische Gründe gegen eine Prüfung an Gesunden sprechen (z. B. bei Zytostatika),
  - Ziele sind
    - • der grundsätzliche Nachweis „*Proof of Concept*" (Machbarkeitsnachweis) der tierexperimentell belegten und klinisch erhofften Wirkung,
    - • die Abschätzung einer Dosis-Wirkungs-Beziehung,
    - • der Nachweis der Verträglichkeit bzw. die Ermittlung der maximal verträglichen Dosis,
    - • die Abklärung, ob zusätzliche pharmakologische Wirkungen auftreten,
    - • der Nachweis der Art und Weise der Verteilung im Körper und der Ausscheidung, die „*Pharmakokinetik*";
- ■ Phase II:
  - offene Studie mit ca. 80–800 (freiwillig sich zur Verfügung stellenden) Patienten
    - • ohne Kontrollgruppe (wie z. B. bei Zytostatika) oder
    - • mit Kontrollgruppe (welche mit Placebo oder mit einer Standardtherapie behandelt wird) und mit zufälliger Zuteilung der Patienten in die Behandlungsgruppen, d. h. mit „*Randomisierung*",
  - Ziele sind
    - • Phase IIa: Untermauerung der Dosis-Wirkungs-Beziehung, Findung der optimalen Dosis,
    - • Phase IIb: Ermittlung des Wirkungsspektrums, der Verträglichkeit, der Pharmakokinetik und der optimalen Dosis;
- ■ Phase III
  - Studie mit 100 ≥ 1.000 (freiwillig sich zur Verfügung stellenden) Patienten
    - • als kontrollierte (Kontrollgruppe wird mit Placebo oder der Standardtherapie behandelt) und randomisierte (zufällige Zuteilung der Patienten in die Kontrollgruppe oder in die mit dem Produktkandidaten (Verum) behandelte Gruppen) Doppelblindstudie (weder Arzt noch Patient wissen, wer mit Verum oder zur Kontrolle behandelt wird),
    - • seltener als kontrollierte, randomisierte Einfachblindstudie (nur dem Patienten ist unbekannt, ob er mit Verum oder zur Kontrolle behandelt wird),

- meist multizentrisch und häufig multinational,
- mit geplanten Zwischenauswertungen (zusätzlich zur Endauswertung), um frühzeitig Unterschiede zwischen den Behandlungsgruppen in der Wirksamkeit und/oder in den Nebenwirkungen zu erkennen und entsprechend reagieren zu können,
- mit eindeutigen Maßgaben für den Abbruch der Behandlung bei einem Patienten oder der gesamten Studie,
  - Ziele sind
    - der biometrisch-statistisch untermauerte Beleg der besseren Wirksamkeit und/oder Verträglichkeit der klinischen Prüfsubstanz im Vergleich zur Kontrollbehandlung,
    - die Verwendung der Studienergebnisse für den Antrag auf Marktzulassung bei der Zulassungsbehörde.

Das klinische Studienprogramm wird im Regelfall ausgearbeitet
- vom *„Sponsor"*,
  - der meist ein Pharmaunternehmen darstellt, welches die *„klinische Prüfsubstanz"* zur Verfügung stellt;
- in enger Zusammenarbeit mit dem *„Prüfer"*, d. h.
  - dem *„klinischen Studienleiter"* und den *„Prüfärzten"* an der *„Prüfstelle"*, d. h. meist an der prüfenden Klinik.

Klinische Studien müssen
- von den zuständigen Arzneimittelbehörden genehmigt werden; die Grundlagen für diese Genehmigung beinhalten im Besonderen
  - die Daten der präklinischen Entwicklung, welche belegen
    - die Wirksamkeit, die Unbedenklichkeit und die Qualität der klinischen Prüfsubstanz,
  - das klinische Studienprogramm,
  - die Befürwortung der zuständigen Ethikkommission nach Prüfung
    - des Studienprogramms und
    - der Qualifikation der an der Studie beteiligten *„Prüfärzte"*;
- durchgeführt werden
  - gemäß der *„Guten klinischen Praxis bei Durchführung der klinischen Prüfung mit Arzneimitteln"* (GCP-Richtlinie 2001/20/EG, ergänzt durch die Richtlinie 2005/28/EG über Grundsätze und Leitlinien der guten klinischen Praxis)[292] und den Maßgaben von §§ 40–42b des Arzneimittelgesetzes[293] und
  - gemäß den Leitlinien der *„International Conference on Harmonisation of Technical Requirements for Registration of Pharmaceuticals for Human Use/ICH"*,[294] welche

---

[292] http://ec.europa.eu/health/documents/eudralex/vol-2/index_en.htm.
[293] http://www.gesetze-im-internet.de/amg_1976/index.html.
[294] http://www.ich.org.

- die Vorschriften der europäischen, amerikanischen und japanischen Zulassungsbehörden bündeln,
- die Deutung und Anwendung technischer Richtlinien und Anforderungen an die Zulassung harmonisieren z. B. in Bezug auf die Struktur und Auswertung klinischer Studien durch die „*Statistical Principles in Clinical Trials*", ICH E9.

Die GCP-Richtlinien beschreiben die einzelnen Arbeiten und Verantwortlichkeiten bei Durchführung der klinischen Studie. Zu diesen gehören

- der *„Sponsor"*, welcher
  - die klinische Studie finanziert,
  - das zu prüfende Arzneimittel, d. h. die klinische Prüfsubstanz zur Verfügung stellt,
  - die Prüfärzte beauftragt,
  - für einen Versicherungsschutz der Prüflinge, die *„Probandenversicherung"*, sorgen muss und
  - die Hauptverantwortung für die Qualität der Studiendaten hat;
- vom Sponsor mit Arbeiten beauftragte Auftragsforschungsinstitute, sogenannte *„Contract Research Organizations/CRO"*;
- der *„Prüfer"*, d. h. die Prüfärzte und die *„Prüfstelle"*, meist eine Klinik
  - und die Qualitätsanforderungen, welche beide erfüllen müssen;
- das Qualitätsmanagement zur Herstellung der klinischen Prüfsubstanz;
- die Durchführung der klinischen Studie gemäß definierter Regeln, den *„Standard Operating Procedures"*, welche umfassen
  - den Prüfplan und die Information der Prüfer,
  - die Information und Einwilligung der Probanden,
  - die Verfahrensweisen beim Auftreten unerwarteter Nebenwirkungen;
- die Ethikkommission,
  - welche überwachen muss
    - die Qualifikation der *„Prüfer"*
    - die ordnungsgemäße Durchführung der klinischen Prüfung gemäß dem genehmigten klinischen Studienprogramm,
  - deren Beurteilung sich an Leitlinien zu orientieren hat, die festgelegt sind
    - in der *„Declaration of Helsinki – Ethical Principles for Medical Research Involving Human Subjects"*[295] der *„World Medical Association/WMA"*, Fassung zuletzt ergänzt im Oktober 2013.

Bei positivem Abschluss der klinischen Studien kann vom Pharmaunternehmen eine Marktzulassung der klinischen Prüfsubstanz beim der zuständigen Arzneimittelbehörde beantragt werden. Dieser Antrag hat zu enthalten

---

[295] http://www.wma.net/en/30publications/10policies/b3/index.html.

- die Ergebnisse aller präklinischen Daten,
  - welche die Wirksamkeit, die Unbedenklichkeit und Verträglichkeit gemäß GLP und
  - die Qualität der Prüfsubstanz gemäß GMP belegen;
- die Ergebnisse aller klinischen Studien,
  - welche die Wirksamkeit und die Verträglichkeit der Prüfsubstanz gemäß GCP belegen;
- das geplante Management der Risikoüberwachung nach Markteinführung des klinischen Prüfsubstanz, die sogenannte „*Pharmakovigilanz*" entsprechend der EU-Richtlinie 2010/84/EU „*Pharmakovigilanzrichtlinie*" und der EU-Verordnung Nr. 1235/2010),[296]
  - nach welchen Pharmaunternehmen unerwünschte Arzneimittelwirkungen (gleich wo und bei welcher Anwendung sie aufgetreten sind) direkt an die Europäische Arzneimittelagentur/EMA für das Netzwerk „*EudraVigilanz*" melden müssen, wobei als Fristen gelten
    - 15 Tage für schwerwiegende unerwünschte Ereignisse,
    - 90 Tage für nicht schwerwiegende unerwünschte Ereignisse,
  - wobei der Pharmakovigilanzausschuss „*Pharmakovigilance Risk Assessment Committee/PRAC*" der EMA zuständig ist für die Bearbeitung der eingehenden Meldungen, die Informationen des Ausschusses für Humanarzneimittel der EMA „*Committee for Medicinal Products for Human Use/CHMP*" und der Länderbehörden und für die Führung von europäischen Risikobewertungsverfahren;
- das betriebliche Dokumentationssystem der Risikoüberwachung für Arzneimittel, der „*Pharmakovigilance System Master File/PSMF*" (Pharmakovigilanz-Stammdokumentation);
- ein Prüfkonzept für den Nachweis der Wirkung und Verträglichkeit der klinischen Prüfsubstanz an entsprechend erkrankten Kindern.

Da das Ergebnis der klinischen Prüfung entscheidend ist für die Zulassung der klinischen Prüfsubstanz als Arzneimittel, sollte ein innovatives Arzneimittelunternehmen als „*Sponsor*"
- „*eigene*" Fachärzte im Hause zu haben, welche die Verantwortung tragen können für
  - die Erarbeitung des klinischen Studienprogramms für die Prüfung einer Entwicklungssubstanz im Konsens mit
    - den Wissenschaftlern der explorativen Forschung und der präklinischen Entwicklung,
    - den Studienleitern und Prüfern an den vorgesehenen Prüfstellen (d. h. Kliniken) und
    - den Fachleuten für biometrische Statistik,

---

[296] http://ec.europa.eu/health/documents/eudralex/vol-2/index_en.htm.

- ordnungsgemäß angelegte und durchgeführte klinische Studien,
  - in welcher die bestmögliche Standardtherapie als positive Vergleichsgruppe gewählt wird und nicht etwa eine Kontrollgruppe, „*asymmetrisch*" angelegt durch Wahl eines alten oder unterdosierten Vergleichspräparates,
  - die von unabhängigen Prüfärzten durchgeführt wird,
  - in denen keine unplanmäßigen Zwischenauswertungen erlaubt sind,
- die Kontrolle, dass
  - alle Nebenwirkungen objektiv erfasst und nicht beschönigt oder „*durch andere Ursachen bedingt*" dokumentiert werden,
  - die Kriterien über einen Abbruch der klinischen Prüfung eingehalten werden,
  - die Unabhängigkeit der Statistiker verantwortlich für die biometrisch-statistische Auswertung der Studien gewährleistet ist;
- diesen eigenen Fachärzten die Vergabe von klinischen Prüfungen an eine „*Clinical Research Organization/CRO*" (klinische Forschungsorganisation) entscheiden zu lassen,
  - um „*Spreu von Weizen*" bei der Auswahl der CRO trennen zu können,
  - um die fachärztliche Kontrolle über diese Prüfungen im eigenen Hause zu halten.

Jeglicher Eingriff in die Fachkompetenz dieser Ärzte, gleich ob von der Unternehmensleitung, von der Forschungsleitung oder von „*Überklugen*" aus der Hierarchie anderer Bereiche
- schadet der Objektivität der klinischen Prüfung einer Entwicklungssubstanz und
- erhöht damit das Risiko, dass
  - der Beleg von Wirksamkeit und Verträglichkeit der klinischen Prüfsubstanz nicht ordnungsgemäß erbracht werden kann,
  - die beträchtlichen Investitionen in die Findung und Entwicklung einer klinischen Prüfsubstanz verloren sind,
  - das Arzneimittelunternehmen erhebliche Abstriche bei den Umsatzerwartungen machen muss,
    - mit allen betriebswirtschaftlichen Folgen, welche daraus entstehen;
- kann Zweifel wecken, ob
  - die klinische Prüfung gemäß der „*guten klinischen Praxis bei Durchführung der klinischen Prüfung mit Arzneimitteln*"[297] durchgeführt und ausgewertet wurde und
  - das Pharmaunternehmen über die ausreichende Führungskompetenz und ethische Kompetenz für die Entwicklung von Arzneimitteln verfügt.

7.3 Die klinische Prüfung nach Markteinführung

Durch die Zulassung und Markeinführung wird die ehemalige Entwicklungssubstanz bzw. die klinische Prüfsubstanz zum Arzneimittel.

---

[297] http://ec.europa.eu/health/documents/eudralex/vol-2/index_en.htm.

Tab. 7.6: Klinische Studien zur Prüfung eines Arzneimittels.

Typ	Prüfplan	Auswahl der Probanden	Kontrollgruppe	Zuteilung in die Gruppen	Verblindung
Interventionsstudien/IS					
Phase I	Ja	Ja	Nein	Chronologisch, prospektiv	Nein (offen)
Phase II	Ja	Ja	Nein	Chronologisch, prospektiv	Nein (offen)
	Ja	Ja	Ja	Zufällig (randomisiert)	Einfachblind
					Doppelblind
Phase III	Ja	Ja	Ja	Zufällig (randomisiert)	Einfachblind
					Doppelblind
Phase IV	Ja	Ja	Ja	Zufällig (randomisiert)	Einfachblind
					Doppelblind
Nichtinterventionsstudien/NIS – Anwendungsbeobachtungen/AWB					
Phase IV	Nein, aber Beobachtungsplan	Nein, Praxisbedingungen	Nein	Chronologisch, prospektiv	Nein (offen)
			Vergleichsgruppe (Kohorte)	Chronologisch, prospektiv	Nein (offen)
	Nein, aber klare Fragestellung	Nein, Registereintragungen	Nein	Retrospektiv	Nein (offen)
		Nein, Fallkontrollstudie	Vergleichsgruppe	Retrospektiv	Nein (offen)

Nach Markteinführung eines Arzneimittels werden im Regelfall weitere klinische Studien durchgeführt. Diese betreffen neue Indikationsgebiete, die Anwendung bei Kindern und Jugendlichen und erweiterte Studien im bereits zugelassenen Indikationsgebiet.

Für zusätzliche, nicht zugelassene Indikationsgebiete muss
- ein neues klinisches Studienprogramm erarbeitet und durchgeführt werden mit
  - explorativen (Phase-I-Studien) und
  - konfirmativen (Phase-III- Studien) und
- auf der Grundlage positiver Ergebnisse dieser Studien eine Zulassung für die neuen Indikationsgebiete bei der Arzneimittelbehörde beantragt werden.

Für die Verabreichung des Arzneimittels an Kinder und Jugendliche
- ist die Wirksamkeit und Verträglichkeit eines Arzneimittels in adäquaten Studien an entsprechend erkrankten Kindern zu prüfen und nachzuweisen.

In den zugelassenen Indikationsgebieten wird die klinische Prüfung des Arzneimittels durch weitere Studien, den sogenannten Phase-IV-Studien, fortgeführt (siehe Tab. 7.6), um zusätzliche Informationen zu erhalten über

- Sicherheit und Verträglichkeit
  - durch „*Post-Authorisation Safety Studies/PASS*" (Sicherheitsstudien),
- die Wirksamkeit, auch unter Praxisbedingungen
  - durch „*Post- Authorisation Efficacy Studies/PAES*" (Wirksamkeitsstudien) und
- die Wirtschaftlichkeit, welche sich ergibt aus
  - dem Ausmaß der durch die Wirksamkeit sich ergebenden Kosteneinsparung für das Gesundheitssystem und
  - den Kosten für die Arzneimittelbehandlung zur Erzielung der Wirksamkeit.

Derartige Phase-IV-Studien können bei der Marktzulassung durch die Arzneimittelbehörde auferlegt werden oder der Eigeninitiative des herstellenden Pharmaunternehmens entspringen (siehe Tab. 7.7).

Ihre Durchführung erfolgt

- entweder als „*Interventionsstudie/IS*", d. h. vorzugsweise als kontrollierte, randomisierte Studie, bei welcher ähnlich wie bei den zulassungsrelevanten klinischen Studien der Phasen II und III
  - ausgewählte Patienten gemäß einem klinischen Prüfplan das zu prüfende Arzneimittel, genannt „*Verum*", oder ein Placebo beziehungsweise eine Standardtherapie zum Vergleich erhalten,
  - die Zuweisung der Patienten in die Behandlungsgruppen zufällig d. h., „*randomisiert*" erfolgt,
  - die Studie ohne oder mit Kenntnis der Behandlungsart durchgeführt wird,
    - doppelblind (weder Patient noch Prüfarzt wissen, ob mit Verum oder zur Kontrolle behandelt wurde),
    - einfachblind (nur dem Patient ist die Behandlungsart unbekannt) oder
    - offen (alle Beteiligten kennen die Behandlungsart),
  - die Ergebnisse biometrisch-statistisch ausgewertet werden;
- oder als „*Nichtinterventionsstudie/NIS*", bei welcher
  - kein Prüfplan und keine Kontrollgruppe besteht, jedoch festgelegt werden
    - ein Beobachtungsplan und/oder die Fragestellung,
    - die Fallzahl der Behandlungen und ggfs. eine Vergleichsgruppe,
    - die Art der Auswertung der Daten,
  - bei „*prospektiven Studien*"
    - die Patientendaten prospektiv erfasst werden und
    - die Patienten mit dem zu prüfenden Arzneimittel unter normalen Praxisbedingungen behandelt werden mit all den unter Alltagsbedingungen anzutreffenden Variablen wie z. B. Begleiterkrankungen („*Komorbiditäten*"), zusätzlichen Behandlungen („*Komedikationen*") und die unterschiedlichen Veranlagungen und Verhaltensweisen der Patienten,
  - bei „*Registerstudien*"
    - die Patientendaten retrospektiv aus Registern entnommen werden[298] wie z. B.

---

298 http://www.ebm-netzwerk.de/kongress/2009/praesentationen/w4_sauerland.pdf.

Tab. 7.7: Klinisches Studienprogramm nach Marktzulassung und Markteinführung eines Produktkandidaten.

Phase-IIIb-Studien
Fortführung einer Phase-III-Studie nach Marktzulassung

Phase-IV-Studien
Sicherheitsstudien: Post-Authorisation Safety Studies/PASS und/oder Wirksamkeitsstudien: Post- Authorisation Efficacy Studies/PAES
als (interventionelle) klinische Studien/IS oder als nichtinterventionelle Studien/NIS zur Erweiterung der Information über
Wirksamkeit, Sicherheit, Verträglichkeit und das Nutzen-Risiko-Profil,
selten auftretende (< 1 : 10.000) Nebenwirkungen,
die Möglichkeiten der Verminderung der Risiken,
die Wirtschaftlichkeit der Therapie.
Nichtinterventionelle Studien/NIS werden durchgeführt
über längere Zeit und unter Praxisbedingungen,
mit Festlegung der Studienziele, der Fallzahl und der Auswertungsmethode.
Beispiele für NIS sind
Anwendungsbeobachtungsstudien/AWB:
prospektive Kohortenstudien,
retrospektive Registerstudien,
retrospektive Fallkontrollstudien.

- aus Qualitätsregistern, Risikoregistern (z. B. berufliche Expositionen), Krankheitsregistern (z. B. Tumoren, Schlaganfall, Infektionen, Polytraumata) oder Interventionsregistern (Chirurgie, Medikationen, Medizinprodukte),
- bei „*Fall-Kontrollstudien*"
  - die Patientendaten retrospektiv aus Krankenhausakten oder Behandlungsakten aus Ärztepraxen oder durch Befragen von Patienten entnommen und mit Daten geeigneter unbehandelter Vergleichspersonen verglichen werden[299] und
- die Auswertung der Daten mit epidemiologischen Methoden erfolgt, z. B.
  - gemäß den Leitlinien zur Sicherung von „*guter epidemiologischer Praxis*" der „*Deutschen Arbeitsgemeinschaft für Epidemiologie/DAE*".[300]

Anwendungsbeobachtungen/AWB stellen Nichtinterventionsstudien dar. Sie sind Teil der Arzneimittelüberwachung („*Postmarketing Surveillance*") und ermöglichen, dass

---

[299] http://imsieweb.uni-koeln.de/lehre/epidemiologie/KlinEpi07-Fall-Kontroll-Studien.pdf.
[300] http://www.gmds.de/publikationen/1b_LeitlinienUndEmpfehlungen_April2004.pdf.

- sehr seltene unerwünschte Nebenwirkungen bei breiter Anwendung eines Arzneimittels erkannt werden können,
- zusätzliche Erfahrungen bei der Anwendung des Arzneimittels gesammelt werden, z. B. bei
  - bestimmten zusätzlich auftretenden Erkrankungen, den Komorbiditäten,
  - Altersgruppen, welche aus klinischen Studien häufig ausgeschlossen sind, wie z. B. hochbetagte Patienten,
  - den unterschiedlichen Geschlechtern.

Metaanalysen stellen biometrisch-statistische Verfahren dar, bei welchen Ergebnisse verschiedener Studien (Interventions- oder Nichtinterventionsstudien) mit einem Arzneimittel zu einem Gesamtbild zusammengeführt werden, wobei
- die Studien gleichartig sein und die gleiche Fragestellung untersucht haben müssen,
- sich durch die größere Zahl an Patienten, Prüforte und Prüfgruppen die Verlässlichkeit der Aussagen zur Wirksamkeit und Verträglichkeit erhöht.

Gleich wie bei den klinischen Studien Phase I, II und III für die Zulassung ist auch bei klinischen Prüfungen und klinischen Studien nach Marktzulassung eines Arzneimittels entscheidend für den Erfolg
- die Fachkompetenz der eigenen Fachärzte für
  - die Erarbeitung des klinischen Studienprogramms,
  - ordnungsgemäß angelegte und durchgeführte klinische Studien,
  - die Kontrolle der Auswertung der Studien und
- die Vergabe von klinischen Prüfungen an eine „*Clinical Research Organization/CRO*" die eigenen Fachärzte entscheiden zu lassen.

7.4 Die Projektleitung

Der Prozess der Forschung und Entwicklung von innovativen Arzneimitteln durchläuft Phasen, in denen unterschiedliche, teils auch gegensätzliche Anforderungen an die Leitung zu stellen sind (siehe Tab. 7.8)
Die explorative präklinische Forschung
- stellt die Phase mit den größten Unsicherheiten dar,
- ist relativ gering durch gesetzliche Vorschriften eingeengt,
- bedarf einer Förderung
  - des Lernens und Diskutierens,
  - des Einfalls- und Ideenreichtums,
  - des Querdenkens und der Kritik,
- benötigt Freiräume
  - zum Nachdenken und Überlegen,
  - zum Ausprobieren und Versuchen.

7.4 Die Projektleitung

Tab. 7.8: Die unterschiedlichen Anforderungen in der Arzneimittelforschung.

	Ideenreichtum	Freiheitsgrade	Vorschriften
Präklinische Forschung und Entwicklung			
Grundlagenforschung	Hohes Ausmaß	Hohes Ausmaß	Geringes Ausmaß
Explorative Forschung	Hohes Ausmaß	Hohes Ausmaß	Geringes Ausmaß
Präklinische Entwicklung	Geringes Ausmaß	Geringes Ausmaß	Hohes Ausmaß
Herstellung			
Technikum	Mittleres Ausmaß	Mittleres Ausmaß	Hohes Ausmaß
Produktion	Geringes Ausmaß	Geringes Ausmaß	Hohes Ausmaß
Klinische Prüfung			
Explorativ (Phase I, II)	Hohes Ausmaß	Mittleres Ausmaß	Hohes Ausmaß
Konfirmativ (Phase III)	Geringes Ausmaß	Geringes Ausmaß	Hohes Ausmaß
Marktzulassung	Geringes Ausmaß	Geringes Ausmaß	Hohes Ausmaß
Klinische Anwendungsbeobachtungen (Phase IV)	Mittleres Ausmaß	Mittleres Ausmaß	Hohes Ausmaß
Indikationserweiterungen			
Explorativ (Phase II)	Hohes Ausmaß	Hohes Ausmaß	Hohes Ausmaß
Konfirmativ (Phase III)	Geringes Ausmaß	Geringes Ausmaß	Hohes Ausmaß

■ Geringes Ausmaß   ■■■■■ Hohes Ausmaß

Die präklinische Entwicklung dagegen
- ist durch gesetzliche Anforderungen weitestgehend vorgeschrieben,
- bedarf einer Förderung
  - der analytischen Genauigkeit,
  - der Optimierung der Methodendurchführung,
- benötigt eine straffe Organisation.

Das Technikum und die Produktion
- muss die Entwicklungssubstanz bzw. die klinische Prüfsubstanz reproduzierbar in ausreichender Reinheit und umweltverträglich produzieren,
  - im Rahmen der gesetzlichen Vorschriften zum Umweltschutz und Arbeitsschutz und

Tab. 7.9: Die vernetzte Leitungsstruktur zur Entwicklung innovativer Arzneimittel.

Präklinische Forschung und Entwicklung	**Leitung explorative Forschung**						
	Grundlagen-forschung	▶	Ideen	▶	Prüfmodelle	◀ Prüf-substanzen	chemische Synthese, Biotechnologie
					▼		
	Bewertung und Auswahl		▶		Leitstrukturen		◀
					▼		
					Entwicklungskandidat		
	Leitung präklinische Entwicklung				▼		
	Prüfung: Unbedenk-lichkeit, Wirksam-keit, Sicherheit	◀	Qualität	◀	Entwicklungs-substanz		
					▼		
	▼				Kandidat: klinische Prüfsubstanz		
	Bewertung		▶				
Klinische Prüfung	**Leitung klinische Prüfung**				▼		
	Explorativ (Phase I, II)				Klinische Prüfsubstanz		Projekt-leitung
	▼				▼		◀
	Konfirmativ (Phase III)						
	▼						
	Bewertung der Daten für die klini-sche Zulassung		▶		Marktzulassung		
					▼		
	Klinische Anwendungsbeobachtungen				Indikations-erweiterungen		
	Explorativ (Phase II)						
	Konfirmativ (Phase III) ▶						

- bedarf hierzu des explorativen Ausprobierens zur Entwicklung der Technologie und
- der nachfolgenden exakten Wiederholung der entwickelten Technologie im Produktionsmaßstab.

Die klinische Prüfung wiederum
- wird in den explorativen Phasen (Phase I und Phase II) bestimmt durch
  - den schrittweise sich herantastenden Versuch, beim Menschen einen wirksamen und verträglichen Dosisbereich zu finden,
  - gesetzliche Vorschriften für die Durchführung klinischer Studien;
- ist in der konfirmativen Phase (Phase III) weitgehend festgelegt durch
  - die Ergebnisse der explorativen Phasen der klinischen Studien,

- die gesetzlichen Vorschriften zur Durchführung klinischer Studien und
- die Anforderungen für die Zulassung von Arzneimitteln.

Anwendungsbeobachtungen nach Marktzulassung erfordern bei prospektiven wie auch bei retrospektiven Studien
- neben der Fachkompetenz von Fachärzten für die medizinische Planung und Kontrolle
- auch die biometrische Fachkompetenz für die professionelle Planung, sodass eine statistische Auswertung möglich ist.

Diese grundsätzlich unterschiedlichen Anforderungen der jeweiligen Entwicklungsphasen sollten sich in entsprechend unterschiedlichen Fähigkeiten nicht nur der jeweiligen Mitarbeiter widerspiegeln, sondern auch in den Führungseigenschaften der Leitungspersonen.

Vorteilhaft ist es daher, Organisationseinheiten entsprechend diesen unterschiedlichen Anforderungen der jeweiligen Entwicklungsphasen zu schaffen, d. h. für
- die explorative Forschung,
- Technikum und Produktion,
- die präklinische Entwicklung,
- die klinische Prüfung und
- die Markzulassung.

Natürlich besteht hierbei die Gefahr, dass das Eigenleben dieser Organisationseinheiten ausufert, die Zusammenarbeit und den Informationsaustausch beeinträchtigt und dadurch die Entwicklung von Projekten behindert.
Dieser Gefahr kann entgegnet werden durch eine Projektleitung, welche
- die einzelnen Organisationseinheiten funktionell verbindet und
- direkt der Unternehmensleitung unterstellt ist.

Aufgabe dieser Projektleitung ist die Betreuung der zügigen Entwicklung eines Arzneimittels von der Stufe des Entwicklungskandidaten bis hin zum Marktprodukt (siehe Tab. 7.10). Um dieser Aufgabe gerecht zu werden, muss die Projektleitung
- über eine Personalkapazität verfügen, welche der Zahl der Entwicklungssubstanzen gerecht wird;
- über die Weisungsbefugnis für alle Mitarbeiter der betroffenen Abteilungen verfügen,
  - eine enge Absprache mit den hierarchischen Leitungsebenen der betroffenen Bereiche muss dabei vorausgesetzt werden,
    - das gilt im Besonderen für die präklinische Entwicklung, Produktion, klinische Prüfung, Marktzulassung,
  - im Konfliktfall muss jedoch die Weisung des Projektleiters gelten;
- die Verantwortung besitzen
  - für das Entwicklungsbudget einer jeder Entwicklungssubstanz.

Erhält die Projektleitung weder die Weisungsbefugnis, noch die Budgetverantwortung
- wird unnötige Zeit verschwendet für langdauernde Abstimmungen mit den Leitungsebenen;

Tab. 7.10: Die Projektleitung kann alle an der Entwicklung Beteiligten verbinden.

Unternehmensleitung							
Leitung Forschung	Leitung präklinische Entwicklung	Leitung klinische Prüfung	▲ ◄ ► Projekt-leitung	Leitung Produktion	Leitung Verkauf	Leitung Finanzen	
Pharma-kologie	Toxikologie	Phase I		Biotechnikum	Europa	• Budget-zuteilung	
Biochemie	Pharma-kokinetik	Phase II	► ◄	Synthese-technikum	USA, Kanada	• Kosten-kontrolle	
Molekular-biologie	Molekular-biologie	Phase III	◄ ►	Produktions-betriebe	Asien	• Preisge-staltung	
Synthese	Pathologie	Phase IV			Süd-amerika		
Marktforschung					Afrika		
Leitung biometrische Statistik				Leitung Marktzulassung			

- hat die Projektleitung nicht die für den Erfolg ihrer Tätigkeit zwingend notwendige Durchsetzungskraft mit dem Risiko, dass
  - die Entwicklung von Entwicklungssubstanzen von konkurrierenden Interessen der hierarchischen Leitungsebenen beeinträchtigt wird,
  - Entwicklungskandidaten nicht zügig entwickelt werden können und
  - die Forschungsziele und damit auch die Unternehmensziele nicht planmäßig erreicht werden, was
    - zur Verminderung der Zukunftsplanungen von Umsatz und Gewinn führt und damit
    - in Rückkopplung zu Einsparungen bei den Ausgaben zwingt, auch in der Forschung und Entwicklung, wobei derartige Einsparungen wiederum die Entwicklung von innovativen Arzneimitteln verzögern und somit
    - ein sich selbst verstärkender Teufelskreis entstehen kann, der die Innovationsfähigkeit eines Pharmaunternehmens zerstört.

Nach erfolgreichem Abschluss der konfirmatorischen klinischen Studie Phase III steht die Zulassung der klinischen Prüfsubstanz als Arzneimittel an, eine Aufgabe der Organisationseinheit *„Marktzulassung"*, welche
- alle bislang erarbeiteten Daten auf Vollständigkeit und Formentsprechung prüft,
- Ergänzungen mit den jeweils betroffenen Bereichen abspricht,
- die gesamte Dokumentation mit dem Antrag auf Zulassung der staatlichen Arzneimittelbehörde einreicht und
- der Ansprechpartner der Arzneimittelbehörde ist für Rückfragen im Zuge des Prüfungsverfahrens und für erkannte Mängel.

Innerbetrieblicher Partner der *„Marktzulassung"* ist idealerweise ein Projektmanagement, das

- in allen Einzelheiten Kenntnis über alle präklinischen und klinischen Daten hat,
- bereits bei der Dokumentation dieser Daten deren Vollständigkeit und Formentsprechung in Bezug auf Zulassung überprüfen und ggfs. die notwendigen Ergänzungen veranlassen kann,
- bei Rückfragen und Mängelrügen der Arzneimittelbehörden die Antworten und notwendigen Ergänzungen in die Wege leiten kann,
- sowohl die Marktzulassung als auch die zuarbeitenden Labore, Betriebe und Bereiche von Verwaltungsarbeit entlasten kann.

Spätestens nach der Marktzulassung gehört es zur Pflicht eines Pharmaunternehmens, alle Ergebnisse der präklinischen Entwicklung und der klinischen Prüfung in geeigneter Form der Öffentlichkeit vorstellen, zumindest der wissenschaftlichen Öffentlichkeit. Je konsequenter dieses durchgeführt wird, je ehrlicher positive wie auch negative Daten veröffentlicht werden, umso mehr gewinnt das Pharmaunternehmen

- an wissenschaftlicher Reputation, welche
  - ihrerseits bereits eine der wesentlichen treibenden Kräfte darstellt für den Markterfolg der Arzneipalette des Unternehmens,
  - überragende Wissenschaftler anlockt
    - als Mitarbeiter in der eigenen Forschung,
    - als Kooperationspartner für die explorative Forschung oder die klinische Prüfung;
- eine Vertrauensbasis
  - bei den Zulassungsbehörden,
  - bei den praktizierenden Ärzten und den Patienten.

Sowohl die Forschungsleitung als auch die Projektleitung sollten die Verantwortung übertragen bekommen, die Veröffentlichung der eigenen Daten gegenüber widerstrebenden Interessen durchzusetzen.

In Anbetracht der relativ häufigen Erfahrung, dass die Veröffentlichung von klinischen Studien mit negativem Ausgang unterschlagen wird und nur positive Ergebnisse an die Öffentlichkeit kommen, hat das *„International Council of Medical Journal Editors/ICMJE"* im Jahre 2004 beschlossen, nur noch solche Studien zu publizieren, die vor Beginn der Studie einem öffentlichen Register gemeldet werden.

Zu diesen gehören

- das gemeinsame Studienregister des *„National Institute of Health/NIH"*, des *„Department for Health and Human Services/DHHS"* und der *„Food and Drug Administration/FDA"* der USA;[301]
- das Studienregister *„EudraCT"* auf der Grundlage der Richtlinie 2001/20/EG,
  - nach der GCP-Verordnung müssen in Deutschland klinische Studien der EudraCT gemeldet werden.[302]

---

301 www.clinicaltrials.gov.
302 https://eudract.ema.europa.eu.

8 Beispiele, um innovationsschädliches Verhalten zu verdeutlichen

Einige abstrakte bzw. fiktive Beispiele sollen innovationsschädliches Verhalten in der Forschung verdeutlichen:

Ein Forschungsleiter verfügt, dass er bestimmt, welche wissenschaftlichen Ergebnisse, erarbeitet von seinen Mitarbeitern in seinem Forschungsbereich, veröffentlicht werden. Alle Mitarbeiter müssen ihm ihre Manuskriptentwürfe zur Genehmigung vorlegen,
- jeder vorgelegte Manuskriptentwurf wird von ihm textlich mehr oder weniger überarbeitet, ergänzt und korrigiert;
- zusätzlich trägt er sich selber als letzten Autor in jedes fertiggestellte Manuskript ein, mit der Begründung, dass er die Verantwortung für die Veröffentlichungen trage. Mitarbeiter, welche sich dieser Maßnahme widersetzen, erhalten keine Genehmigung zur Veröffentlichung ihrer Ergebnisse. Zudem werden sie bei der nächsten sich bietenden Gelegenheit in andere Bereiche versetzt oder entlassen.

Ein Laborleiter hat aus Drittmitteln ein Forschungslabor finanziert, welches mit biochemisch- immunologischen Untersuchungen die planmäßigen explorativen Arbeiten unterstützen soll.
- Für diese Laboruntersuchung wird ein Mediziner befristet eingestellt, welcher die von ihm erarbeiteten Ergebnisse für seine Doktorarbeit verwenden soll.
- Nach zwei Jahren zeigt sich, dass die Laborergebnisse grundlegende neue Einsichten in den Verlauf einiger Erkrankungen erbringen.
- Ohne Absprache mit dem Doktoranden verwendet der Laborleiter dessen Ergebnisse bei einem wissenschaftlichen Vortrag. Der nachträgliche Protest des Doktoranden verläuft in Leere.

Ein Vorstandsmitglied empfindet es als Nachteil, keinen Doktortitel zu besitzen. Mit dem Forschungsvorstand vereinbart er, dass er in einem der Forschungslabore den experimentellen Teil seiner Doktorarbeit durchführen kann.
- Im direkten Gespräch wirkt der *„Vorstandsdoktorand"* auf den Leiter dieses Forschungslabors derart ein, dass dieser es nicht ablehnen kann, die Versuchsplanung, Versuchsdurchführung und die Auswertung der Ergebnisse für das Vorstandsmitglied durchzuführen.
- Nach erfolgter Promotion bedankt sich der Vorstandsdoktorand bei dem Laborleiter mit einem kleinen Weingeschenk für die *„technische Beratung"* bei der Durchführung seiner Doktorarbeit.
- In Anbetracht der Belastung durch diese private Dienstleistung kann der Laborleiter die Zielvereinbarungen nicht voll erfüllen. Eine Kürzung seiner Leistungsprämie in der Vergütung ist die Folge.

Ein Chemiker sucht nach einigen Jahren beruflicher Tätigkeit die Möglichkeit einer Promotion. Ein Institutsleiter hat mithilfe von Wagniskapital eines Investors eine Firma gegründet. Diese Firma ist in finanziellen Problemen.

- Der Institutsleiter bietet dem Chemiker die Durchführung einer Doktorarbeit in seinen Forschungslaboren an, falls er die Firma mit einem namhaften Geldbetrag unterstützt.
- Der Chemiker nimmt das Angebot an. Die Promotionsarbeit wird mithilfe von technischen Hilfskräften des Institutes in deutlich kürzerer Zeit als sonst üblich fertiggestellt.
- Die übrigen Doktoranden am Institut sehen sich ungleich behandelt und protestieren. Ihr Protest wird vom Institutsleiter abgetan mit der Begründung, dass die Unterstützung der Arbeit des Chemikers durch technische Hilfskräfte im Sinne des Institutes gewesen sei und sie als Doktoranden mit ihrem Protest den Erfolg ihrer eigenen Arbeit in Gefahr bringen könnten.

Ein Wissenschaftler, welcher die Idee hat, dass ein biotechnisch hergestellter Wirkstoff ein guter Inhibitor für Schleimhautentzündungen wäre, wird zum Forschungsleiter einer Pharmafirma berufen.
- Als Forschungsleiter beauftragt er einen Pharmakologen aus seinem Bereich, diesen Wirkstoff tierexperimentell zu untersuchen. Der Pharmakologe kann trotz wiederholter Prüfung keine antientzündliche Wirksamkeit nachweisen.
- Aufgrund dessen verfügt der Forschungsleiter, dass die Untersuchung an ein Forschungsinstitut vergeben wird. Die Ergebnisse des Forschungsinstitutes scheinen die antientzündliche Wirksamkeit zu belegen.
- Der Pharmakologe überprüft die Daten und erkennt einen technischen Fehler bei der Durchführung der Untersuchung, welcher ein falsch positives Ergebnis bewirkt hat. Hierüber berichtet er dem Forschungsleiter.
- Dieser weist die Kritik an den externen Untersuchungen ab, entbindet den Pharmakologen von seinen Aufgaben und setzt in der Pharmafirma durch, dass der Wirkstoff präklinisch und klinisch entwickelt wird.
- Aus diesen kostenträchtigen Untersuchungen ergibt sich, dass der Wirkstoff bei Schleimhautentzündungen unwirksam ist. Die Entwicklung wird daher eingestellt. Zwischenzeitlich hat der Pharmakologe die Pharmafirma verlassen, während der Forschungsleiter wegen seines Ideenreichtums und seiner erfolgreichen Tätigkeit in die Unternehmensleitung berufen wurde.

Eine Gruppe von Wissenschaftlern einer Pharmafirma hat ihrem Forschungsleiter eine Erfindung mitgeteilt, welche Leitstrukturen für ein neue Klasse potenzieller Arzneimittel mit einem neuen Wirkprinzip beinhaltet und beantragt die Zustimmung für eine Patentanmeldung.
- Der Forschungsleiter teilt den Mitarbeitern mit, dass die Anzeige der Erfindung den Formerfordernissen gemäß Arbeitnehmergesetz nicht genügen würde.
- In einem Gespräch zur Klärung der Probleme erfahren die Erfinder, dass der Forschungsleiter als Miterfinder aufgeführt werden will, weil von ihm als Forschungsleiter die Forschungslabore, in denen Forschungsarbeiten für diese Erfindung durchgeführt worden waren, organisatorisch betreut worden sind und er die Verantwortung für alle Forschungsarbeiten in seinem Bereich trage.

In den Vorstand einer Pharmafirma wird ein Molekularbiologe der Universität berufen.

- Sechs Wochen nach Beginn seiner Tätigkeit entscheidet dieser, dass die bisherigen Forschungsziele fallengelassen werden sollten zugunsten eines neuen Forschungsziels: *„therapeutisch wirksame Wachstumsfaktoren"*.
- Er ordnet an, dass die Molekularbiologen in der Forschung die Umsetzung dieses Forschungszieles zu organisieren hätten. Für die Erstellung einer neuen Struktur entsprechend dem Forschungsziel setzt er eine Frist von drei Monaten.
- Als nach drei Monaten erkennbar wird, dass fachlich zu große Lücken bestehen, um das Forschungsziel zu erreichen, beauftragt er eine Beraterfirma mit der Analyse und Neustrukturierung der Forschung. Diese ist nach zwei Monaten abgeschlossen.
- Als nach zwei Jahren die Forschung keine neuen Entwicklungskandidaten gemäß des gesetzten Forschungszieles vorweisen kann, beauftragt er erneut eine Beraterfirma, die Gründe für das Ausbleiben zu analysieren.
- Die Beraterfirma bescheinigt der Forschung keine ausreichende Fachkompetenz und Kapazität, um das Forschungsziel zu erreichen.
- In Anbetracht dieser Analyse verfügt der Vorstand die Auflösung der explorativen Forschung. Alle Mitarbeiter der Forschung werden in die Entwicklung, die Produktion, die Vermarktung oder in die Patentabteilung versetzt.

Eine Pharmafirma beruft von extern einen Forschungsleiter, dessen Qualifikation von seinen bisherigen Arbeitgebern zwar gelobt wird, die ihn aber im Rahmen einer Firmenfusion entlassen haben. Der neue Forschungsleiter unterzeichnet mit der Unternehmensleitung eine Zielvereinbarung, innerhalb von drei Jahren die Zahl der Entwicklungssubstanzen und innerhalb von sechs Jahren die Zahl neuer Arzneimittelzulassungen zu verdoppeln, ohne hierzu die Forschungsausgaben zu erhöhen.
- Um dieses Ziel zu erreichen, ordnet der Forschungsleiter an,
  - alle Forschungsarbeiten auf wenige von ihm bestimmte Indikationsgebiete zu konzentrieren, deren Attraktivität er sich vorab vom Verkauf hat bestätigen lassen,
  - für jedes Indikationsgebiet Forschergruppen zu bilden, die mindestens eine Entwicklungssubstanz pro Jahr abzuliefern hätten,
  - über den Stand der Forschungsarbeiten im zweimonatigen Intervall ihm schriftlich zu berichten,
  - die Zahl der Besuche von wissenschaftlichen Kongressen auf einen Kongressbesuch je Wissenschaftler und Jahr zu begrenzen, um Zeit für die Forschungsarbeiten zu gewinnen und Kosten zu sparen,
  - die *„Kaffeepausen"* auf die tariflich festgelegte Zahl pro Tag zu vermindern.
- Mit diesen Maßnahmen wurde das Ziel der Verdopplung der Entwicklungssubstanzen innerhalb von drei Jahren deutlich übertroffen. Jedoch scheiterten alle Entwicklungssubstanzen in der präklinischen Entwicklung oder klinischen Prüfung. Aufgrund der dadurch entstandenen Finanzierungsprobleme wurde die Pharmafirma von einem Konkurrenten übernommen. Vom neuen Eigentümer wurde der Forschungsleiter sofort nach der Übernahme entlassen.

Die Leitung eines Pharmaunternehmens sieht sich in der Verantwortung, über die weitere Zukunft von drei unterschiedlichen Produktfamilien zu entscheiden.

- Als Entscheidungshilfe beauftragt sie den Verkauf mit einer Bewertung des Istzustandes und der Attraktivität der einzelnen Produktfamilien.
- Der Verkauf empfiehlt, zwei Produktfamilien weiterzuführen, weil Umsatz und Rendite den Erwartungen entsprechen, jedoch die dritte Produktfamilie trotz großer Forschungsaktivität wegen mangelnder Konkurrenzfähigkeit an einen interessierten Konkurrenten zu verkaufen.
- Entsprechend dieser Empfehlung des Verkaufs und ohne den Widerspruch der Forschung zu berücksichtigen, verkauft die Unternehmensleitung alle Forschungsprojekte, alle Patente und alle Marktprodukte der dritten Produktfamilie an einen Konkurrenten.
- Der Konkurrent entwickelt die gekaufte Produktfamilie auf der Grundlage der erworbenen Patente und Forschungsprojekte zu einem globalen Erfolgsprojekt.
- Beim Verkäufer entwickelten sich jedoch in relativ kurzer Zeit finanzielle Probleme, da der Patentschutz für die Produkte in seinen verbliebenen zwei Produktfamilien auslief und Umsatz und Rendite sich drastisch durch die Konkurrenz billiger Generika verringerten.

Die Forschung eines Pharmaunternehmens empfahl der Unternehmensleitung die Lizenznahme einer biotechnologisch hergestellten innovativen Entwicklungssubstanz, entwickelt von einer erfindergeführten Ausgründung. Diese hatte bereits in der klinischen Prüfung Phase I und II deutliche Anhaltspunkte für die Wirksamkeit und Verträglichkeit der Entwicklungssubstanz nachweisen können. Das Umsatzpotenzial im Lizenzterritorium wurde auf > 200 Mio. € geschätzt. Als Vorabzahlung verlangte die erfindergeführte Ausgründung 10 Mio. US$.

- In einem Gespräch mit den jugendlichen, selbstbewusst auftretenden Erfindern stellte die Unternehmensleitung klar, dass sie die Höhe der Vorabzahlung für unangemessen halte und dem jugendlichen Leichtsinn zuschreiben würde. In Anbetracht der Attraktivität der Entwicklungssubstanz wären sie jedoch so großzügig, 1 Mio. US$ als Vorabzahlung zu bieten.
- Die erfindergeführte Ausgründung lizensierte daraufhin die Entwicklungssubstanz zu den geforderten Bedingungen an eine andere Pharmafirma.
- Diese führte zügig klinische Prüfungen der Phase III durch und erhielt schnell die Zulassung.
- Nach wenigen Jahren belief sich der Umsatz des neu zugelassenen Arzneimittels im Lizenzterritorium auf > 400 Mio. €.

Eine Pharmafirma wurde von einer Beraterfirma im Auftrag der Unternehmensleitung analysiert mit dem Ziel, die Strukturen und die Prozessabläufe zu verbessern, um die Umsatzrendite auf über 10 % anzuheben. Bei der Analyse halfen von der Unternehmensleitung ausgesuchte Mitarbeiter mit, denen angedeutet wurde, in der neuen Struktur mit Führungsaufgaben beauftragt zu werden. Das Ergebnis dieser Arbeit war eine Neuaufstellung des Pharmaunternehmens.

- Die Gesamtfirma wurde in weitgehend selbständige Geschäftsbereiche aufgeteilt, deren Leitung die an der Analyse beteiligten Mitarbeiter übernahmen.

- Jeder Geschäftsbereich betreute ein Indikationsgebiet, verfügte über seine eigene Forschung, Entwicklung, Zulassung, Produktion, Vermarktung und Verkauf und war aufgefordert, innerhalb von drei Jahren eine Umsatzrendite von mindestens 15 % zu erwirtschaften.
- Schnell wurde erkannt, dass für jeden Geschäftsbereich eine Verwaltung aufgebaut werden musste, um ihn funktionsfähig zu halten. Das Personal für diese Ausweitung wurde soweit möglich der jeweiligen Forschung entnommen.
- Nach drei Jahren ergab sich, dass alle Geschäftsbereiche wegen einer erheblichen Kostensteigerung die Umsatzrendite deutlich verfehlt hatten. Aufgrund dessen wurden die Geschäftsbereiche wieder zusammengelegt.
- Da zwischenzeitlich von den Forschungsabteilungen keine neuen Entwicklungssubstanzen zur Verfügung gestellt werden konnten, wurde erneut eine Beraterfirma beauftragt, die Zukunftsperspektive der Pharmafirma zu analysieren.
- Diese neue Analyse ergab, dass die Pharmafirma aufgrund mangelnder Innovationskraft sich auf die Produktion und Vermarktung der bestehenden Produktpalette beschränken und für die Zukunftssicherung einen Käufer suchen sollte.
- Daraufhin beauftragte die Unternehmensleitung in Abstimmung mit dem Aufsichtsgremium die Beraterfirma mit der Suche nach einem Käufer. Dieser konnte nach einiger Zeit gefunden werden. Mit dem Aufkauf ist die Pharmafirma vom Markt verschwunden.

Eine erfindergeführte Ausgründung wurde von einem Investor mit 5 Mio. € finanziert. Für dieses Investment erhielt der Investor 49 % des Stammkapitals der Ausgründung. Die Auszahlung der Gelder in Beträgen von 1 Mio. € pro Jahr war an das Erreichen von Meilensteinen gebunden, wobei der Investor die einzelnen Meilensteine im Gesellschaftsvertrag in allen Einzelheiten festgeschrieben hatte.
- Es ergab sich, dass der dritte Meilenstein nicht erreicht werden konnte.
- Von Seiten der Erfinder konnten jedoch Leistungen vorgezeigt werden, welche weitaus werthaltiger waren als das Erreichen des dritten Meilensteins.
- Das formale Nichterreichen des dritten Meilensteins wurde jedoch von dem Investor zum Anlass genommen, die dritte Meilensteinzahlung nur dann und zwar in Stufen von 200.000 € auszuzahlen, wenn die Erfinder 20 % ihres Gesellschaftsanteils an den Investor abtreten würden.
- Die Erfinder sahen keine Alternative und nahmen das Angebot an.
- Mit der Mehrheit der Geschäftsanteile bestellte der Investor einen kaufmännischen Geschäftsführer und entließ die Erfinder aus der Geschäftsführung.
- Der kaufmännische Geschäftsführer stellte die Zahlungsunfähigkeit der Ausgründung fest und meldete beim Amtsgericht die Insolvenz an. Aus der Insolvenzmasse erwarb der Investor die Rechte an den Patenten und Patentanmeldungen der Ausgründung.

Die Unternehmensleitung einer Pharmafirma war sich unsicher, ob die gewählten Forschungsziele für den Verkauf ausreichend attraktiv seien. Aus diesem Grunde wurde der Forschungsleiter beauftragt, eine Strategiediskussion in einem 5-Sterne-Hotel zu organisieren. Teilnehmer waren die Mitglieder der Unternehmensleitung, der Forschungsleiter und der Leiter des Verkaufes.

- Das Ergebnis der Diskussion waren neue Forschungsziele, welche sich nach den Bedürfnissen des Verkaufes richteten.
- Zum Erreichen dieser Ziele sollte die bestehende Forschung kostenneutral umstrukturiert werden.
- Die Umstrukturierung sollte federführend von einer Beraterfirma begleitet werden.
- Die neuen Forschungsziele und die Pläne für deren Umsetzung wurden den Wissenschaftlern in den Forschungslaboren vom Forschungsleiter gemeinsam mit einem Vertreter der Beraterfirma vorgestellt. Zweifel der Wissenschaftler an der Verwirklichung der Forschungsziele wurden von der Beraterfirma als Zeichen für mangelnde Flexibilität gewertet, gegen die vorgegangen werden müsste. Mit Unterstützung der Unternehmensleitung erfolgte die Umstrukturierung der Forschung durch die Beraterfirma innerhalb von wenigen Wochen.
- Als zwei Jahre nach der Umstrukturierung immer noch keine Entwicklungssubstanzen aus der Forschung vorgeschlagen werden konnten, wurde der Forschungsleiter seines Amtes enthoben und ein älterer Wissenschaftler aus einem akademischen Forschungsinstitut auf die Stelle berufen. Dieser Wissenschaftler benötigte einige Monate, um sich in die Forschungsthemen einzuarbeiten. Zwischenzeitlich wurde jedoch die Pharmafirma von einem Konkurrenten übernommen, welcher die Forschung in die eigene Forschungsstruktur integrierte und den Vertrag mit dem neuen Forschungsleiter einvernehmlich auflöste.

9 Zusammenfassung

Im vorliegenden Buch wird aus der Sicht langjähriger Forschungserfahrung versucht, Wege aufzuzeichnen, wie die Innovationskraft von Pharmafirmen gestärkt werden könnte, um die Zahl innovativer Arzneimittel zu erhöhen, d. h. solcher neuer Arzneimittel, die einen unbestreitbaren Nutzen aufweisen bei der Behandlung bislang nur unzureichend oder nicht behandelbaren Erkrankungen des Menschen.

Die Voraussetzungen für derartige Arzneimittelinnovationen ziehen sich wie ein breites rotes Band durch alle Kapitel dieses Buch hindurch. Sie betreffen die Grundlagenforschung, die explorative Forschung und die präklinische wie auch klinische Prüfung von Entwicklungskandidaten.

Wesentlich ist eine Innovationskultur, die bestimmt wird durch das Verhalten und die Entscheidungen der Unternehmensleitung, aber auch aller nachgeordneten Hierarchieebenen des Unternehmens.

Zu dieser Innovationskultur gehört im Besonderen
- Kritikkompetenz, ethische Kompetenz und Führungskompetenz in allen Bereichen des Pharmaunternehmens,
- die wechselseitige, intensive direkte Kommunikation und Kritik über alle Hierarchieebenen hinweg,
- die Einsicht, dass Analysen, Bewertungen und Sachentscheidungen grundsätzlich *„von unten nach oben"* und im Konsens aller fachkompetenten Beteiligten zu erarbeiten und zu treffen sind, um die Fehlermöglichkeiten zu minimieren,
- die regelmäßige, objektive Analyse der Stärken und Schwächen aller Bereiche und aller Hierarchiestufen des Unternehmens,
- das Verbot von willkürlichen Eingriffen gleich welcher Hierarchiestufe in einen Bewertungs- und Entscheidungsprozess.

Im Rahmen dieser Innovationskultur ist für eine erfolgreiche Findung und Prüfung von innovativen Arzneimitteln von vorrangiger Bedeutung
- eine überragende und vielseitige Fachkompetenz in der Forschung und Entwicklung,
- Freiräume und Eigenverantwortung, notwendig für den Einfallsreichtum, die Ideenfreude, die Leistungsbereitschaft und Zielstrebigkeit der forschenden Mitarbeiter,
- die Möglichkeit der Findung und Prüfung von Ideen auch abseits der festgelegten Forschungsziele,
- die Übertragung der Verantwortung für die Ausarbeitung, Bewertung und Entscheidung von Forschungszielen, Forschungsstrategien, Entwicklungs- und Prüfsubstanzen auf die mit ihrer Fachkompetenz dem Sachproblem an nächsten stehenden wissenschaftlichen Mitarbeiter der Forschung,
- die fortlaufende Anpassung aller Ausarbeitungen, Bewertungen und Entscheidungen zu Themen der Forschung und Entwicklung an die wissenschaftliche Erkenntnis, die Marktentwicklung und die Veränderungen der eigenen Stärken und Schwächen,
- die Gewährleistung der notwendigen, fachkompetenten Kapazitäten für eine schnellstmögliche und ungehinderte Patentanmeldung von Erfindungen,
- eine *„lernende Beständigkeit"* bei der Finanzierung der Forschung und Entwicklung von innovativen Arzneimitteln über einen Zeitraum von mehr als zwölf Jahre, da an-

dernfalls jegliche Investition in die Forschung und Entwicklung „*zum Fenster herausgeworfenes Geld*" darstellt.

Da auf allen Hierarchieebenen fortlaufend die Gefahr droht, dass die Innovationskultur beschädigt wird durch
- Mangel an Qualifikation und Kompetenz, im Besonderen in Form der „*erfahrenen Inkompetenz*",
- Mangel an Vertrauen und Verantwortungsbewusstsein,
- überschießende Kontrolle und Bürokratie wie auch
- kurzsichtiges betriebswirtschaftliches Denken,

muss die Unternehmensleitung, muss das Aufsichtsgremium des Unternehmens Sorge tragen, dass die Voraussetzungen für Innovationen dauerhaft erfüllt werden. Hierzu bedarf es wirksamer Kontrollmechanismen nicht nur von „*oben nach unten*" sondern gerade auch von „*unten nach oben*".

Sachregister

Abbruchkriterium 263
Ablehnung 34
Abstraktionsebene 97
Abtreibungspille 127
Adalimumab 14
Adaptor 32
Akzeptanz, emotional begründete 31
Akzeptanz, ethisch begründete 31
Akzeptanz, wissenschaftlich begründete 31
Alleinstellungsmerkmal 2
Alpha-Innovation 17, 21, 100
Alternativmedizin 48, 129
Altgedächtnis 171
Altinvestor 206
Amphetamin 20
Amplifikationseffekt 25
Analyse 236, 244
Analyse, morphologische 41
Analyseprozess 234
Anforderung, gesetzliche 273
Ansicht, persönliche 244
Antibiotikum 48, 132
Antibody-Engineering 24
Antigen 25
Antiinfektivum 58
Antikörperkonstrukt 24
Antikörpertechnologie, monoklonale 25
Anwendungsbeobachtung/AWB 271
Anwendungspatent 29
Applikationsform 95
Arbeitnehmererfindervergütung 198
Arbeitnehmererfindungsgesetz 194
Arbeitsbedingung 44
Arbeitshypothese 75, 77, 88
Arbeitsklima 167, 249
Arbeitsschutz 273
Aripiprazol 15
Arzneimittelbehörde 87, 265, 276
Arzneimittel, biomedizinisches 258
Arzneimittelgesetz/AMG 258
Arzneimittelinnovation 20
Arzneimittel, innovatives 140
Arzneimittelmarkt 83
Arzneimittelprüfrichtlinie 258
Arzneimittelprüfung 258
Arzneimittelsicherheit 34, 81
Arzneimittelüberwachung; Postmarketing Surveillance 271
Arzneimittelumsatz 66
Arzneimittelwirkung, unerwünschte 267

asymmetrisch 268
Attraktivität 239–240, 247, 256
Aufgewecktheit 1
Aufmerksamkeit 1
Aufsichtsbehörde 146
Aufsichtsgremium 164
Auftragsempfänger 235
Ausbaupatent 199
Ausbildung, naturwissenschaftliche 172
Ausgangspunkt 229
Ausgründung, erfindergeführte 55, 204, 229
Auslizensierung 92
Auslöser 18
Austausch 249
Auswahlverfahren 239
Auswertung, biometrische 211
Auswertung, biometrisch-statistische 263
Auszuchttiere 255
Autoimmunerkrankung 24
Autorität 249

Bakterien, resistente 132
Bedarf, medizinischer 256
Befund, bahnbrechender 249
Begleiterkrankung 270
Behandlungshäufigkeit 81
Behandlungskosten 81
Behandlungsmöglichkeit 19
Beharrlichkeit 1, 250
Beobachtungsplan 270
Beraterfirma 4, 138, 176, 234, 236–237, 244
Berechtigung sachliche 187
Berufserfahrung 150
Beschwerdefahren 192
Beständigkeit 44, 134
Beta-Innovation 17, 21–22, 100
Beteiligungsvertrag 206
Bevacizumab 15
Beweggrund 38
Beweglichkeit, geistige 43
Bewertungskriterium 166
Beziehungsnetzwerk 164
Bibliotheken für Prüfsubstanzen 253
Bindegewebe 22
Bioäquivalenz 13, 27
Biologikum 13
Bionik 41
Biopharmakum 58
Biopharmakum; New Biological Entity/NBE 21

Blockbuster 100
Blutgefäßsystem 22
Bonus 217
Brainstorming 39
Brainwriting 39
Bringschuld 248
Budget 248
Bundesamt für Verbraucherschutz und Lebensmittelsicherheit/BVL 258
Bundesinstitut für Arzneimittel und Medizinprodukte/BfArM 258

CD20 14
Chemie, kombinatorische 253
Chemopharmakum 57–58
Chemopharmakum; New Chemical Entity/NCE 21
Chlorpromazin 101
Cisplatin 101
Clinical Research Organization/CRO 6–7, 268
Committee for Medicinal Products for Human Use/CHMP 267
Contract Manufacturing Organization/CMO 6–7
Corporate Identity 160

Deckungsbeitrag 4, 81
Declaration of Helsinki – Ethical Principles for Medical Research Involving Human Subjects 266
Denkblockade 48
Denken, analytisches 43
Denken, kritisches 42
Denkstruktur 37
Department for Health and Human Services/DHHS 277
Derivat, chemisches 25
Derivatisierung 253
Deutsche Arbeitsgemeinschaft für Epidemiologie/DAE 271
Deutsches Patent- und Markenamt/DPMA 191
Dichloroisoproterenol 101
Diskriminierung 34
DNA-Polymerase 24
DNA-Sequenz 24
DNA-Technologie, rekombinante 25, 133
Doppelblindstudie 264
Dosis 263
Dosis, minimal toxische/MTD 77, 95
Dosis, therapeutische/TD 77, 95
Dosis, toxische 261

Dosis-Wirkungs-Beziehung 263
Drug Hunters 100
Durchsetzungskraft 276

Ehrgeiz 244
Ehrgeiz, unternehmerischer 1
Eigeninteresse 239
Eigenleben 275
Eignungsprüfung 45
Einfallsreichtum 38
Einflussnahme 234
Einflussnahme, politische 71
Einschluss- und Ausschlusskriterium 263
Einwilligung 266
Endauswertung 265
Entdeckung 189
Entscheidungsfreiheit 64
Entscheidungskompetenz 49, 107
Entscheidungsprozess 62, 87, 112
Entscheidungsweg 52
Entwicklung, klinische 51, 59
Entwicklung, präklinische 51, 87, 255–256, 273
Entwicklungsbudget 275
Entwicklungskandidat 75, 77, 80, 87, 92, 139, 238, 240, 255
Entwicklungssubstanz 51, 236
Ephedrin 20
Erfindergemeinschaft 197
Erfinderrecht 69
Erfindung 189
Erfindung, gewerbliche Anwendung 190
Erfindung, lizensierte 226
Erfindungsreichtum 64
Erfolgswahrscheinlichkeit 9
Erkenntnis, translatierte 5
Erkrankung, chronische 24
Erkrankung, neurodegenerative 24
Erkrankung, unzureichend behandelbare 33
Erpressungsstrategie 210
Erreichbarkeit 237
Erscheinungsbild 247
Erstausbietung 83
Erythropoietin 20
Ethikkommission 266
EudraCT 277
EudraVigilanz 267
Europäische Arzneimittelagentur; European Medicines Agency/EMA 258
Europäisches Patentübereinkommen/EPÜ 192
Europarat, Übereinkommen zum Schutz der Menschenrechte 124

Facharzt 267, 272
Fachkompetenz 76, 94, 236, 244, 249, 272
Fähigkeit 237
Fairness 145
Faktor, Kreativität hemmender 45
Fall-Kontrollstudie 271
Fallzahl 270
Fc/IgG1 14
FDA-Guidelines 259
FDA-Zulassung 59
Fehlentscheidung 68, 127
Fehlentwicklung 148
Fehlerberichterstattung 249
Fehlererfahrung 46
Fehlererkennung 46
Fehlerkultur 46, 69, 202, 249
Fehlerquelle 249
Fehlerrisiko 46
Fehlerschulung 46
Fehlervermeidung 249
Fenster, therapeutisches 77, 259
Fermentertechnologie 24
Finanzierungsrunde 205
Finanzierungsverpflichtung 205
Finanzmittel 66
Finanzvolumen, Kürzung 204
Finanzwesen 257
Firmenkultur 110
Flexibilität 250
Food and Drug Administration/FDA 12, 259, 277
Formentsprechung 276
Formerfordernis 192
Formfehler 197
Forschung, angewandte 7
Forschung, biomedizinische 124
Forschung, explorative 5, 12, 36, 59, 66, 87, 253
Forschung, explorative präklinische 272
Forschungsausgabe 11
Forschungsergebnis 236
Forschungsgebiet 239
Forschungsinstitut 60
Forschungsinvestition 56
Forschungsleitung 234, 239
Forschungsleitung, Vorteile 244
Forschungsstrategie 51, 62, 110, 229, 236
Forschungsziel 229, 232, 236, 243
Fraunhofer-Gesellschaft 7, 222
Freiname, internationaler; International Nonproprietary Name/INN 25
Freiraum 249, 253, 272
Freiraum, gleichberechtigter 47

Frustration 236
Führungseigenschaft 275
Führungskompetenz 182, 249
Führungsposition 184
Führungsstil, autoritärer 152
Führungsstil, bürokratischer 115
Führungsstil, hierarchisch geprägter 115
Führungsstil, patriarchalischer 115
Führung, transformationale 116
Fusion 237

Galenik 22
Gebrauchsmuster 190
Gedächtnis 171
Gedächtnislandkarte; Mindmapping 41
Gedankensprung 2
Gefahr 231, 244
Geistesblitz 37
Geldgeber 5
Gemeinschaftsarbeit 243
Genauigkeit, analytische 273
Generikum 13, 15, 25, 33, 130, 162, 176
Genexpression 22
Gentherapie 132
Gentoxizität 77
Gesamtkosten 261
Geschäftsanteil 205
Geschäftsentwicklung, Business Development 99
Geschmacksmuster 190
Gesellschaft mit beschränkter Haftung/GmbH 91
Gesundheitssystem 82, 270
Gewaltausübung 159, 182
Geweberband 22
Gewinn 246
Gewinnanteil 81
Gewinnbeitrag 81
Gewinnbeteiligung 160
Gewinnchance 205
Gewinnspanne 30, 34
Glaubenskongregation 158
Glaubensmedizin 129
Glykosilierungsmuster 24
Good Laboratory Practice/GLP 259
Good Manufacturing Practice/GMP 259
Gottfried Wilhelm Leibniz Wissenschaftsgemeinschaft 7, 222
Gratifikation 217
Grundlagenforschung 5, 54, 221
Grundsatzentscheidung 247

Gute klinische Praxis bei Durchführung der klinischen Prüfung mit Arzneimitteln 265, 268
Güterabwägung 125
gute wissenschaftliche Praxis 60
GVO 24

Haloperidol 101
Haltbarkeit 134
Handlungsfreiheit 182
Harmonisierungsamt für den Binnenmarkt 191
Hauptverantwortung 266
Helmholtz-Gemeinschaft Deutscher Forschungszentren 5, 222
HER2/neu 15
Herstellkosten 81
Herstelltechnologie 34
Herstellung, biotechnische 96
Herstellverfahren 259
Hierarchiestufe 139, 164
HMG-CoA-Reduktase 15
Hochdurchsatz 253
Holschuld 248
Hormonsystem 22

ICH-Leitlinien 259
idealized influence 117
Ideenauswahl 18
Idee, neue 249
Ideenreichtum 249
Ideenschöpfung 18
Immunsystem 22
Imperativ, kategorischer 124
Impfstoff 258
Indikationsgebiet, nicht zugelassenes 269
individual consideration 117
Infektion 24
Infliximab 14
Informationsübertragung 175
Informationsverbreitung 32
Inhibition 24
Inkompetenz, erfahrene 218
Inkompetenz, erfahrene (skilled incompetence) 150
Innovation 3
Innovationsfähigkeit 157, 276
Innovationsgrad 11, 21, 214, 240
Innovationshöhe 76, 257
Innovationskette 18
Innovationskraft 64, 71, 107
Innovationskultur 4, 8, 46, 100, 138, 169, 251

Innovationsprozess 49
Innovationsstau 220
Innovator 31
Insolvenz, strategische 209
inspirational motivation 117
Insulin-Glargin 14
intellectual stimulation 117
Interleukine 25
International Conference on Harmonisation of Technical Requirements for Registration of Pharmaceuticals for Human Use/ICH 259, 265
International Council of Medical Journal Editors/ICMJE 277
Interventionsregister 271
Interventionsstudie 263
Interventionsstudie/IS 270
Investition 207
Inzidenz 19
Inzidenzrate 19
Inzuchtlinie 255
Iproniazid 101
Irrtumswahrscheinlichkeit 99
Iterationsprozess 115, 255

Kanzerogenität 77
Kapitalbeteiligung 209
Karrierestreben 159
Karzinogenität 95
Kassensturz 237
Kinderarzneimittel 190
Kommission, ethische 264
Komorbidität 270
Kompetenz, ethische 122, 249
Kompetenz, soziale 149
Komplementor 32
Konkurrenz 256
Konkurrenzaktivität 248
Konkurrenzfähigkeit 239, 256
Konkurrenzfirma 136, 212
Konsens 248
Konsensustheorie 178
Kontaktfähigkeit, mitmenschliche 249
Kontrazeptivum 19, 34
Kontrollaufwand 148
Kooperation, wissenschaftliche 111
Korpsgeist 184
Kosten 10, 240, 242, 257
Kostenberechnung 11
Kosteneinsparung 3, 270
Kostenminderung 34
Kostenreduktion 47
Kostenschätzung 11

Sachregister — 291

Kostenstruktur 11
Krankenkassenerstattung 34
Krankenversicherung, freiwillige 226
Krankheitsregister 271
Kreativitätstechnik 39, 42
Kreuzlizenznahme 95
Kritik 272
Kritikfähigkeit, passive 179
Kritikkompetenz 98, 183, 249
Kult-Marketing 35
Kündigung 236
Kuss, tödlicher 237

Laborpraxis, gute/GLP 96
Langzeitgedächtnis 171
Lebensphilosophie 35
Leidensdruck 19
Leistungsbereitschaft 141
Leistung, schöpferische 189
Leistungsschwäche 236
Leistungsschwund 236
Leistungsvermögen 249
Leistung, wissenschaftliche 60
Leitlinie 248, 271
Leitstruktur 7, 90, 255
Leitungsebene, hierarchische 275
Leitungsperson 275
Lernblockade 48
Lernfähigkeit 42
Lernmöglichkeit 68
Letalitätsrate 19
Lithium 101
Lizenzgebühr 90, 208
Lizenznahme 61, 246

Machtausübung, autoritäre 159
Mängelrüge 277
Marburger Erklärung 130
Marktanteil 13
Marktdurchdringung 31
Markteintrittswahrscheinlichkeit 9
Marktentwicklung 248
Markterfolg 31, 277
Marktforschung 49, 136, 257
Marktposition 246
Marktpotenzial 4, 76, 83, 257
Marktpreis 36, 128
Marktrecherche 235
Marktreife 55
Marktzulassung 266, 276
Maßnahmenkatalog 50
Max-Planck-Gesellschaft 5, 222
Meinung, öffentliche 226

Menschenrecht 130
Menschenwürde 130
Metaanalyse 272
Methodenkompetenz 106
Misstrauen 236
Mitspracherecht 160
Mitteilsamkeit 251
Moderation 234
Möglichkeit 231–232
Moralfähigkeit 126
Morbidität 20, 32
Mortalität 20, 32
Motivation 251
Motivationsfaktor 219
Mutagenität 77

Nachahmerprodukt 13
Nachschusspflicht 205
National Institute of Health/NIH 277
Naturgesetz 190
Naturstoff 253
Nebenwirkung 272
Nervensystem 22
Netzwerkarbeit 120
Netzwerk, optisches 41
Neugedächtnis 171
Neugier 1
Neuinvestor 206
New Chemical Entity/NCE 12
New Chemical Entity/NCE 35, 58
New Molecular Entity/NME 12
Nichtinterventionsstudie/NIS 270
Non-Clinical Contract Research Organization/
    NCRO 7
Non-Contract Manufacturing Organization/
    NCRO 6
Nukleotidsequenz 24

Objektivität 268
Öffentlichkeit 277
Optimierung, chemische; Optimierung,
    biotechnische 57
Organisationseinheit 275
Organismus, gentechnisch veränderter 24
Over-the-counter Drug/OTC 58

Paradigmenwechsel 46
Parallelvertrieb 15
Parasitose 132
Patentamt 191
Patentamt; Europäisches Patentamt/EPA 193
Patentanmeldung 69, 102
Patentanspruch 97, 197

Patentanwaltskanzlei 197
Patent Cooperation Treaty/PCT 192–193
Patent Cooperation Union/PCU 193
Patenterteilung 193
Patenterteilungsverfahren 190
Patentierbarkeit 192
Patentinhaber 204
Patentrecht 85, 89
Patentschutz 13
Patentsituation 50
Patentverletzungsklage 29
Patentwesen 257
Patientendaten 270
Patientenorganisation 128
Patienten, Verhaltensmanipulation 35
Paul-Ehrlich-Institut/PEI 258
Penicillin 101
Peptidsequenz 24
Personalbesetzung 153
Personalkapazität 275
Personalstrategie 153
Personalverantwortung 218
Personenschutz 130
Persönlichkeit 249
Persönlichkeitssyndrom 159
Pharmaindustrie, gesellschaftliche Akzeptanz 36
Pharmaindustrie, US-amerikanische 12
Pharmakokinetik 87, 264
Pharmakovigilance Risk Assessment Committee/PRAC 267
Pharmakovigilance System Master File/PSMF 267
Pharmakovigilanz 267
Pharmakovigilanzausschuss 267
Pharmakovigilanzrichtlinie 267
Pharmakum; New Molecular Entity/NME 21
Pharmaunternehmen, innovatives 8
Phase, explorative 274
Phase I 263
Phase II 263
Phase IIa 264
Phase IIb 264
Phase III 264
Phase, konfirmative 274
Phosphokinase, zelluläre 25
Placebo 264, 270
Placeboeffekt 129
Platon, Ideenlehre 38
Polymerase Chain Reaction/PCR 24
Post- Authorisation Efficacy Study/PAES 270
Post-Authorisation Safety Study/PASS 270
Posteriorisierung 36

Potenzmittel 19, 34
Prävalenz 19
Prävalenzrate 19, 80
Praxis, gute Herstellungs-/GMP 132
Praxis, gute klinische/GCP 129, 132, 258
Praxis, gute wissenschaftliche/GWP 96, 224
Preisabschlag 36, 79
Preisbeschränkung 30
Preisverfall 30
Priorisierung 36
Priority Review 12, 35, 59
Proband 266
Probandenversicherung 266
Produktentwicklung 81
Produktherstellung 81
Produktion 257, 273
Produktionskapazität 256
Projektleitung 275
Projektmanagement 113, 276
Promethazin 101
Proof of Concept 264
Protein-Engineering 24
Proteinkonstrukt 24
Provision 217
Prüfarzt 265
Prüfbehörde 193
Prüfer 265
Prüfmodell 253
Prüfplan, klinischer 261
Prüfstelle 266
Prüfsubstanz, klinische 263, 265
Prüfung, explorative klinische 263
Prüfung, klinische 7, 259, 274
Prüfung, konfirmatorische klinische 264
Prüfung, präklinische 258
Prüfungsverfahren 276
Psyche 22
Psychostimulans 19

Qualifizierungsprozess von vertrauensbildenden Maßnahmen 149
Qualitätsanforderung 266
Qualitätskontrolle 13
Qualitätsmanagement 266
Qualitätsprüfung 258
Qualitätsregister 271
Querdenken 2, 253, 272
Quervernetzen 45
Querversetzung 149
Quinacrin 101

Rahmen, innovationsförderlicher 247
Randomisierung 264

Reaktion, Ertragen 72
Reaktion, Nutzung 71
Reaktion, Verändern 72
Reaktion, Verlassen 73
Recherchebericht 193
Regel 248
Registerstudie 270
Reinheit 96, 256, 259
Renditeerwartung 4, 204
Reputation, wissenschaftliche 277
Risiko 240, 257
Risikoeinschätzung 213
Risikominderung 207
Risikoregister 271
Risikoüberwachung 267
Rituximab 14
RNA-Sequenz 24
Rosuvastatin 15
Rückfrage 277
Rückkopplung, negative 141

Sachentscheidung 249
Sachproblem 248
Scheininnovation 11, 13, 25, 29, 35, 82, 162, 169
Schrittinnovation 13, 17, 21, 25, 29, 36, 162, 169, 242
Schutzfähigkeit 191
Schutzhindernis 191
Schutzimpfung 48
Schutzrecht 50
Schutzzertifikat für Arzneimittel 190
Schwäche 231
Schwellenland 34
Seele 247
Seiteneinsteiger 152
Selbstheilungskraft 22
Selbstverständnis 247
Sender-Empfänger-Problem 175
Serendipität 99, 249
Signalübertragung 172
Sildenafil 101
Sperrminorität 206
Sperrpatent 200, 226
Spieltrieb 1
Sponsor 265–266
Stabilität 256, 259
Standard Operating Procedure 266
Standardtherapie 264, 270
Stärke 231–232
Stärken-Schwächen-Analyse 164, 245–246
Statistical Principles in Clinical Trials 266
Statistik, biometrische 267

Sterbehilfe 127
Steroid, anaboles 20
Stoffwechselsystem 22
Strategieausarbeitung 18
Struktur, bürokratische 159
Strukturvariation 242
Studentenverbindung 184
Studie, klinische explorative 51
Studie, klinische konfirmative 51
Studie, kontrollierte randomisierte 270
Studienleiter, klinischer 265
Studienprogramm, klinisches 261
Studie, offene 270
Studie, prospektive 270
Substanzbibliothek 24, 51
Substanzkombination 21
SWOT-Analyse 232
Synektik 39
Synergie 22
Syntheseverfahren 34
Synthetikum 13
Synthetikum, kleinmolekulares 24
System, hierarchisches 159

Tantieme 217
Tätigkeit, schöpferische 42
Technikum 7, 273
Technologietransfer 225
Teprotid 101
Territorialprinzip 190
Testsystem 24
Testsystem, zelluläres 24
Teufelskreis 276
Therapie, Embryonalzellen 132
Therapieentscheidung 36
Therapie, mit somatischen Stammzellen 132
Tierarzneimittel 258
Tierschutz 4, 130
Tier, transgenes 24, 255
TNFα 14
TNFR2/p75 14
Toxizität, dosislimitierende/DLT 77, 261
Transkription 24
Translation 8, 24
Transparenz 140
Transplantation 124
Trastuzumab 15
Treffer 253
Treibersequenz 132
Tumor 24
Tumorantigen 25
Tumortherapeutikum 12, 58

Überkluge 268
Überkreuzbehandlung 264
Überlebensprinzip 219
Übernahme 237
Übersprungreaktion 150
Umfeldbedingung 38
Umsatz 12, 246
Umsatzbeteiligung 90
Umsatzpotenzial 208, 240, 257
Umsetzung, technologische 18
Umwelt 34
Umweltschutz 4, 130, 273
Unabhängigkeit 235, 256, 268
Unbedenklichkeit 76, 256, 259
Unternehmen, erfindergeführtes 160
Unternehmen, kaufmännisch geführtes 161
Unternehmenskultur 247
Unternehmensleitung 5, 62, 187, 213, 229, 235, 244, 248
Unternehmensstrategie 231, 236, 244
Unternehmensziel 231, 236
Urheberschaft 39, 45
Urteilsvermögen 37

VEGF 15
Verantwortung 1
Verantwortungsbewusstsein 9
Verantwortungssubjekt 126
Verfahren, molekularbiologisches 253
Verfahrensentwicklung 256
Verfahrenstechnologie 257
Vergleichspräparat 268
Vergütungsstruktur 166
Vermarktung 11, 88
Vermarktung, globale 90
Vermarktungsstrategie 95, 246
Verpflichtung 145
Versagen 236
Verschreibungsverhalten 35
Versicherungsschutz 266
Verständigung 251
Verständlichkeit 178
Verträglichkeit 256, 263
Verträglichkeitsuntersuchung 95
Vertrauen 235, 249, 251
Vertrauen, eigenschaftsbasiertes 143
Vertrauen, identifikationsbasiertes 143
Vertrauensbasis 277
Vertrauensgeber 141, 146
Vertrauen, situationsbasiertes 142
Vertrauensnehmer 141
Vertrauensverhältnis, zerstörtes 147
Vertrauensverhältnis, zweiseitiges 147

Vertriebsweg 34
Verum 264, 270
Verwaltungsaufgabe 68
Verwertungsrecht 76, 89
Verwertungsstrategie 92
Vitamin-B12-Mangel 48
Vorratspatent 200, 226

Wachstumsfaktor 25
Wagemut 1
Wahrhaftigkeit 178
Warenzeichen 190
Wechselwirkung 259
Weisungsbefugnis 229, 275
Weltgesundheitsorganisation/WHO 25
Werbemaßnahme 36
Werbungsdruck 35
Werbungskosten 11
Wertschöpfung 3
Wertschöpfung, ethische 3
Wertschöpfung, materielle 3
Wertschöpfungspotenzial 91
Wettbewerber 235
Wettbewerbsfähigkeit 66, 92, 201
Wettbewerbsposition 66, 199, 232
Wettbewerbsvorteil 238
Wirgefühl 247
Wirklichkeitstreue 256
Wirkmechanismus 259
Wirkprofil 51
Wirksamkeit 76, 256, 259, 263
Wirksamkeitsprüfung 87
Wirkung, gentoxische 261
Wirkungsmechanismus 263
Wirkungsspektrum 256, 264
Wirtschaftlichkeit 270
Wissen, explizites 37
Wissen, implizites 37
Wissen, stilles 37
World Intellectual Property Organization/ WIPO 191, 193
World Medical Association/WMA 124, 266

Zahlungsfähigkeit 34
Zahlungsunfähigkeit 206
Zahlungsunwilligkeit 206
Zeitaufwand 257
Zeitbedarf 240, 242
Zellmembran 22
Zellorganelle 22, 24
Zellreparatur 22
Zellrezeptor 22
Zelltod 22

Zentralstelle der Länder für Gesundheits-
    schutz/ZLG 258
Zielbewusstsein 250
Zielstruktur 77
Zielvorgabe 44
Zielvorstellung 73
Zubereitung, pharmazeutische 22

Zukauf 246
Zukunftsvision 243
Zulassung 11
Zulassungsbehörde 82, 277
Zusatzfinanzierung 206
Zusatznutzen 35
Zwischenauswertung 265

Über den Autor

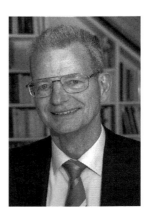

Hans-Harald Sedlacek

Jahrgang 1943, Studium der Veterinärmedizin, 1968 Promotion in der Endokrinpharmakologie, (Universität Gießen), 1989 Habilitation an der Medizinischen Fakultät, Universität Marburg (Fachgebiet Tumorbiologie); dort seit 1995 außerplanmäßiger Professor.

Seit 1969 leitende Tätigkeiten in der Arzneimittel-Forschung verschiedener Pharmafirmen (Schering AG, Behringwerke AG, Hoechst Marion Roussel/Aventis); von 2000 bis 2005 wissenschaftlicher Geschäftsführer bei vier Wagniskapitalfirmen. Seit 2005 Beratertätigkeit in der Arzneimittelforschung.

Seine Tätigkeiten umfassen besonders die Gebiete der Wirkstofffindung im Bereich der Immunmodulation und Arznei-Therapie von Tumorerkrankungen, des Weiteren das Forschungsmanagement und sind dokumentiert durch zahlreiche wissenschaftliche Veröffentlichungen, durch eine Vielzahl von Patenten und durch den Innovationspreis der Deutschen Wirtschaft (1999, Hoechst Marion Roussel), verliehen für die maßgebliche Beteiligung an der Idee, zelluläre Tyrosinphosphokinasen als Zielstrukturen für die Suche nach neuen tumorzellspezifischen Krebstherapeutika zu verwenden und für die hierdurch ermöglichte Auffindung des Tumorwirkstoffes Flavopiridol (Alvocidib).